SECOND EDITION

INTRODUCTION TO NURSING

간호 새내기의 길잡이

간호학개론

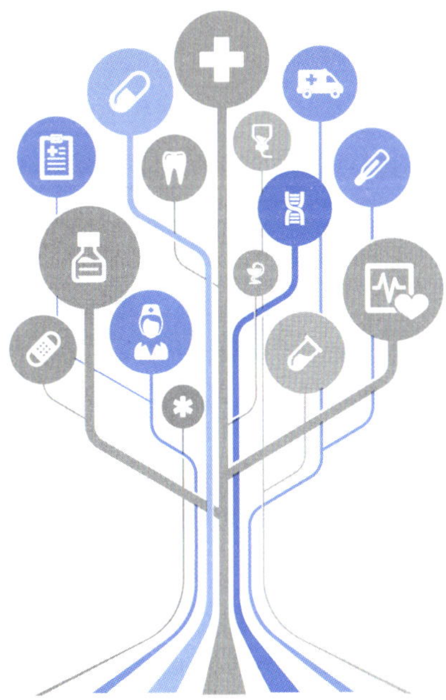

Pacific Book

INTRODUCTION TO NURSING

집 · 필 · 진

대 / 표 / 저 / 자

- **김인경**(송곡대학교)
- **이경희**(前 대원대학교)
- **문숙자**(세한대학교)
- **황지원**(경동대학교)
- **이영신**(극동대학교)

집 / 필 / 진

- **김금순**(문경대학교)
- **김옥선**(경북전문대학교)
- **김중경**(김천대학교)
- **류　경**(서영대학교)
- **박수연**(대원대학교)
- **박인숙**(진주보건대학교)
- **오수미**(한국국제대학교)
- **임경숙**(송원대학교)
- **최봉숙**(동아보건대학교)
- **최순옥**(부천대학교)
- **한유정**(목포과학대학교)
- **한현희**(김천대학교)
- **허성수**(기독간호대학교)

(가나다 순)

INTRODUCTION TO NURSING

머·리·말

코로나19 이후 의료계의 변화와 질병 양상을 바라보는 시각은 시시각각 다양하게 변하고 있습니다. 이에 보건의료 현장도 첨단 의료기술의 개발과 환경의 변화로 간호의 개념도 이러한 변화에 맞춰 진화해 나가고 있습니다.

이러한 시대적 변화에 맞추고자 본 저서는 간호학도로서 처음 접하게 되는 전공과목으로 간호란 무엇인지, 역사 속에서의 간호의 역할 그리고 간호사에게 필요한 윤리적·전문적 기초 지식을 알려주고자 집필되었습니다.

따라서 이 교과목은 앞으로 여러분들이 간호사로 성장하는데 중요한 네비게이션 역할을 할 것입니다.

본 교재의 구성은 총 6장으로 구성되어 있습니다. 1장은 간호의 개념을 소개하였고, 2장과 3장에서는 간호에 기초가 되는 철학과 간호윤리를 다루어 간호사로서 지녀야 할 철학관과 윤리의식을 고취시키고자 하였습니다. 4장 간호사의 전문직으로서의 법적의무에 대해 다루었으며, 5장은 전문직으로서의 간호를 소개하여 간호전문직에 대한 이해와 간호교육 및 다양한 진로 탐색에 대한 내용으로 기술하였습니다. 마지막으로 6장은 세계간호역사와 한국간호역사를 다루어 시대적으로 어떻게 간호가 역사에 기여하였는지 그 발자취에 대한 내용을 다루었습니다.

끝으로, 본 교재를 만드는데 저자들이 어려운 일정 속에서도 관심과 열정으로 심도 깊은 논의를 통해 책을 집필하였음에도 불구하고, 아직도 많은 부분이 여전히 부족해 보이고 앞으로 보강해야 할 부분들이 많을 것으로 생각합니다. 이 책을 선택하여 사용하시는 교수님들과 학생들의 많은 조언과 지적을 부탁드립니다. 더불어 앞으로도 지속적인 수정 및 보완작업을 거쳐 보다 나은 교재가 될 수 있도록 최선을 다하겠습니다.

끝으로 이 책이 출간될 수 있도록 많은 지원을 아끼지 않은 퍼시픽출판사 관계자분들께 깊은 감사를 드립니다.

2022년 2월

저자 일동

C.O.N.T.E.N.T.S

C.O.N.T.E.N.T.S

C.O.N.T.E.N.T.S

제4장 간호와 법

제5장 간호전문직

C.O.N.T.E.N.T.S

INTRODUCTION TO NURSING

01 장

간호란 무엇인가

학·습·목·표

1. 간호의 개념과 본질 및 목적과 목표를 구별하여 설명한다.
2. 간호학의 지식체계를 형태와 특징으로 구분하여 설명한다.
3. 간호를 구성하는 4가지 메타패러다임을 기술한다.
4. 간호이론의 목적과 기능을 기술한다.
5. 간호이론을 시대별로 이해하고 설명한다.

주요용어 이해

- **간호대상자** : 간호서비스를 받는 대상자로 개인, 가족, 집단, 지역사회가 모두 포함
- **메타패러다임** : 연구자들 간에 형성된 사고 및 탐구의 전형으로 그 속에 핵심이 되는 개념
- **간호메타패러다임** : 간호지식체계를 구성하는 인간, 환경, 건강, 간호의 4가지 개념
- **근거기반실무** : 근거기반실무 개념은 수행하는 간호의 실무를 임상적인 연구에 근거하여 분석하고 전환하는 것을 수반하여, 기존의 지식에 기본을 두고 의사결정을 위한 비판적 사고 기술을 이용하여 간호과정을 보충해주는 중요한 도구
- **돌봄** : 간호의 본질이며 보살핌, 관심, 걱정, 슬픔, 애통, 곤경을 의미하는 고대 영어 caru에서 유래하여 살아있는 생명체의 요구와 취약함을 돌보는 것
- **무관심** : 간호의 본질인 돌봄의 부재

I 간호란 무엇인가?

1 간호의 정의

간호(nursing)는 '양육하다' 뜻의 라틴어 nutrix와 '영양을 주다, 키우다, 자라게 하다' 뜻의 그리스어 nutre에서 유래되었다. 국어 사전적 의미의 간호는 '다쳤거나 앓고 있는 환자나 노약자 등을 보살피고 돌보는 것'이다. 간호는 한자 '看護'로 표기하는데, 간(看)은 '1. 보다, 바라보다 2. 지키다, 감시하다 3. 관찰하다, 헤아리다', 호(護)는 '1. 돕다 2. 지키다 3. 보호하다 4. 통솔하다'의 의미를 담고 있다. 위키피디아(Wikipedia) 사전에는 '간호는 실제 혹은 잠재적 건강문제에 대한 인간 반응의 진단과 치료로, 돌봄의 전략을 계획하고 수행하여 돌봄과 치료의 반응을 평가하는 것이다. 이를 통해 최적의 건강상태를 유지·달성하기 위해 노력하는 과정으로, 간호 전문직이 성장하고 간호사의 책임이 변화함에 따라 간호에 대한 정의도 과학적인 근거에 의해 다듬어지고 변화하고 있다.'라고 기술되어 있다. 한국민족문화대백과사전에서는 '간호란 간호대상자인 인간이 건강을 유지·증진하고 질병을 예방하거나 질병으로부터 회복을 돕는 행위이다.'라고 기술되어 있다. 하지만 이런 사전적 정의는 '간호'를 온전히 표현하는 데 한계가 있고, 지금 이 순간에도 '간호'의 정의는 각 나라의 시대, 정치, 사회, 경제, 문화적 사건에 따라 변화·발전하는 과정에 있다. 이런 이유로 '간호'의 개념을 일반화하기 어렵고, 일반인뿐만 아니라 간호학에 입문하는 학생들에게 간호를 설명하는 데 어려움이 있다. 다만 간호에 대한 사전적 정의가 시간 경과에 따라 훨씬 더 구체적이고 포괄적인 개념으로 바뀌고 있다.

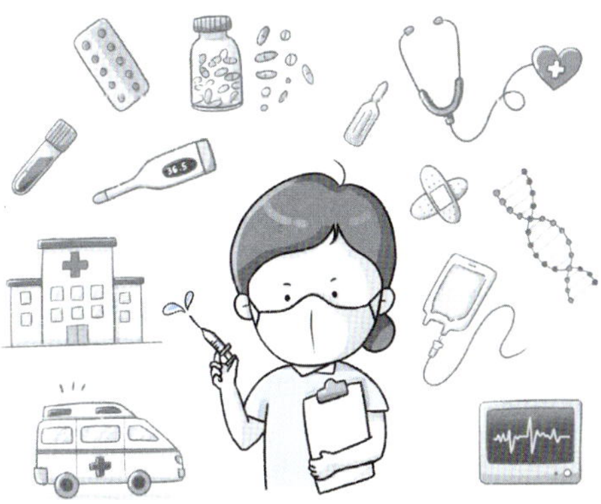

그림 1-1 간호사의 간호활동

전 세계 간호학자들은 간호에 대한 다양한 견해를 가지고 폭넓게 간호의 개념을 주장하고 있다. 그중에서도 간호계의 대표적인 학자인 나이팅게일(Nightingale)은 간호를 다음과 같이 기술하고 있다. “간호란 모든 연령층, 사회, 문화에 속한 사람들을 돕는 것에 역점을 두고, 대상자 스스로 자연적 치유과정이 잘 진행되고, 생명의 자연스러운 과정에서 장애를 만났을 때 극복 가능한 인간의 가장 좋은 상태를 유지하도록 돕는 행위이다.” 즉, 나이팅게일은 간호실무자의 책임 측면에서 ‘간호를 자연의 건강 법칙에 근거하여 체계적인 탐구 노력을 통해 인간의 건강을 증진하는 것’으로 정의하고 있다.

‘간호’에 대한 전문단체의 정의를 살펴보면, 2018년에 대한간호협회는 “간호는 모든 개인, 가정, 지역사회를 대상으로 건강의 회복, 질병의 예방, 건강의 유지와 그 증진에 필요한 지식, 기력, 의지와 자원을 갖추도록 직접 도와주는 활동”이라고 정의하였다. 미국간호협회(American Nurse’s Association, ANA)는 2003년에 ‘간호는 모든 개인, 가정, 지역사회와 모든 인구집단을 대상으로 인간의 반응에 대한 진단과 치료 그리고 옹호를 통하여 고통을 경감시키고 질병과 손상을 예방하며 건강과 능력을 보호, 증진, 최적화하는 것이다.’라고 정의하였다. 그리고 국제간호협의회(International Council of Nurses, ICN)는 2002년에 ‘간호는 모든 연령대의 개인, 가족, 집단과 지역사회, 아프거나 건강한 그리고 모든 상황에 있는 사람들에 대한 자율적이고 협동적인 간호를 포함한다. 대상자 옹호, 안전한 환경조성, 연구, 건강과 질병 관련 정책 수립, 건강시스템 관리 및 교육을 포함하여 간호사의 주요 역할이다.’라고 정의하였다.

국민의 의식과 생활수준이 향상됨에 따라 높은 수준의 의료욕구와 요구가 다양화되어 단순히 먹고 사는 수준의 삶에 안주하지 않고 전반적인 삶의 질 향상을 원하는 욕구와 요구로 변화하였다. 또 기존 치료에 중점을 두었던 의료기관의 역할이 질병 예방과 건강증진에 이르기까지 광범위한 범위로 역할이 확대됨에 따라 의료에 대한 수요가 양적·질적으로 팽대되었다. 이러한 의료 환경의 변화는 기존 의료법과 시행령에서 규정한 간호사의 역할만으로는 대응하는 데 한계가 있어 ‘간호법 제정’에 노력하는 계기가 되었다. 이는 대상자의 요구와 수요의 변화에 적절하게 대처하기 위해서는 간호사의 역할 확대가 불가피하고 제도적 보완이 필요한 시대적 상황임을 구체적으로 시사하고 반영한 실천 활동이었다. 또 의료기술의 발달이 긍정적인 측면만 있는 것이 아니라, 그만큼 부작용이나 의료행위의 위험성이 높아져 의료소송이 증가하였다. 국내·외 과실 사례를 조사해보면 “기본적 환자 관리상의 과실”이 많은 부분을 차지하는 것에 기인한다. 다수의 의료소송 사례가 간호사의 업무에 해당하고 확대된 간호의 역할이 불분명한 업무 활동으로 이어져 법적으로 간호사를 위험에 빠트리고 있었기 때문이다. 의사와 간호사의 애매하고 모호한 업무분담과 기본적 환자 관리상의 과실이 발생하면 민·형사상 책임을 요구하고 소송이 증가하는 점도 간과할 수 없다. 의료 관련 소송 사건에서 의료인이 60% 이상을 차지하는 현재 상황을 고려할 때, 가장 적절한 대안은 간호법 제정과 환자안전에 대한 표준지침 개발 및 이를 준수할 수 있는 환경을 조성하는 것이다. 의료소송과 같은 불미스러운 상황을 사전에 방지하기 위해서는 단지 개별 사업장의 노력에 초점을 맞추기보다 책임 있고 안전한 병원 문화를 만드는 데 사회적 합의가 필요하다. 더불어 일상적인 전문가의 철저한 관리 활동이 전제되어야 한다. 일부 이런 취지에서 '전문간호사 자격인정 등에 관한 규칙'이 제정되어 있으나, 인력의 양성에만 그치는 한계가 발생하였다. 정책은 바람직한 사회를 실현하기 위한 국가의 강력한 의지를 표명하는 것으로 국가가 정책적으로 '전문간호사'제도를 입법하였다는 것은 그만큼 국가적으로 전문간호사를 양성할 필요성이 있었음을 뜻한다. 그런 의미에서 지금이라도 '전문간호사'제도의 정책적 실효성을 거두기 위해서는 전문간호사의 양성에 그칠 것이 아니라, 한국사회의 낮은 공공성을 극복하는 대안으로 새로운 역할을 강제할 필요가 있다. 이와 관련하여 적절한 대우와 국가적 보상체계가 마련되어야 하고 동시에 간호사 스스로 간호 전문직의 사회적 책무를 이해하고 간호사집단이 함께 실천해나가는 노력이 전제되어야 한다. 간호 전문직에 관한 구체적인 사항은 제5장에서 다루었다.

참·고·하·세·요

✻ 간호의 사전적 정의

- 간호는 인류의 시초부터 모성의 보살핌으로부터 인간의 생활과 함께 존재하는 활동이다. 간호의 정의는 학자마다 다르게 정의하고 있는데, 대한간호협회에서는 「간호란 모든 개인, 가정, 지역사회를 대상으로 하여 건강의 회복, 질병 예방, 건강 유지와 증진에 필요한 지식, 기력, 의지와 자원을 갖추도록 직접 도와주는 활동이다」라고 정의하고 있고, 「환자, 또는 건강한 사람의 경우에서도 그 본인을 도와서 가능한 한 빨리 스스로 자신의 관리를 할 수 있도록 하는 것 같은 방법으로 지원하는 것이다」라는 버지니아 헨더슨의 정의가 널리 받아들여지고 있다. 플로렌스 나이팅게일은 「간호는 과학이고 예술이며 전문적 직업이다」라는 근대 간호의 기초를 확립했다. 간호의 본질은 변하지 않으나 간호의 기능은 변화하고 있다. 사회의 변화에 수반해서 그 시대의 의료에 대한 사람들의 요청도 바뀌어 간호의 기능은 변화·확대해 나가는 것이다. 간호에는 진료를 받는 환자에 대해서 진료가 원활하게 이루어지도록 환자를 돕는 것도 포함된다. 간호의 기능을 구체화하는 것에 대해서는 나라에 따라서 차이가 있다. 간호사, 조산사, 간호조무사 등 제각기 업무가 구체적으로 정해져 있다.

(간호학대사전, 1996. 3. 1., 한국사전연구사)

참·고·하·세·요

• 간호는 개인, 가족, 지역사회가 최적의 건강과 삶의 질을 달성, 유지, 회복할 수 있도록 하는 의료 분야의 전문직에 해당한다. 간호사는 환자 관리, 교육 및 실무 범위에 대한 접근 방식에 의해 다른 의료제공자와 차별화될 수 있다. 간호사들은 처방 권한의 수준이 다른 많은 전문분야에서 활동하고 있다. 간호사는 많은 의료환경에서 가장 큰 구성요소이다[1][2]. 하지만 국제적으로 간호사는 부족하다[3]. 많은 간호사는 의사의 오더 범위 내에서 관리를 제공하며, 이러한 전통적인 역할은 간호사들이 관리 제공자로서 공공의 이미지를 형성해 왔으나 간호사는 많은 국가에서 다양한 환경에서 독립적으로 개업할 수 있다. 전후 이후 간호교육은 고도·전문화된 자격증을 취득하기 위한 다각화 과정을 거치면서 전통적인 규제와 제공자의 역할이 많이 바뀌고 있다[4][5]. 간호사들은 삶의 질을 향상을 도모하기 위해 질병 치료에 초점을 맞춘 의사, 치료사, 환자, 환자, 환자 가족 및 기타 팀원들과 협업하여 치료계획을 개발한다. 영국과 미국에서는 임상간호사 전문의, 간호사 개업의 등 선진 간호사들이 개별 주 규정에 따라 건강문제를 진단하고 약물 및 기타 치료법을 처방한다. 간호사는 치료사, 의료인 및 영양사와 같은 다원적 의료팀의 다른 구성원이 수행하는 환자 관리를 조정하는 데 도움을 줄 수 있다. 간호사는 예로 의사와 상호의존적으로, 그리고 간호전문가로서 독립적으로 관리를 제공한다.

[1] Maymoun N., Sohail M.S. Who Wants to Be a Nurse? Understanding Emirati Female Students' Knowledge and Attitudes about Nursing as a Career. Nurs. Educ. Persp.. 2020;41(3):E14-E19. doi:10.1097/01.NEP.0000000000000659

[2] Fort, A. L., Deussom, R., Burlew, R., Gilroy, K., & Nelson, D. (2017). The Human Re-sources for Health Effort Index: A tool to assess and inform strategic healthworkforce investments.Human Resources for Health,15(1), 47

[3] Haczyński, J., Ryć, K., Skrzypczak, Z., & Suchecka, J. (2017). Nurses in Poland—Immediate action needed.Engineering Management in Production and Services,9(2), 97-104

[4] Coulehan J. L., Block M. R. (2005): The Medical Interview: Mastering skills for clinical practice, 5th Ed. F.A. Davis. ISBN 0-8036-1246-X. OCLC 232304023.

[5] Dunphy L. M., Winland-Brown J. E. (2011): Primary care: The art and science of advanced practice nursing. F.A. Davis. ISBN 9780803626478.

출처 : 위키백과 https://en.wikipedia.org/wiki/Nursing

❋ 의료법에 제시된 간호

[의료법 2019. 8. 27., 일부개정]

제2조(의료인) ① 이 법에서 "의료인"이란 보건복지부장관의 면허를 받은 의사·치과의사·한의사·조산사 및 간호사를 말한다. <개정 2008. 2. 29., 2010. 1. 18.>

② 의료인은 종별에 따라 다음 각 호의 임무를 수행하여 국민보건 향상을 이루고 국민의 건강한 생활 확보에 이바지할 사명을 가진다. <개정 2015. 12. 29., 2019. 04. 23.>

1. 의사는 의료와 보건지도를 임무로 한다.
2. 치과의사는 치과 의료와 구강 보건지도를 임무로 한다.
3. 한의사는 한방 의료와 한방 보건지도를 임무로 한다.
4. 조산사는 조산(助産)과 임부(姙婦)·해산부(解産婦)·산욕부(産褥婦) 및 신생아에 대한 보건과 양호지도를 임무로 한다.

참·고·하·세·요

5. 간호사는 다음 각 목의 업무를 임무로 한다.
   가. 환자의 간호요구에 대한 관찰, 자료수집, 간호판단 및 요양을 위한 간호
   나. 의사, 치과의사, 한의사의 지도하에 시행하는 진료의 보조
   다. 간호 요구자에 대한 교육·상담 및 건강증진을 위한 활동의 기획과 수행, 그 밖의 대통령령으로 정하는 보건활동
   라. 제80조에 따른 간호조무사가 수행하는 가목부터 다목까지의 업무보조에 대한 지도

[의료법시행령 2018. 3. 6개정]

제2조(간호사의 보건활동) 「의료법」(이하 "법"이라 한다) 제2조 제2항 제5호 다목에서 "대통령령으로 정하는 보건활동"이란 다음의 보건활동을 말한다. <개정 2009. 4. 20., 2011. 2. 14., 2016. 9. 29., 2016. 12. 27., 2018. 3. 6.>

1. 「농어촌 등 보건의료를 위한 특별조치법」 제19조에 따라 보건진료 전담공무원으로서 하는 보건활동
2. 「모자보건법」 제10조 제1항에 따른 모자보건전문가가 행하는 모자보건 활동
3. 「결핵예방법」 제18조에 따른 보건활동
4. 그 밖의 법령에 따라 간호사의 보건활동으로 정한 업무

출처 : http://www.law.go.kr

2 간호의 목적

간호의 목적은 '대상자에게 최적의 간호를 실현'하는 것'이고 달리 표현하면 '인간 삶의 질 향상을 도모하는 것'이다. 이러한 목적을 실현하기 위한 구체적인 목표 4가지는 다음과 같다.

1) 건강의 유지·증진

간호사의 기본임무로서 건강 유지·증진이란 현재 건강문제를 가지고 있지 않은 대상자가 최적의 건강상태를 유지하고 향상할 수 있도록 생활양식의 변화를 돕는 것이다. 최적의 건강상태란 신체적, 정신적, 정서적, 사회적, 영적 건강의 균형 상태를 말한다. 간호사가 대상자의 개별성을 고려한 정보제공자 역할을 제대로 수행하게 될 때, 대상자는 자신의 건강 유지·증진을 향한 자율적인 결정을 하는 데 오류가 적고 올바른 생활습관을 형성하는데 이바지할 수 있다.

2) 질병 예방

질병 예방은 건강을 위협하는 요인을 가진 대상자를 보호하여 특정한 질병이나 합병증이 발생하지 않도록 돕는 과정이다. 보건교사, 산업간호사, 보건소 간호사들은 건강교육을 통하여 올바른 생활습관을 형성하도록 돕고 정기건강검진을 독려한다. 정기검진을 통한 질병의 조기진단은 조기 치료가 가능하고, 대상자에게 치명적일 수 있는 합병증으로부터 보호함으로써 개인뿐만 아니라 가족의 안녕에 이바지할 뿐만 아니라 국가적으로 사회적 비용을 낮추는 긍정적인 효과를 거둘 수 있다. 간호사는 대상자에게 돌봄과 선행의 원리를 적용하여 질병 예방을 위한 간호를 수행할 의무가 있다. 또 대상자의 자율성을 보호하여 자기 결정 권리를 침해하지 않도록 유의하고 있다.

3) 건강 회복

건강문제를 가진 대상자가 최적의 기능 수준을 되찾아 최상의 안녕 수준에 도달하도록 돕는 것으로 질병이 있는 사람에게 초점을 두지만, 질병의 발견부터 재활 치료에 이르기까지 광범위한 범위를 지칭하여 건강 회복이라고 한다. 간호사는 대상자가 가능한 정상적이고 활동적이며 생산적인 삶을 되찾을 수 있도록 적절한 간호 중재를 제공해야 한다. 새로운 치료기술을 소개하고 치료방침 및 필요한 자가 간호를 계속 교육할 의무가 있고, 간호사는 건강문제를 지닌 대상자를 돌봄에 있어서 다른 어떤 직종과 달리 직접적인 관계 형성을 통하여 이루어지고 있음을 인식해야 한다. 간호사가 가족의 의사를 존중하고 그들의 문화에 적절한 간호를 제공할 수 있도록 대상자에 대한 세심한 관찰과 노력이 필요하다.

4) 고통 경감

마지막으로 고통은 대상자의 판단능력 유지 및 회복에 영향을 주고, 존엄성 유지에 큰 영향을 끼치는 상태로 정서적 영향이 미치면 괴로움의 불건강 상태로 연계된다. 특히나 자신이든 타인의 죽음 혹은 죽음에 버금가는 상황을 접하는 경우라면 더욱 심리·정서적 영향을 미친다. 그런 까닭에 대상자의 건강 사정을 통하여 고통 경감과 죽음을 수월하게 대처하도록 다양한 접근방법을 알아내고 상황에 따른 적절한 간호가 제공되도록 간호의 목표를 수립하게 된다. 이를 위해서는 대상자와의 치료적 대인관계를 형성하여 고통을 사정하는 능력을 배양해야 한다. 대상자가 느끼는 주관적 고통의 평가 결과를 존중하고 이를 바탕으로 적절한 간호

중재를 수행해야 한다. 다시 말해서 대상자 중심의 접근이 되어야 한다. 또 간호사들은 윤리 강령에 명시되어 있듯이, 대상자들이 건강 환경 속에서 살아갈 수 있도록 노력하고, 취약한 대상자를 보호해야 한다. 평등한 간호를 제공하고, 개별적인 요구를 존중하며 사생활 보호를 위해 비밀을 유지해야 한다. 대상자의 알 권리와 자기 결정권을 존중하고 옹호하는 간호서비스를 제공하고 있다.

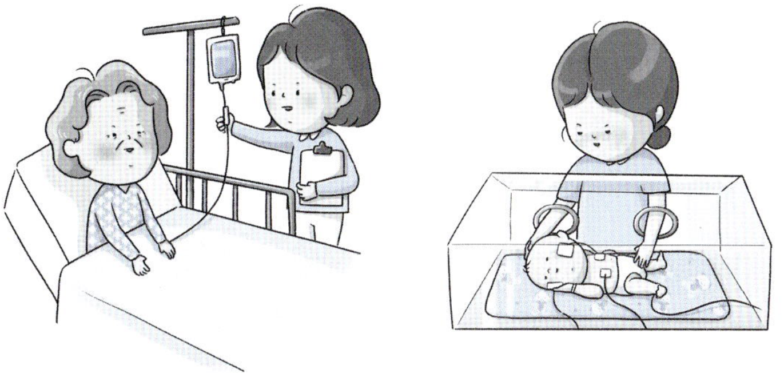

그림 1-2 돌봄의 간호현장

Ⅱ 간호과학

1 과학

과학이란 체계적이고 조직적인 방법으로 얻어진 지식체계로, 일정한 원리에 기초하여 목적에 맞도록 조직되는 인과성(원인과 결과의 증명)에 주목한다. 과학 그 자체는 논리성, 실증성, 객관성 등의 속성으로 인간이 알 수 있는 문제, 즉 경험할 수 있는 문제를 다루어 문제의 소재와 해결을 분명히 하여 실세적이고 사실적이나.

2 간호과학

간호는 과학, 기술 그리고 예술적인 측면에서 종합적으로 다루어지는 행위를 전제로 간호학은 간호의 독특한 철학적 관점에 기인하여 개인, 가족, 집단 및 조직, 지역사회와 세계의 광범위한 인간과 그 생활현상을 다루는 학문이다.

간호과학은 인간 생애에 걸친 질병, 건강상태에서의 인간 반응을 관찰하고 분석하여 더 좋은 간호를 실천하도록 돕는다. 즉 인간 유기체의 행동 유형을 설명할 수 있는 지식체계이고 간호의 내용과 현상을 해명하는 것이다. 그리고 간호과학은 경험적 과학이자, 대상이 인간이라는 독특한 특징을 지니고 있다. 인간이 건강을 유지·증진하고, 질병을 예방하며 질병으로부터 회복하도록 제공하는 간호업무의 지침이 되는 과학적 지식체계이기도 하다. 최근에는 기존의 지식에 기본을 둔 의사결정을 위한 비판적 사고 기술을 이용하여 간호 과정을 보충해 주는 중요한 도구로서 '근거 중심의 간호'에 관심이 높다. 간호 수행과 관련하여 '좀 더 나은 접근방법이 있는지, 어떤 면에서 더 효과적인지'를 의문을 품고 과학적인 근거를 찾아 답하며 '참 간호'를 찾아가는 노력이다. 간호 과정에서 한발 더 나아가 과학적 근거를 보완해가는 과정이라고 이해해도 무방하다. 간호과학의 형성과정을 이론－연구－실무와의 관계로 설명한다. 전문직에 종사하는 간호사는 지식을 획득하기 위하여 가장 객관적이고 체계적인 방법인 연구를 통해 정확한 지식을 얻고, 이에 근거하여 서비스를 제공하고 있다.

키트슨(Kitson)에 의하면, 간호과학은 근거 중심의 실무에 초점을 두고 반복적인 연구를 통해 지식을 체계화하고 다 학제 간 공동연구가 계속 진행할 것으로 전망했다. 연구결과의 보급, 확대 및 간호 중재 효과성을 검증하고 이론－실무－교육 간의 연계를 강화할 필요성이 있음을 강조하였다. 또 연구, 정책, 윤리, 환경 등 건강의 사회적 결정요인과 관련된 연구에 관심을 보이게 될 것이라는 예견이 적중하여 현재 간호연구자들에 의해 '건강 형평성'에 대한 연구들이 진행되고 있다. 그러나 현재 간호연구가 교육과 임상 간 격차가 심하고 연구결과물이 실무활용이 적으며 다 학제 간의 공동연구가 부족하다는 지적이 있다.

1) 간호과학의 목적

간호과학의 목적은 첫째, 인간의 본질을 규명하고 인간의 행위를 설명·이해함으로써 인류의 이익을 위해 간호를 사용하는 것이다. 둘째, 간호의 특성을 연구하고 간호행위를 서술, 설명, 예측, 통제하는 것이다. 셋째, 간호 현상을 예측함으로써 생물적, 행동적, 사회적, 문화적 영역에서 건강과 질병에 대한 인간의 반응을 설명하는 것이다.

2) 간호과학의 특징

(1) 경험적 과학

간호과학은 명백한 개념의 틀이 필요하고 경험적 지식 축적에 따라 이론적 자료가 분명해진다. 그리고 개념 간 상호연관성에 의해 새로운 방향을 제시할 수 있다.

(2) 인본주의 과학

간호과학은 인간을 대상으로 하며 창조적 기능의 독특한 표현방법을 요구하고 있다. 간호는 인간의 기본적인 욕구를 충족시키는 것과 관련된 기술적 측면과 과학으로서의 이론적 측면도 필요하다.

(3) 응용과학

간호는 전문직으로 응용과학이며 응용과학의 본질적 내용에는 과학을 사용하는 전문직의 사회적 목적과 상호의존적인 관계가 포함된다. 간호과학은 개인, 집단, 사회 및 국가를 대상으로 최적의 건강상태를 유지·증진하는데 그 목적이 있다. 만약 대상자가 질병에 노출되었을 때, 간호는 대상자의 고통 완화와 질병의 회복을 돕고 건강한 삶을 위하여 예방과 증진에 관련된 일반 지식의 확대 등의 다양한 노력을 기울인다. 이러한 사회적 목적을 이루기 위해 잘 정의된 지식을 이용하여 임무를 수행하는 응용과학이기도 하다.

Ⅲ 간호학의 지식체계

간호학은 간호 활동을 과학적 논리에 맞게 지식으로 형성하여 경험적 근거를 가지고 체계적으로 설명하는 것으로 인간과 그 생활현상을 다루는 학문이다. 학문으로서의 간호학은 간호의 독특한 철학적 관점에 기인하며 개인, 가족, 집단, 조직, 지역사회 및 세계의 광범위한 인간과 그 생활현상에 관심이 있다.

간호학은 전문적이고 실무적인 목적을 지닌 학문으로 서술적 이론일 뿐만 아니라 처방이론이기도 하다. 간호학은 임상 실무를 정의하기보다 관리하는 학문이고 인간과 임상 현상이 만나는 실천학문이다. 이를테면 인간과 환경의 관계 속에서 인간의 총체적 건강관점으로 변화

·발전하고 건강문제에 대한 인간 반응의 전체적인 시각에 초점을 맞추어 나가고 있다. 따라서 간호학은 간호과학과 전문직의 기초를 내포하고 있으며 지금, 이 순간에도 임상현장에서 대상자를 돌봄을 통해 끊임없이 간호학을 점검하고 연구하고 더 좋은 간호를 위한 노력이 진행되는 살아있는 학문이라고 할 수 있다.

간호가 학문으로 자리매김하기 위해서는 일정한 원리에 따른 지식체계를 이루고 있어야 한다. 간호과학은 그 특성상 실무가 중요하기 때문에 이를 위한 지식구축이 필요하다. 실무적인 가치를 갖는 이론은 과학적인 방법에서만 나오는 것이 아니며 여러 가지 앎의 방법을 통해서 만들어진다. 이러한 방법을 토대로 만들어진 이론은 이론과 실무를 유용하게 연결해주고 지식을 발달시키기 위한 기초 자료를 제공한다. 카퍼(Carper)는 간호사들이 실무에서 가치 있게 생각하고 또한 실제로 사용하는 지식구축의 네 가지 형태를 다음과 같이 분류하였다.

1 간호학의 지식형태

1) 간호는 도덕·윤리적이다.

간호에서 지식의 도덕적 요소인 윤리는 규범 혹은 간호윤리 강령으로, '다른 관련 학문이나 사회에 대한 단순한 지식의 수준을 넘어서 무엇을 해야 하는가, 무엇이 좋은 것이고 옳은 것인가, 무엇이 책임감인가'에 대해 순간순간 판단하는 것을 포함한다. 윤리적인 판단을 하는 것은 갈등을 일으키는 가치, 규범, 이해관계 혹은 원칙들과 상충하는 것을 포함하는데 윤리적 딜레마에는 만족스러운 답은 없고 보다 적은 악을 택할 수 있는 불완전한 차선책만 존재할 수 있다.

윤리적 지식의 창조적 과정에는 명료성, 가치성, 옹호성이 있다. 먼저 명료성과 가치성은 '무엇이 선이고 무엇이 옳으며 누구의 이익이 보장되어야 하는지 혹은 행동의 목표는 무엇인지'에 대해 다른 철학적 입장을 설명하며 개인윤리의 기초를 형성해준다. 이것은 간호사 자신과 타인의 권리와 책임을 진 옹호자로 행동할 때 사용하게 된다. 간호윤리강령은 간호사들이 임상현장에서 마땅히 따라야 하는 윤리적 가치와 행동을 규정한다. 간호사의 책임과 의무인 동시에 간호사가 어떻게 사고하고 행동해야 하는지를 알려주는 나침판의 역할을 한다. 간호윤리강령은 간호사가 당면한 의료현장 속에서 '좋은 것, 옳은 것, 책임을 지는 것'을 판단하는 기준이 되고 간호사의 높은 수준의 자율성을 요구하고 있다.

2) 간호는 예술적 특징을 갖는다.

간호에서 미학적 요소는 예술 혹은 행위라고 부르는 단일하고 독특하면서 주관적인 표현에 대한 의미를 이해하는 것이다. 이것을 '미학적 앎'이라고 하는데 간호에 있어 미학적 앎은 행위와 태도, 취향, 타인에게 반응하는 간호사의 상호작용을 가시화시켜 준다. 이것은 순간적으로 부딪치는 일에서 무엇이 중요한 것인지 바로 알게 해주며 이렇게 의미를 파악함으로써 예술적 간호행위를 창조한다. 미학적 앎은 참여, 해석, 시각화를 포함한다. 참여란 어떤 상황에 간호사 자신을 직접 개입하는 것을 말하고, 해석은 순간적 의미에 창조적이며 독자적으로 반응하게 해주며 창조적인 가능성을 새롭게 떠오르게 한다. 간호사의 행위는 예술적 기교의 요소를 띠고, 독특하고 의미 있는 창조적 상호작용을 깊이 있게 나타낸다. 즉, 간호사의 미학적 행위는 장기간의 훈련과 교육이 필요한 구체적인 지식의 형태로서, '주어진 상황에서 우선적인 것이 무엇인가?'하는 판단, 상황 속에서 감지되는 뉘앙스, 간호사 자신의 관심, 흥미, 행위자로서의 욕구 등에 기초하여 대상자를 위해 무엇을, 언제, 어떻게 해야 하는지를 알게 해주는 지식이다.

3) 간호는 전문적이다.

개인적 지식은 간호사가 간호대상자와의 상호작용을 위해 자신을 치료 도구로 사용하는 역량과 관련된다. 즉 자기 자신을 알고 타인과의 관계 속에서 타인을 이해하고 상호작용을 하면서 습득하는 지식의 형태로 객관성을 초월한 개념이다. 경험이 부족한 학생들은 실습과 독서, 영화관람, 명상, 여행, 봉사활동 등 간접경험을 통해 개인적 지식을 확장할 필요가 있다. 개인적 지식의 창조적 과정은 개방화, 중심화, 인식화를 거친다. 개방화는 의식적인 자각을 갖고 경험을 모두 받아들이는 것이고 중심화는 개인의 내적 의미를 형성하는 명상의 과정이다. 마지막으로 인식화는 행위와 말과 인격을 통해 표현하는 과정으로 총체적인 자아로 행동하는 것이다.

개인적 지식은 간호사가 자신이나 환자를 관찰하고 돌봄의 방법으로 활용되는 주관적 성향을 띄며, 개인적인 만남을 통해 총체적으로 증진하는 것이다. 이러한 지식의 내용 구성은 분리해서 인식하기보다 통합하여 사고하는 경향이 있다. 간호 실무현장에서 자신의 경험을 창조적 과정을 거쳐 성장하고 자신의 경험과 지식을 통합한다. 따라서 개인적 성숙과 자유의지가 지식의 구성요소가 되며 여기에는 영적인 지식과 추상적인 형태도 포함된다. 개인적 지식은 언어로 표현하기 어렵고 성격으로 나타나기 때문이다.

4) 간호는 과학적이다.

'실증성'이란 알려진 것을 보고, 만지고, 듣는 감각을 통해 접근할 수 있는 것이다. 실증적 지식의 발전은 과학적인 가설을 검증하는 방법으로 이루어져 왔다. 경험 및 실증적 지식 요소를 과학적 지식이라고 할 수 있는데, 과학적 지식은 지금까지 축적된 사실적 자료를 갖고 이론적 기초로 이용한 것이다. 또 연역적, 귀납적 방법의 이론 구축 방법을 활용하여 간호학 고유의 지식체계를 형성하고 결과적으로 형성된 이론의 형태는 서술적, 설명적, 예측적인 이론이 되는 것이다.

실증적 과학을 창조하는 과정에는 기술, 설명, 예측, 통제가 포함된다. 간호의 과학적 지식은 인간의 행위 또는 사실을 나열하여 개인적 경험에서 분리하여 객관화시킴으로써 그 관계된 현상을 기술, 설명, 예측하고 통제하는 기능을 한다. 그리고 경험적 지식으로 관련성을 설명하고 예측하는 개념적 모형과 이론이 표현되며 이러한 형식에 맞추어 만들어진 아이디어는 지식체계를 구축할 수 있다.

2 간호학의 지식체(앎, knowing) 특징

과학적 지식체는 체계적이고 조직적인 방법으로 얻어진 지식이며, 이론을 활용하여 구축될 수 있다고 알려져 있다. 간호학의 이론은 간호 실무를 기술(현상들에 대한 관찰과 그 의미를 제공), 설명(개념 또는 명제들 사이의 관련성을 구체화), 예측(일관적인 결과 기술) 그리고 처방(필요한 행위를 제시)하기 위한 자료를 모으는데 체계적인 방법이다.

1) 추상성

추상성이란 시간과 공간으로부터의 독립성을 의미하며 이는 특정 시간과 특정 장소에 관계가 없어야 한다. 과학의 목적인 과거의 설명과 미래의 예측을 위해서는 시간·공간적 독립이 요구되기 때문이다. 예술, 사회적 지지, 인성, 역할 등 추상적 개념의 경우 직접 또는 간접적으로 명확히 관찰되지 않으므로 관찰 가능한 개념들의 정의를 활용한 설명이 필요하다. '기도의 개방성'을 예로 들자면, 활력징후, 산소포화도 수치와 같은 실증주의적 지표들을 통해 개념의 이해를 돕는다.

2) 간주관성

간주관성이란 공동체적 자아, 공유차원의 이해, 합의된 객관성의 의미를 지니고 있다. 일반적으로 심리학자들은 간주관성의 개념을 “활동에 참여한 자들 사이의 공유된 이해”로 정의한다. 간주관성에는 두 가지의 의미가 있다. 하나는 외현성(겉으로 나타남)을 갖는 간주관성으로, 한 개념으로 의미화된 사건이나 현상 혹은 하나 이상의 진술하고 명시된 개념들 사이의 관계에 대해 공유된 합의를 뜻한다. 이는 과학자가 새로운 개념을 가능한 한 분명하게 정의하려고 할 때 유용하다. 새로운 개념의 정의에 이미 사용되는 다른 용어와 합의가 공유될 때 가능하기 때문이다. 다른 하나는 엄격한 논리의 간주관성으로 진술 간의 관계에 대한 공유된 합의로, 개념 간의 관계에 대한 하나의 진술 혹은 진술들의 집합에서 진술의 내용에 독립적인 논리적 체계를 가져야 한다. 이를 위해 자신의 이론에 사용하기 위한 논리적 체계를 개발하거나 이미 다른 사람들에 의해 개발된 것을 사용할 수 있다.

3) 경험적 연관성

경험적 연관성이란 특정 이론과 객관적인 경험적 자료 사이에 일치성을 검증할 수 있어야 함을 의미한다. 즉 하나의 이론이 다른 과학자의 객관적 연구와 비교될 수 없다면 이는 한 이론가의 개인적 철학이 될 뿐이며 공유된 지식체계로서의 과학의 조각이 될 수 없다. 과학적 결과들을 평가하고 판단하는 접근은 반복적인 결과를 통한 진리의 지지, 증거들의 양상을 지지하는 학자사회에서의 잠정적인 합의, 실제의 기술에 도전하는 다른 하부사회에서의 잠정적인 합의, 사회 구성원들의 객관적인 기준의 사용 등이 있다.

4) 간호지식(간호학적 앎)이 필요한 이유

간호사는 인간의 건강에 대한 실재적이고 잠재적인 건강문제를 해결하기 위해 지식, 기술과 능력을 개발해야 한다. 이를테면 비판적이고 창의적인 사고, 근거 중심의 간호를 통한 적절한 간호과정을 적용하는 능력이다. 간호과정은 간호 실무를 체계적으로 정립할 목적으로 1950년대부터 지금에 이르기까지 연구가 진행되고 있다. 올란도(Orlando)는 간호과정을 과학적인 간호 실무의 일련의 과정이라고 주장하였고, 유라와 왈시(Yura & Walsh, 1967)가 집필한 단행본에서는 간호과정을 사정, 계획, 수행, 평가의 4단계 체계모형을 활용하여 설명하였다. 이후 1973년 미국간호협회는 진단을 추가하여 현재 사용하고 있는 간호과정 5단계가 완성하여 간호 실무의 표준지침을 발간하였다. 이는 간호과정의 개발과 실무적용을 촉진하는 중요한 계기가 되었을 뿐만 아니라 법적으로 간호과정을 간호 실무의 표준으로 인정되었다.

우리나라의 경우 1970년대 초부터 간호과정을 논의하기 시작하여 1981년도부터 시행된 병원표준화심사 중 간호부문 심사기준에 '간호과정의 적용'이 삽입되었다. 이를 계기로 병원에서 간호과정을 간호 실무에 적용하게 되었고, 이후 2004년도부터 의료기관 평가제도와 2007년 평가항목에 "간호과정 충실성"이 들어감으로써 체계적이고 합리적인 간호서비스 제공을 유도하고 있다. 간호의 대상자가 개별성과 독특성을 지닌 인간이므로 상황에 따라 적절한 간호 중재가 달라지기 때문이다. 전문직 간호의 실체인 대상자에게 전인 간호를 실현하기 위해서는 삶의 모든 과정에 있는 인간을 이해하고 도울 수 있는 지식, 기술과 능력이 전제된다. 그러므로 다 학제적 접근에도 익숙해야 한다. "최적의 간호를 실현"하기 위한 도구인 근거 중심의 간호가 가미한 간호과정을 잘 다루어야 함은 물론 이를 통해 실재적이고 잠재적인 건강문제를 비판적이고 창의적으로 해결할 수 있어야 한다. 인간과 밀접한 관련성을 가진 환경의 개념을 이해한다면, 개인 이외에도 조직, 사회에 대한 다양한 사회 문제에도 관심을 가질 필요가 있다. 현대사회의 양극화 심화는 건강 불평등으로 이어지고, 저출산-고령사회 인구구조변화와 저성장의 경제구조가 장기화는 사회가 해결해야 국민 삶의 질과 직결되는 인간 문제이다. 한정된 의료자원을 생산적으로 관리하는 능력은 국가적 역량과 동시에 중요한 대안이 될 수 있고, 사회적 비용을 낮출 수 있다. 예방 교육을 통해 개인 스스로 개인위생과 건강한 습관을 유지하고 이를 사회가 뒷받침할 수 있도록 돕는 구조를 형성하면 된다. 간호사는 인본주의 간호 철학을 토대로 간호의 본질인 '돌봄'의 의료전문가로서 다양한 학습법과 교육매체를 활용하여 건강을 예방하고 증진할 수 있는 사회적 문화를 형성하는 데 노력할 의무가 있다.

참·고·하·세·요

❋ 근거 중심의 간호

대상자의 선호도와 가치를 중심으로 건강 관련 환경 및 가능한 자원을 활용하여 간호사의 임상적 전문성을 수행한다. 이때 최상의 과학적 근거를 중심으로 간호를 제공함으로써 간호의 궁극적인 목적인 최적의 간호를 실현하고자 한다. 이것이 바로 이것이 근거 중심의 간호이다. 간호와 관련 과학적 지식체를 이용하여 간호사가 실무에서 개인, 집단, 간호조직에 이르기까지 합리적인 최상의 의사결정을 돕는 것(Kitson, 1997)으로 간호사가 임상적 결정을 내릴 때 연구결과, 임상 전문성, 그리고 대상자의 건강간호 선호도에 기초하여 결정 내리는 것을 의미한다. 근거 중심의 간호를 제공한다는 것은 "최상의 간호를 실현"한다는 간호의 궁극적인 목적을 실현함과 동시에 다른 학문과 구별되는 차이를 만들어내는 것이다. 간호사가 실무에서 책임감 있는 간호업무를 수행할 때 간호사의 자율성 신장에도 공헌하게 된다. 근거기반 간호의 장점은 최상의 간호를 제공하고 효율성을 도모할 수 있으며 대상자와의 신뢰적이고 치료적인 관계를 형성할 수 있다.

❋ 이론－연구－실무와의 관계(장금성 외, 2015)

- 실무상황을 통해 귀납적으로 간호연구
- 반복된 간호연구의 결과는 간호학 지식체계를 형성하며 일반화되어 이론으로 정립
- 이론을 연역적으로 연구문제를 발견
- 연구결과를 실무에 적용
- 이론과 실무는 연구라는 중간 고리를 통해 연계됨

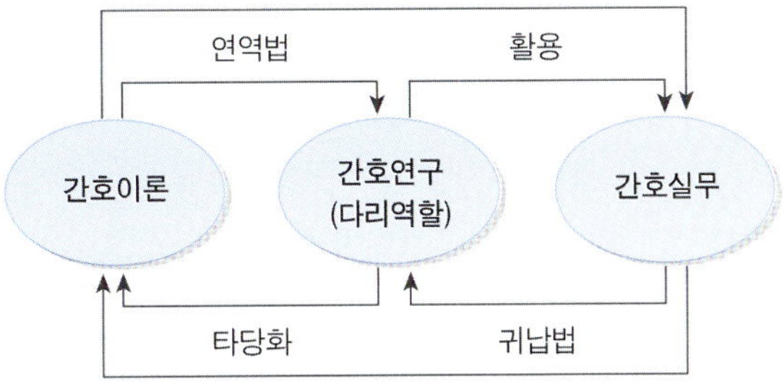

Ⅳ 간호의 메타패러다임

토마스 쿤(T. Kuhn, 1970)은 패러다임(paradigm)이라는 용어를 다음과 같이 정의하였다. "연구가들 간에 형성된 사고 및 탐구의 전형"으로 그 속에는 중심이 되는 개념이 있다는 것이다. 어떤 한 시대 사람들의 견해나 사고를 근본적으로 규정하고 있는 테두리로서의 인식의 체계, 또는 사물에 대한 이론적인 틀이나 체계를 말한다. 즉, 어떤 학문 분야의 사람들이 공유

하는 지배적 견해, 지배적인 사유와 틀로써 세계를 보는 견해나 신념(이데올로기)의 현상을 이해하기 위해 조직된 아이디어, 견해, 체계적인 관점을 뜻하는 개념이다. 이에 반하여 메타패러다임이란 학문이나 전문직을 구성하는 개념적 또는 철학적 틀로써 전문직을 위한 이론과 모델을 구성하는 지침이 된다. 간호학에서의 메타패러다임은 간호학자들 간에 논의되는 주요 개념 4가지로 구성된다. 파우셋(Fawcett)의 ① 인간 ② 환경 ③ 건강 ④ 간호가 현대 간호학의 지식체계를 이루는 메타패러다임으로 가장 흔하게 인용되고 있다.

1 간호 메타패러다임

1) 인간

간호학에서 인간은 대상자이자 주체이다. 간호학에서 인간을 바라보는 2가지의 관점과 철학에서 3가지로 나눠 설명하는 인간의 본성을 알아보고자 한다. 그리고 성장, 성숙, 학습의 결과로 인간 삶의 전반에 걸친 생리적, 심리적, 사회적, 인지적인 능력과 기술이 발달하는 과정을 살펴보고자 한다. 개별화되고 독특한 존재로서의 인간은 다양한 욕구를 지니고 있으며 건강과 생존에 필수적인 기본적인 욕구의 충족을 위하여 가족, 친구와 이웃 그리고 다양한 집단 및 지역사회와 상호작용을 하며 더 높은 단계의 욕구를 달성하고자 노력한다.

간호학에서 인간을 이해하는 기초적 토대의 2가지 관점은 총체주의(holism)와 인본주의(humanism)로 집약된다. 인간에 대한 간호학적 입장은 인간을 전체적으로 파악하려는 전인적 견해(holistic point of view)로, 통합된 전체로서 인간은 능동적이고 환경과 상호작용하는 존재로 규정하는 것이다. 따라서 간호학에서의 인간관은 인간 모두를 포함하는 전체이상의 개념인 총체론적 관점을 취할 때 더욱 친숙하게 받아들이게 된다. 총체적 관점에서의 대표적인 가정은 '인간은 항상 총체적으로 반응하며 총체로서의 인간은 부분의 합보다 크다.'이다. 대표적인 학자로 로저스와 뉴만 등이 있다. 로저스(Martha E. Rogers)는 고유인간이론(unitary human being)을 통해 인간을 패턴에 의해 확인되는 환원되거나 분리될 수 없는 다차원적인 에너지장을 가진 고유한 열린 체계로 본다. 인간장과 환경장이 합일되어 특유의 패턴을 만들어 간다는 설명을 통해 인간에게 있어서 환경이 중요함을 설명하기도 하였다. 베티 뉴만(Betty Neuman)은 체계이론에서 인간을 절대적인 의식의 장 내에서 독특한 의식의 패턴으로 정의함으로써 로저스와의 차이를 보인다. 인간을 신체, 정신, 사회, 영적 총체적인 존재로서 이해함으로써 인간의 문제를 쉽게 발견하고 문제를 해결하는 데 도움을 준다. 인간을 어느 한 부분의 변화가 전체의 변화를 가져오고, 전체의 변화가 모든 부분의 변화를 도모할 수 있는 유기체로서의 통합체로 이해한다. 내적·외적 환경이 존재하고, 상호 영향을 받는 개방체계로 인간과 환경의 관계를 설명하였다. 간호의 주요 관점은 환경적 스트레스 원의 영향을 정확히 사정하고 최적의 건강을 위해 필요로 하는 대상자 적응을 도와 대상자 체계를 안정시키고 유지하는 것을 목표로 한다. 스트레스 원에 대한 인간 반응에 영향을 미치는 변수들과 관계있는 전문직으로서 간호의 주된 관심은 총체적 인간이며, 간호의 일차적 목표는 환자 체계의 안정성을 획득하고 유지하는 것이다. 간호사는 환경적 스트레스 원에 적응하고 대상자 체계의 안정을 유지하기 위해 1차, 2차, 3차 예방 양식을 통해 대상자를 돕는다.

인본주의 관점은 인간으로서의 가치와 인간 존재 및 그 존재의 질에 대한 가치에 관심을 두고 있다. 파시는 '인간 되어감의 이론'에서 인간 과학에 근거하여 인간을 하나의 생명 단위로 보고 건강 경험에서의 질적인 참여에 초점을 두는 개념을 간호로 정의하였다. 로저스는 간호를 내부 자원 환경과 끊임없는 상호작용 속에서 통합적 인간 발달의 특성과 방향을 탐색하는 예술임과 동시에 과학이라고 정의하고 건강 유지·증진, 질병을 예방하며 아픈 사람과 장애인을 돌보고 재활에 헌신하는 '인본주의 과학'이라고 설명한다. 즉 간호는 전인적 관점으로 인간을 존엄의 대상으로 이해하고 이러한 인간을 간호의 대상으로 규정하고 다각적인 차원에서 다양한 돌봄 서비스를 제공함으로써 간호 활동 영역을 확장하고 있다.

철학에서는 인간의 본성을 다음의 세 가지 유형으로 나누어 설명하고 있다. 토마스 홉(Thomas Hobbes)은 아동이란 반드시 사회에 의해서 통제되어야 하는 본래부터 악하고 이기적인 자기 본위의 존재라는 성악설을 주장하였다. 인간은 너무 이기적인 본성을 지닌 존재이므로 본성에 제한을 가하지 않으면 멸종한다고 여긴다. 반면 맹자는 성선설을 통해 타인을 가련히 여기고, 잘못에 대해서는 부끄러워하며, 사양할 수 있으며, 옳고 그름을 아는 본성을 지닌 존재로 설명한다. 쟝 자크 루소(Jean jaques Rousseau)는 '아동은 본래부터 선하고, 무엇이 옳고 그름에 대한 직관적인 감각 없이 태어난 존재'라고 말한다. 마지막으로 존 로크(John Locke)는 아동은 본래 착하지도 나쁘지도 않고, 오히려 타고난 성향이 없는 공백의 석판 혹은 백지 같은 상태로 태어난다고 주장하였다. 하먼(Chris Harman)은 인류 역사의 발전과정에서 다양한 사회가 존재할 수 있었고, 한 사회의 독특한 특징이야말로 변하지 않는 인간 본성의 결과라고 주장함으로써 성악설과 성선설에 선을 그었다. 인간의 본성에 대한 3가지 입장은 성악설, 성선설의 생득적이고 선험적인 면을 강조한 두 가지 이론과 후천적 경험을 통해 인간 스스로 자신의 본성을 창조해 왔음을 강조하는 이론으로 나눌 수 있다.

인간의 본성과 별도로 인간은 연령·단계별 다양한 특성이 있으며, 인간은 전 생애에 걸쳐 인간 발달 단계에 따른 과업들을 수행하며 살아가고 있다. 인간은 생물학적 신체 변화·증가로 표출되는 성장과 성숙의 과정을 거치게 되고, 학습을 통해 인생 전반에 걸쳐서 생리적, 심리·사회적, 인지적인 능력과 기술이 발달을 경험하게 된다. 영·유아기의 성장과 발달에 영향을 미치는 요인은 크게 유전과 환경이다. 유전적 요인으로는 인종, 가계, 연령, 성별, 선천성 대사이상 등이 있고 환경적 요인으로는 계절, 건강의 상태, 건강 생활 습관－영양, 위생 그리고 운동, 심리적 요인, 가족과 가족의 사회·경제적 수준, 종교와 문화, 지역사회, 사회적 관념 등이 있다. 루소의 자연주의 이론에 의하면 성장은 자연의 이치에 따라 이루어지고 발달은 각각의 인간에게 독특하게 발현된다. 루소가 시기에 따른 욕구의 변화에 맞추어 살아가면서 안정적인 성장을 도모하는 것을 인간의 삶으로 표현했다면, 학습 이론가인 로크(Locke)는 인간을 백지상태로 태어나 점차 시간이 지남에 따라 도화지에 그림을 그리듯 백지를 채워가는 유기체로 보았다. 그 외에도 반복적인 경험을 강조한 파블로(Pavlov), 인간을 계획된 양육을 통해 원하는 대로 만들어지는 존재로 본 왓슨(J. Watson), 바람직하거나 그렇지 않은 행동의 강화 또는 부정적 강화를 통해 바람직한 방향으로 행동수정이 가능한 존재로 인식한 스키너(Skinner) 등의 입장이 있다.

인간은 출생에서부터 죽음에 이르기까지 타인의 '돌봄'을 받으며 살아가는 사회적 존재이다. 하비거스트에 의하면, 인간은 총 살아가면서 9단계의 인간 발단 단계에 따른 과업을 수행하며 살아가는 존재이기도 하다[표 1-1]. 각 단계는 사람에 따라 혹은 주어진 환경에 영향을 받아 적응과 부적을 경험하게 되며 그 과정에서 건강과 불건강의 연속선상에서 변화를 경험하기도 한다. 인간은 가장 기본적인 생리적 욕구에서 고차원의 자아실현에 이르기까지 다양한 삶을 경험하면서 더 좋은 미래, 더 좋은 삶을 꿈꾸며 살아가게 된다.

표 1-1 하비거스트(Havighurst)의 전 생애에 걸친 인간 발달 단계에 따른 과업

단계	과업
① 영아기(출생~2세)	• 사회적 애착, 대상의 영속성, 감각적 지능과 원시적 인간관계를 하는 시기 • 운동기능의 성숙이 이루어지는 시기
② 유아기(2~4세)	• 자기통제, 언어발달, 공상과 유희, 이동능력이 완성되는 시기
③ 학령전기(5~7세)	• 성 역할의 동일시가 이루어지고, 초기의 도덕성이 발달하고 구체적 조작이 가능하며 집단 놀이를 하는 시기
④ 학령기(8~12세)	• 자기평가를 하며 기능의 학습이 이뤄지고, 사회적 협력이 가능하여 집단놀이를 하는 시기
⑤ 청소년기(13~17세)	• 신체적 성숙이 이뤄지고 형식적 조작이 가능 • 이 시기에 동료집단의 일원으로서 개념을 인식 • 이성 관계가 이뤄지는 시기
⑥ 성인초기(18~22세)	• 양친으로부터 자유로워지며 성 역할의 동일시, 도덕성의 내재화가 이뤄지며 직업선택이 있는 시기
⑦ 성인기(12~39세)	• 삶의 스타일이 형성되는 시기로 결혼, 출산을 경험
⑧ 성인중기(40~64세)	• 노부모 부양 및 자녀의 독립에 대한 삶의 큰 변화를 겪게 되며, 성취에 대한 만족감을 이루는 시기
⑨ 성인후기(65세 이후)	• 새로운 역할이 설정되며, 또 자기 인생에 대한 수용 및 죽음에 대한 준비가 이루는 시기

참·고·하·세·요

＊ 간호 대상자로서의 '인간'

간호의 궁극적인 목적은 “최적의 간호를 실현하는 것”이다. 혹은 “대상자의 안위를 도모하는 것” 혹은 “인간의 삶의 질을 향상하는 데 도모하는 것”이라고 설명하기도 한다. 간호서비스를 제공하는 “간호사”와 함께 간호 활동의 양 주체를 이루며, 간호사의 간호서비스를 받는 사람을 “대상자”라고 한다. 예전에는 간호 대상자를 환자(patient)라고 지칭하였으나, 최근에는 건강의 개념이 변화됨에 따라 client 또는 consumer란 용어를 사용하고 있다. 즉 건강이라는 개념이 아픈 사람들을 치료하는 것에 그치는 개념에서 건강을 위한 예방과 건강증진을 통한 삶의 질 향상에 목적을 둔 개념으로 확장됨에 따라 아프지 않은 사람까지 포함하는 광범위의 용어를 사용하게 되었다. 한국간호윤리강령은 간호의 대상자는 개인, 가족, 집단, 지역사회로 규정하고 있으며, 다각적인 차원에서 인간을 이해할 필요가 있음을 강조한다. 간호 대상자는 인간이며, 신체적, 정신적, 사회적, 영적 발달의 차원에서 최적의 안녕 상태를 달성하도록 도움을 받을 권리가 있는 독특한 존재이다. 대상자는 진료를 받은 권리, 알 권리 및 자기결정권, 비밀을 보호받은 권리, 상담 및 조정을 신청할 권리가 있음을 의료법에 명시하고 있다(의료법 시행규칙 제1조의3제①항).

① 개인

인간은 혼자서 살아갈 수 없는 존재로 다양한 형태의 사회집단을 형성하여 '자아실현'을 목적으로 살아간다. 다양한 욕구를 지닌 독특한 존재인 인간은 가족의 보살핌을 통해 양육되고 친구, 동료들과의 상호작용을 통해 발달을 도모하며, 학교, 지역사회 등 다양한 집단에 소속하여 사회적 존재로 살아간다.

② 가족

가족(family)의 어원은 라틴어 familia(같은 장소에 속한 모든 것)에서 유래한다. 간단히 정의하면, "주거를 함께 나누는 구성원들의 모임"이라고 할 수 있다. 현대사회의 가족은 크기와 형태가 매우 다양하다. 사회구성체의 구성원뿐만 아니라 가족 구성원의 생존과 건강에 중요한 역할을 한다. 존슨(Johnson, 1992)은 "가족이란 같은 공간에 거주하는 개인이 둘 혹은 그 이상으로 구성되고, 혈연을 나누지 않더라고 공동의 정서적 유대를 경험하고 구성원 간의 책임과 의무를 나누는 사이"라고 정의한다. 가족은 성·정서적·경제적, 생식, 보호와 휴식, 사회화 기능을 수행한다. 핵가족, 확대가족, 한 부모 가족, 혼합 가족, 입양 가족 등 다양한 가족 형태가 있으며 최근에는 비혼 가구, 독거노인 가구 등의 1인 가구도 증가하는 추세이다.

가족 구성원들은 정서적 유대뿐만 아니라 건강신념, 건강 가치, 건강생활습관과 활동 등을 공유하고 상호 구성원들에게 영향을 미친다. 그러므로 간호사는 대상자로서 가족에 접근해야 하는 경우가 있다. 이때 방법은 ① 개인 환경으로서의 가족 접근법은 구성원 개인에게 초점을 두고 가족을 지지체계 혹은 스트레스 요인으로 평가한다. 이를테면 금연을 시도하는 개인에게 있어서 가족이 지지적 영향요인으로 작용하는지 금연을 방해하는 요인으로 작동하는지를 파악하는 즉, 가족을 자원체계로 보는 관점이다. ② 대인관계체계로서의 가족 접근법은 구성원 간의 관계에서 발생하는 문제를 해결하기 위하여 가족 구성원 간의 상호 이해와 지지체계의 회복·강화를 목적으로 개입하는 관점이다. ③ 전체 체계로서의 가족접근법은 개인 환경으로서의 가족 접근법과 대인관계체계로서의 가족 접근법을 포함한 높은 수준의 접근법으로 가족의 기능, 가족 내·외 환경 및 체계 간의 균형을 맞추는 데 그 목적을 두고 있다.

③ 집단 및 지역사회

세계보건기구(WHO, 1974)에 의하면 "지역사회는 지리적 경계, 공통의 가치와 관심에 초점을 두고 분류되는 사회집단으로 구성원들끼리 상호작용하고 특별한 사회구조 내에서 기능하며 규범, 거치, 사회제도를 창출하는 단위"를 뜻한다. 인간은 가정과 학교, 직장, 사회관계를 형성한 모임 등 다양한 곳에서 많은 시간을 보낸다. 즉 인간은 가족 구성원인 동시에 지역사회의 구성원인 것이다. 학생 인구는 전체 인구의 약 1/3～1/4를 차지하고 있다. 학령기는 건강 행위를 형성하기 쉬운 시기이고, 학교 사회의 조직에 구성되어 있어 보건교육을 통해 올바른 건강 행동의 변화를 도모할 수 있다. 반면 질병에 대한 감수성이 높은 학령기이기 때문에 감염성 질환이 발병하면 짧은 시간에 많은 구성원에게 영향을 미친다. 또 산업 근로자의 건강문제는 개인에서 그치지 않고 가족의 기능, 의사결정, 일상의 변화를 유발하므로 가족의 역동성이 변화하게 된다. 이러한 변화는 가족 구성원들의 긴장과 불안감을 조성하고 가족의 위기로 작용하기도 한다. 지역사회 간호는 지역사회에 거주하는 주민 즉, 개인과 가족, 이웃, 학교, 직장 등을 대상으로 하며, 가족 중심의 간호, 보건소를 포함한 국가·지자체의 의료서비스 제공기관을 통해 정책 사업적 간호, 학교보건 간호, 산업체 간호 등으로 활동하고 있다.

참·고·하·세·요

❋ 인간에 대한 이론가들의 정의

1) 나이팅게일(Florence Nightingale)

인간은 질병에 대처할 자연적인 회복력을 지닌 대상이며 환자는 간호대상이 되거나 혹은 환경에 의해 영향을 받는 사람이다.

2) 로저스(Martha Rogers)

인간은 부분들에 대한 지식으로 예측할 수 없는 전체에 고유한 특성들을 조작하는 것과 패턴확인으로 환원하거나 분리할 수 없는 다차원적인 에너지장이다.

3) 로이(Calista Roy)

인간은 변화하는 내적 외적 환경과 끊임없이 상호작용하며 전체로서 기능하는 개방적 적응체계 또는 생물 심리 사회학적인 존재이다.

4) 파시(Rosemarie Rizzo Parse)

인간은 우주와 되어감을 함께 창조하는 개방적인 존재이다.

5) 페플라우(Hildegard Peplau)

인간은 생물−화학적, 신체적, 대인관계 특성과 욕구를 지닌 자기체계이다.

6) 오렘(Dorothea Orem)

인간은 생각하고, 상징화하고, 상징을 사용할 수 있는 존재로서 보편적, 발달적 자기 간호 욕구를 가진 자기 간호를 할 수 있는 총체이다.

7) 헨더슨(Virginia Henderson)

인간은 간호의 수혜자로서 신체적, 정신적 또는 사회적 욕구를 지닌 존재이며 개인뿐 아니라 가족도 포함하고 있다.

8) 킹(Imogene King)

인간은 반응하는 존재이면서 시간성을 지닌 사회적 존재로서 생각하고 느끼며 감지하고 목표를 설정하여 성취하기 위한 행위와 방법을 선택하고 의사결정을 하는 능력을 지닌 통합체이다.

9) 베티 뉴만(Betty Neuman)

인간은 대내적인 저항 방어요인을 지니고 안정선을 유지하려는 경향을 지니며 정상 안정선의 평형을 위협하는 수많은 스트레스 요인에 대해 융통성 있는 방어기전을 사용할 수 있는 개인뿐만 아니라 집단 즉 가족, 지역사회의 인간을 포함하고 있다.

2) 환경

환경은 '생물체를 둘러싸고 있으면서 직·간접적으로 영향을 끼치는 자연·사회적 조건이나 상황'이라고 정의될 수 있다. 물리적 환경은 인간의 생존에 영향을 주는 모든 요인으로서 공기·햇빛·물·온도 등으로 나열되는 것과 환경 간의 역동적 관계인 생태계 또한 인간의 건강에 영향을 주는 외부적 여건으로 볼 수 있다. 즉, 환경은 인간을 둘러싸고 있는 것으로 인간 생존에 영향을 주는 모든 요인으로 정의되며 물리적 환경과 사회적 환경으로 나눌 수 있다. 물리적 환경은 생물학적 환경인 토양, 우주, 관성, 화학물질 등이 포함되는 자연환경과 인공적 환경(의복, 주택, 공장 등)이 있고 사회적 환경에는 정치, 경제, 문화, 종교, 교육, 연구, 사회조직 등과 같은 인간 환경이 포함된다. 이웃, 학교, 종교단체, 전문가 혹은 시민단체, 여가 활동 모임, 사회문화 등의 사회적 환경, 또한 중요하게 작용하는 환경의 구성요소이다. 나아가 스트레스·자극·개체를 둘러싸고 있는 다양한 정책적 체계 이를테면 보건 의료전달체계도 환경의 구성요소로 볼 수 있다. 보건의료전달체계는 국가가 국민의 건강권을 보장하고 양질의 건강서비스를 제공할 수 있도록 마련한 법적 장치이기 때문이다. 환경은 인간의 건강 수준을 결정짓는 매우 중요한 개념이므로 간호학의 메타패러다임 요소가 되고, 유전적 환경, 물리적 환경, 생활양식, 그리고 의료체계 등 크게 4가지로 분류하여 연구된다. 이러한 요소들은 개인이나 집단의 취약점을 증가시킴으로써 직접적인 질병을 발생시키지는 않지만 특정한 질병의 발생 가능성을 증가시키므로 위험요인으로 분류되기도 한다.

(1) 유전적, 생리적 환경

유전적·생리적 요인은 우리 몸의 생물학적 기능을 포함한 신체적 위험성을 의미한다. 유전적 위험요인으로 암, 심장질환, 신장 질환이 있고, 생리적 위험요인으로는 노화(연령), 임신, 비만, 당뇨, 대사성 질환 등이 있다. 이 중 연령의 예를 들자면, 노산일 경우 선천성 기형아의 출산율이 높아지고, 신생아, 영·유아 혹은 노인의 경우 감염성 질환에 노출된 경우 발병의 위험도가 높아진다. 흔히 노인병은 '3M(Mobility, Mentation, Micturition)' 혹은 '5I(Iatrogenic disease, (mental) Incompetence, Incontinence, Immobility, Impaired homeostasis)'로 불린다. 노인들은 생리적 노화과정으로 인한 운동 및 기관의 기능 저하와 함께 만성질환을 한 가지 이상 동반하고 살아가는 특징을 지닌다.

(2) 물리적 환경

건강한 삶을 영위하고자 하는 사람들에게 물리적 환경은 중요하다. 물리적 환경의 구성요소로 주택, 위생, 기후, 대기오염, 수질오염, 음식물 오염 등을 생각해 볼 수 있다. 이러한 요소들은 인간의 삶의 질을 결정적으로 작용하는 요소이기도 하다. 또 사회·문화적 요소로는 건강관리, 식습관, 생활양식, 정서적 안정감 등을 들 수 있다. 기후의 이상 변화로 반복되는 바이러스 전파는 전 세계 시민들에게 환경의 중요성을 재인식을 시키는 계기가 되고 있다. 특히 2019년부터 시작된 코로나 19 팬데믹을 통해 '건강은 개인 혼자만의 노력이 아니라 가족, 지역사회, 국가 간 공동의 노력으로 영위할 수 있는 공기와 같이 인간에게 귀한 가치를 지닌 개념'임을 함께 배우고 경험하였다.

역사적 사건이란 우리가 원하든 원하지 않든 간에 벌어지는 사회적인 문제로 인간의 삶이 크게 달라지는 경향을 보인다. 그런 의미에서 본다면 마스크를 쓰고 주먹을 부딪치는 인사법이 생기고 '코로나 블루'라는 신조어를 만들어졌으며 국가가 나서서 개인의 만남을 인원, 시간 및 장소를 제한 등 다양한 일상생활의 변화를 초래한 코로나 19 팬데믹은 역사적 사건임에 틀림이 없다. 역사적 사건인 코로나 19 팬데믹은 물리적 환경으로써 인간의 일상생활을 바꾸어 놓았을 뿐만 아니라 인간 삶의 질에 영향을 미치는 요소임을 실감하는 계기가 되었다. 이외에도 한국의 고령속도 또한 역사적 사건에 해당될 수 있다. 2020년 보건복지포럼에 의하면, 우리나라 노인 1인당 평균 2.7개 만성질환을 앓고 있으며 3개월 이상 의사진단 만성질환을 가진 노인은 89.5% 2개 이상 복합 만성질환을 가진 경우도 73%에 이르며 노인장기요양보험 수급자가 복용하는 알약의 수는 평균 9.8개로 알려져 있다. 2018년 기준 한국의 평균 병원 재원일수는 19.1일로 OECD 평균 8.1일의 두 배가 넘는 현실을 고려할 때 2025년 '초고령사회'를 예견하는 한국의 고령화는 또 하나의 역사적 사건이 되어 우리의 일상을 바꾸게 되는 계기가 될 것으로 여겨진다.

(3) 생활양식

바람직한 생활양식은 좋은 습관을 형성하게 하고 건강에 긍정적인 영향을 끼친다. 적절한 영양섭취, 충분한 휴식과 수면, 청결한 개인위생 능력, 금주, 금연, 적당한 운동 등이 이에 해당한다. 스트레스에 대처할 수 있는 능력을 배양하도록 교육하여 정서·정신·사회적으로 긴장을 완화하고 안정감 있는 생활을 할 수 있도록 돕는다.

참·고·하·세·요

＊ 환경에 대한 이론가들의 정의

1) 나이팅게일(Florence Nightingale)

환경은 나이팅게일 이론의 기반으로 모든 유기체의 생명과 발달에 영향을 주는 외부적 상황과 힘을 말한다. 건강한 환경과 간호와의 상호작용이 나이팅게일 이론의 기반이다.

2) 로저스(Martha Rogers)

환경은 부분들의 특성과는 구별되는 특성을 조작하는 것과 패턴에 의해 확인되는 환원 불가한 다차원적인 에너지장이다.

3) 로이(Calista Roy)

환경은 개방체계인 인간에의 내적 및 외적 자극으로 한 개인이나 집단의 발전과 행위에 영향을 미치며 둘러싸고 있는 모든 조건, 주변 상황 및 영향 요소이다.

4) 파시(Rosemarie Rizzo Parse)

환경은 인간과 떼어놓을 수 없는 것으로 에너지의 상호교환이며 함께 더 복잡하고 다양한 것을 추구하는 특성으로 율동적 패턴에 서로 영향을 주는 것이다.

5) 페플라우(Hildegard Peplau)

환경은 유기체 외부에 존재하는 힘으로서 문화와의 관계 속에 있으며 대인관계 과정을 포함한다.

6) 오렘(Dorothea Orem)

환경적인 상황은 물리적, 정신 사회적 상황 등과 같은 인간 외적 주변을 말한다.

7) 헨더슨(Virginia Henderson)

환경에 대해 직접적인 언급은 없었고 생물체의 삶과 발전에 영향을 주는 모든 외적 조건과 영향의 총합이라는 웹스터 사전을 인용하였다.

8) 킹(Imogene King)

환경은 인간과 같은 개방체계에서는 체계와 그를 둘러싼 환경에서 상호작용이 발생하며, 끊임없이 변화하는 특징이 있다.

9) 베티 뉴만(Betty Neuman)

환경은 주어진 시간에 인간을 둘러싸고 있는 내적 외적 힘으로써 인간의 정상방어선을 방해하고 체계의 안정성에 영향을 미칠 수 있는 인간 내부, 인간 외부의 스트레스 원을 포함한다.

3) 건강

건강이란 매우 추상적인 개념으로 의료인들 간에도 매우 다양하게 정의되어 사용한다. 건강이란 육체적, 물리적, 심리 및 사회적 측면을 포함하는 다차원적인 현상의 집합체로 어느 문화집단에서나 인류의 기원과 함께 생활의 중요한 가치로 존재해 왔다. 상대적이고 주관적인 특성을 가진 건강과 질병의 경험은 문화의 영향을 받는다. 많은 연구자는 세계보건기구

(WHO)가 정의한 건강개념을 활용한다.

세계보건기구(WHO)가 1997년에 발표한 정의에 의하면, "건강이란 단순히 질병이나 장애가 없을 뿐만 아니라 신체적, 정신적, 사회적, 영적으로 안녕한 상태"이다. 과거에는 '질환이 없는 상태'를 좋은 건강(good health) 혹은 안녕(wellness)이라고 언급하였으나, 현재의 건강개념은 질병(illness)과 좋은 건강 사이에 존재하고 있으며 좋은 건강과 안녕의 개념을 구별하여 사용한다. 대상자가 일생을 통하여 각기 다양한 차원에서 다양한 정도로 경험하는 역동적인 현상을 '건강'이라고 한다. 1960년대 던(Halbert Dunn)은 '고도의 안녕'이란 용어를 제시하여 개인의 의지에 따라 잠재력을 극대화하여 인간의 가능성을 통합하는 능력을 강조하였다. 단순히 질병이 없는 상태가 아니라, 살아가는 동안 인간의 의지를 통해 인간이 가진 잠재력을 극대화하는 역동적인 과정을 즉, '안녕'이라고 정의하여 좋은 건강과 구별하였다.

아브라함 매슬로우(Abraham Maslow)는 욕구 5단계이론을 통해 생리적 욕구, 안전과 안정의 욕구, 소속감과 애정의 결핍의 저차원욕구를 극복하고 자존과 자아실현의 고차원적 욕구를 향해 나아간다고 주장하였다. 그런 의미에서 건강이란 가장 기본적인 욕구로써 자아실현 즉 삶의 질 향상을 도모하는 중요한 가치에 해당된다. 과거에는 건강과 불건강을 이분법적으로 분리하였으나 오늘날에는 건강과 불건강을 연속선상에 존재하는 개념으로 인식한다. 건강과 불건강의 연속선에서 대상자가 환경과의 상호작용 속에서 적극적으로 균형을 이룰 때 이를 "최적의 안녕 상태"라고 한다. 간호사는 최적의 건강 수준을 성취하고 유지하려는 대상자를 돕기 위해 건강 회복, 고통 경감, 예방 및 건강증진을 통한 삶의 질 향상을 도모하도록 돌봄을 수행하고 있다.

참·고·하·세·요

＊ 질병(illness)과 질환(disease)

의사의 역할이 질환의 원인을 찾아서 진단하고 증상을 완화하고 질병을 치료하는 것이라면, 간호사의 역할은 질병에 초점을 두고 대상자를 돌보는 것이다. 간호사가 초점을 맞추고 있는 질병이란 인간의 신체적, 정신적, 사회적, 영적인 기능이 이전의 상태와 비교하여 감퇴하거나 손상된 상태로 개인에 따라 다양하게 발현한다. 만약 어떤 질환으로 심리적인 손상을 받고 있다면 간호사는 근본적인 원인이 된 질환의 치료를 도울 뿐만 아니라, 심리적인 손상의 돌봄에도 간호과정을 활용한다. 간호사는 질환에 따라 다양하게 나타나는 인간의 반응을 이해하고, 그에 따른 적절한 돌봄 서비스를 제공한다. 반면 질환이란 정신적·신체적 기능 또는 구조에서 병리학적 문제를 가진 경우에 사용되는 의학적 용어를 말한다.

참·고·하·세·요

＊ 건강에 대한 이론가들의 정의

1) 나이팅게일(Florence Nightingale)
   건강은 안녕한 것이며 우리가 갖는 모든 힘을 충분히 사용하는 것으로 환경적 건강요인을 통해 질병을 예방함으로써 유지한다.
2) 로저스(Martha Rogers)
   건강이란 '삶 과정'의 표현이며 인간과 환경 장 사이의 상호적이고 동시적인 상호작용을 나타내는 특징이며 행위들이다.
3) 로이(Calista Roy)
   건강은 통합된 전체로 되어가는 것과 존재하는 '과정'이자, '상태'이다.
4) 파시(Rosemarie Rizzo Parse)
   건강은 살아있는 경험으로 되어감의 과정이다.
5) 페플라우(Hildegard Peplau)
   건강은 창조적이고 건설적이며 생산적인 개인과 지역사회 생활을 향해 인간과정의 지속적인 움직임이다.
6) 오렘(Dorothea Orem)
   건강은 신체적, 정신적, 사회적, 대인적 측면으로 분리할 수 없는 통합적 상태이다.
7) 헨더슨(Virginia Henderson)
   건강은 독립적으로 기능하는 개인의 능력에 기반을 두고 있다.
8) 킹(Imogene King)
   건강은 삶의 주기에서 관찰되는 하나의 역동적인 상태이다.
9) 베티 뉴만(Betty Neuman)
   건강은 인간이 안녕한 상태나 체계가 안정한 상태이다.

4) 간호

앞서 살펴보았듯이, 현재 알려진 '간호'의 사전적 정의로는 '간호'를 온전히 표현하는 데 한계가 있다. '간호'의 정의는 각 나라의 시대, 정치, 사회, 경제, 문화적 사건에 따라 변화·발전하는 과정에 있다. 다만 간호에 대한 사전적 정의가 시간의 경과에 따라, 훨씬 더 구체적이고 포괄적인 개념으로 바뀌고 있고, 변화· 발전하는 간호의 개념과는 달리 역사가 시작된 순간부터 현재에 이르기까지 변함없는 간호의 본질이 '돌봄'임을 공유하고 있다. 간호는 인류의 시초부터 모성의 보살핌으로부터 인간의 생활과 함께 존재하는 활동이다. 즉 '돌봄'은 간호의 본질로 긴 세월 인간의 역사와 함께 존재해 왔고 존재하고 있다. The Care Collective(2020)에서는

"돌봄은 사회적 역량이자, 복지와 번영하는 삶에 필요한 모든 것을 보살피는 사회적 활동이고, '무엇보다 돌봄을 중심에 놓은 다는 것은 우리의 상호의존성을 인지하고 포용하는 것'을 의미한다."라고 기술하고 있다. 또 간호의 본질인 돌봄은 인간이 살아가는 데 필수적 요소이며 돌봄의 부재는 무관심(carelessness)이라고 언급하고 있다. 간호의 역사는 끊임없이 인간과 인간의 삶에 관심을 가지고 '돌봄'이라는 본질에 충실하게 복무하며 지금 이 순간에도 진화·발전하는 간호의 개념을 통해 간호의 역사를 바꾸고 있다. '돌봄' 전문직으로서의 간호는 인본주의적이며 전인적이므로 대상자 및 간호의 실제적이고 잠재적인 문제에 대한 반응을 나타내고 있으므로 독특하다. 인간은 자신이 처해 있는 환경 속에서 기본적인 욕구로써 최적의 건강을 유지하고 증진하기 위해서 간호가 필요하다. 간호의 목적은 인간의 존엄성과 기본권을 존중하는 간호의 근본이념을 실천함으로써 최적의 간호를 실현하는 것 다시 말해 궁극적으로 인간 삶의 질을 높이는 것으로, 구체적인 간호목표는 출생에서부터 죽음에 이르기까지 인간의 삶에서 건강을 증진하고 질병을 예방하며, 건강을 회복하고 고통을 경감시키는 데 있다.

전 세계 인구의 건강수명과 기대여명이 증가하는 추세에 있으며 우리나라도 예외는 아니어서 2025년 '초고령사회'를 예견하고 있다. 고령사회에 진입하는 데 115년 초고령사회에 진입하는 39년이 소요된 프랑스와 달리 18년의 고령사회진입과 8년의 초고령사회에 진입을 앞둔 우리나라를 비교해볼 때 사회적 대비의 시간이 상대적으로 짧은 상황이다. 노인인구의 증가는 '간호 돌봄'의 요구와 욕구로 직결되며 이에 대한 제반적인 보건복지시스템의 구축이 필요하다. 최근에는 ICT기반 스마트 의료와 돌봄 로봇이 개발되어 간호 돌봄 종사자의 모자란 인력과 부담되는 업무를 도와주는 데 이바지하고 있다.

참·고·하·세·요

※ 간호에 대한 이론가들의 정의

1) 나이팅게일(Florence Nightingale)
   간호란 환자를 자연적인 치유과정이 진행될 수 있도록 돕는 것이다.
2) 로저스(Martha Rogers)
   간호란 건강을 유지·증진하고 질병을 예방하며 아프거나 장애가 있는 사람들을 돌보고 재활하는 데에 열정적인 관심을 바치는 인간 과학이다.
3) 로이(Calista Roy)
   간호란 아프거나 잠재적으로 아픈 사람들을 돌보는 것들과 관련된 활동과 분석과정을 나타내는 지식의 이론적 체계로서 개인의 적응반응 증진에 초점을 두고 있다.

참·고·하·세·요

4) 파시(Rosemarie Rizzo Parse)
   건강경험에서 질적 참여에 초점을 두고 있다.

5) 페플라우(Hildegard Peplau)
   간호란 건강증진을 목표로 하는 교육적 수단이며 중요한 치료적 대인관계의 과정이다.

6) 오렘(Dorothea Orem)
   간호란 예술이자 돕는 서비스로서 개인이나 집단이 스스로 환경이나 조건들을 유지, 변화시키도록 돕기 위해 간호사에 의해 수행되는 활동이다.

7) 헨더슨(Virginia Henderson)
   간호란 건강에의 회복 및 건강한 생활, 평화로운 죽음을 맞이하도록 본인이 필요한 만큼의 의지, 지식, 힘이 있으면 다른 사람의 힘을 빌리지 않고 스스로 할 수 있도록 도와주는 것이다.

8) 킹(Imogene King)
   간호는 개인이 자신의 건강을 유지하고 자신의 역할을 수행할 수 있게 하는 것이다.

9) 베티 뉴만(Betty Neuman)
   간호는 인간에게 영향을 미치는 모든 변수를 다루는 독특한 전문직으로 최대한의 안녕과 유지를 위해 개인과 가족, 그룹을 돕는 활동이다.

V 간호이론

1 간호이론의 기능

이론은 어떤 현상을 기술·설명·예측하고 통제 또는 처방하려는 목적을 가진 상징적 서술이다. 즉 이론은 개념, 정의, 명제 등과 같은 서술문이 내적으로 구성된 집합체로, 현상의 체계적 견해를 제시하고 이론의 기능인 서술, 설명, 예측, 통제에 유용하다. 간호이론은 '간호가 무엇이며, 간호사가 무엇을 하는지'를 서술하고 간호의 철학적 근거를 밝힌다. 그리고 '인간을 돕고자 간호를 어떻게 수행할 것인지, 높은 수준의 안녕을 어떻게 보장할 것인지'를 과학적이고 논리적으로 체계화하여 지식체계를 구축될 수 있다.

1) 서술

서술이란 '주어진 현상이나 사건을 있는 그대로 정확하게 말하거나 적는 것'을 의미한다.

즉 어떤 현상에 관련된 변수들을 찾아내서 내용과 특징을 열거하거나 차례대로 기록하는 것이다. 이는 대부분 연구하고자 하는 현상에서 중요한 무엇인가를 밝힐 수 있는 이론들이 정립되지 않은 상태에서 이루어진다. 서술적 연구의 예를 들자면, 중환자실 간호사의 역할, 말기암 환자의 욕구 등을 기록하는 것이다.

2) 설명

설명이란 주어진 현상이나 사건을 기술한 후 그 현상이 일어나는 원인을 밝힐 수 있는 단계이다. 변수들 사이의 관계성에 대한 설명은 그 원인이 무엇이고 어떤 결과가 나타나게 되었는지를 보다 체계적으로 나타낸다. 설명적 연구의 예를 들자면, 유방암 환자의 우울감의 원인을 기술하고 이를 완화하기 위한 관련 요인을 규명하는 것이다.

3) 예측

예측이란 주어진 현상에서 어떤 변수나 조건을 변화시키면 미리 어떠한 결과가 생길 것이라고 견해를 밝히는 것 즉, 예견을 의미한다. 정확한 예측은 기존의 연구에서 나온 기술과 설명에서의 변수 간의 인과관계가 정확하고 명확하게 제시되어야만 한다. 예를 들자면 수술 전 정보제공을 통해 환자의 불안감을 낮추는 연구가 이에 해당한다.

4) 통제

통제란 주어진 현상을 의도적으로 변화시키는 것으로 만약 예측이 정확하다면 어떠한 현상에 인위적 변화를 가할 수가 있다. 통제의 기능은 과학적 지식을 실제 생활에 응용하여 적용하는 과정과 깊은 관련이 있다.

2 간호이론의 목적

간호이론은 연구가설을 개발하고 지식과 연구결과의 저장소 역할을 한다. 사실을 설명하고 예측하여 실무와 연구에 새로운 방향을 설정해 준다. 그리고 이론은 연구와 실무를 연결하여 과학적 연구의 결과를 일반화하도록 하는 기능을 한다. 이렇게 함으로써 이론은 전문직의 자율성과 역량에 대한 근원이다.

3 간호이론가의 이론

1) 간호이론의 여명기(1950년 이전)

나이팅게일 이론의 기반은 '환경'이라고 해도 과언이 아닐 정도로 환경을 매우 중요하게 여겼다. 환경은 모든 유기체의 삶과 발달에 영향을 미치는 모든 외적인 조건과 역량이라고 정의하고 있다. 나이팅게일은 긍정적이고 건강한 환경에 필요한 요소는 적절한 환기, 적절한 채광, 충분한 온기, 악취의 통제, 소음의 통제 등 다섯 가지라고 하였다. 또한, 환경의 세 가지 유형으로 물리적, 심리적, 사회적 환경을 제시하였다. 물리적 환경에는 환기, 보온, 냄새, 소리, 빛과 같은 요인들이 포함되는데 청결한 물리적 환경은 질환의 예방 및 환자의 사망률과 직접적인 관련이 있다. 심리적 환경에는 의사소통이나 충고, 변화 등이 포함된다. 그리고 사회적 환경에는 사망률, 질병 예방 등에 관한 자료수집과 그와 관련된 사회 환경의 파악이 포함된다. 환기, 보온, 빛, 냄새, 소음 등 물리적 환경은 사회적 환경과 밀접한 관계를 갖는다.

나이팅게일은 '간호의 목표를 환경을 통제함으로써 환자의 기본적인 욕구를 충족시키고 궁극적으로 환자 고유의 생명력을 유지하도록 돕는 것'에 초점을 두었다. 나이팅게일은 위생이 질병 발생을 예방할 수 있다고 여겼고, 병원, 간호, 지역사회 보건에 관하여 저술하여 영국과 미국의 간호교육에 토대가 되었다. 세계적으로 간호학 연구는 여전히 나이팅게일의 업적을 바탕으로 성장하고 있다.

2) 간호이론의 신생기(1950~1970)

(1) 페플라우의 대인관계 간호이론(Peplau's Interpersonal relation's nursing theory)

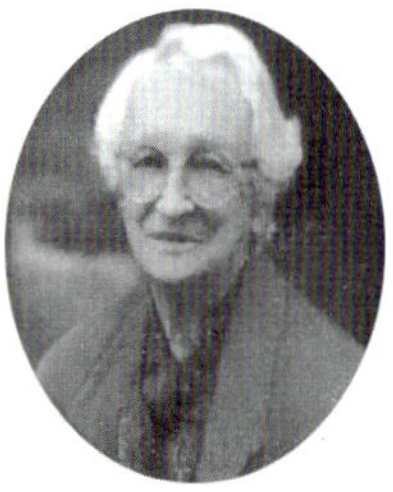

페플라우

나이팅게일 이후 간호계 첫 번째 이론은 "대인관계 간호이론"이다. 페플라우는 프로이드와 프롬의 영향을 받아 1952년 저서 '간호에서의 대인관계'에서 정신 역동적 간호를 토대로 간호사와 대상자 사이의 발전된 치료적 관계에 초점을 두고 대인관계과정을 주장하였다. 간호에 대하여 그 자체로 의미가 있고 치료적인 대인관계과정으로 설명하고 있다. 대인과정의 구조적 개념으로서 간호사－대상자 관계단계와 이 관계 속에서의 간호사 역할을 강조하고 있다. 이를 정신 역동적 간호의 기본이라고 기술하고 있다.

(2) 핸더슨의 간호의 기본원리 이론(Henderson's Basic principles of nursing)

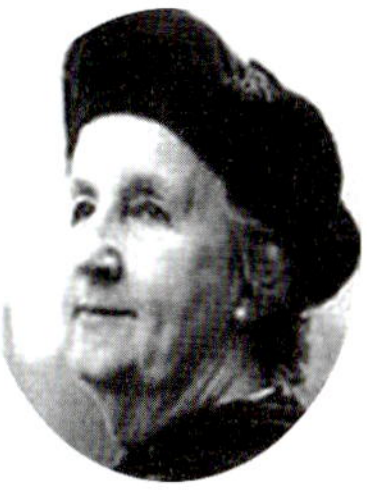

핸더슨

핸더슨은 임상에서 이루어지는 간호연구만을 지지하였다. 핸더슨의 간호 조력의 대상이 되는 14개 고객 활동이 비록 검증 가능한 명제로 기술되지 않아 철학적 진술로 간주하지만, 그것을 활용하여 연구 가능한 명제를 도출하고 개인의 돌봄 요구 측면에서 연구에 활용되고 있다. 이 이론은 환자와 건강한 사람 모두에 대한 간호를 강조하였고, 특히 간호에 영적 측면을 포함되어 있다. 간호사는 건강을 유지하고, 질병으로부터 회복하고, 평화로운 죽음을 맞이하는데 필요한 활동을 통해 환자를 돕고, 의료팀의 일원으로서 독립적으로 기능하며 상황에 따라 의료인과의 협조적인 기능을 수행한다고 설명하였다. 간호사는 간호의 구성요소인 14가지 기본 요구를 확인하고 이 요구를 충족시키기 위해 환자를 돕는 존재이다.

(3) 로저스의 인간고유성 이론(Rogers' Science of unitary human beings)

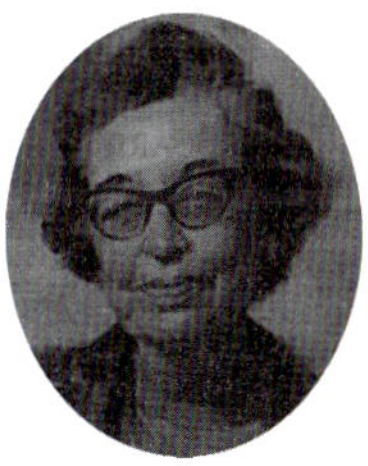

로저스

로저스의 이론은 에너지장 이론으로 간호과학을 위한 개념적 기초로써 인간과 환경의 개념적 체계를 강조하였다. 로저스 이론은 4가지 기본 개념으로 에너지장, 개방체계의 우주, 패턴 및 범차원적으로 인간과 환경 특히 인간의 건강에 대한 간호의 관심을 설명하도록 발전되어 왔다. 에너지장은 로저스 이론의 핵심 개념으로 인간장과 환경장은 에너지장이며 에너지장은 무한하며 패턴과 조직을 통해 규명된다. 이런 개념체계로부터 이론의 공명성, 나선성, 통합성의 세 원리가 유도되어졌다.

3) 간호이론의 성장기(1970~1980)

(1) 오렘의 자가간호결핍 이론(Orem's Self-care deficit theory of nursing)

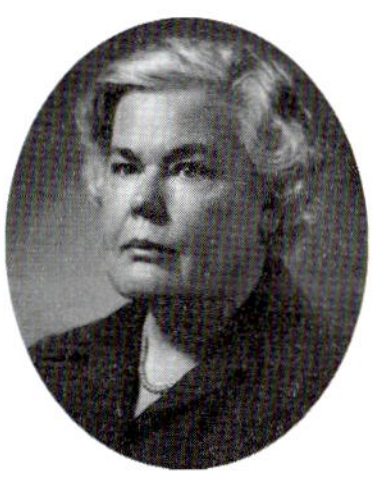

오렘

오렘의 이론은 3가지 관련 이론으로 구성되며 총괄해서 '자기-간호결핍 간호이론'이라고 한다. 이 이론은 자기-간호이론, 자기-간호결핍 이론, 간호체계 이론으로 구성되어 있다. 이 중 자기-간호결핍 이론은 오렘 이론의 주요 초점으로 간호가 요구되는 시기와 인간이 간호를 통하여 도움을 받는 방법을 서술·설명하고 있다. 자기-간호결핍은 자기-간호

역량이 자기-간호 요건을 충족시키지 못할 때 즉 환자가 자기 간호를 수행하지 못할 때 발생한다. 자기-간호는 개인이 일생을 통해 안녕을 증진·유지하기 위해 독자적으로 수행하는 활동이고, 자기-간호 역량은 자기-간호활동을 수행하는 개인의 능력으로 자기-간호행위자와 의존적 간호행위자로 구성된다. 자기-간호결핍 이론은 환자의 자기-간호 능력향상을 도모하기 위한 교육과 간호를 의학과 구별하기 위해 간호과정에 적용해왔다.

(2) 킹의 목표달성 이론(King's theory of goal attainment)

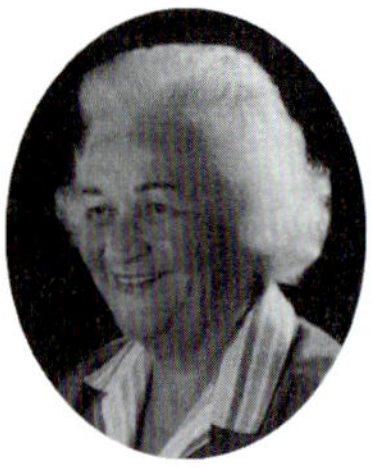

킹

킹의 목표달성 이론은 목표, 구조, 기능, 자원 및 의사결정 등과 같은 일반 체계이론의 특성이 있다. 간호사 환자의 상호작용과 의사소통은 목표설정을 증가시켜 만족을 가져오며 간호사 환자 사이의 만족은 목표달성을 가져온다. 목표달성은 환자의 학습을 증가시키고 간호상황에서 대처능력을 증가시킨다. 킹 이론의 주요 개념에는 상호작용, 지각, 조직, 의사소통, 교류 작용 역할, 스트레스, 성장과 발달, 시간, 공간 등이 있다.

(3) 로이의 적응이론(Calista Roy's Adaptation theory)

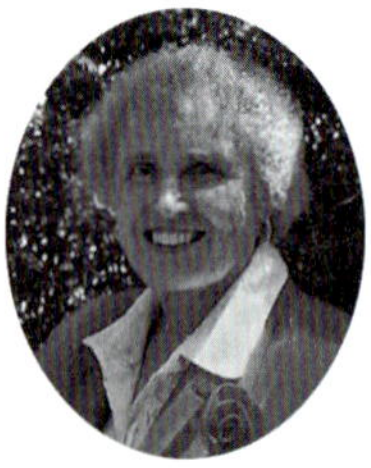

로이

로이의 적응이론에 의하면, 인간은 환경의 자극에 영향을 받으며 인지와 조절의 기전을 통해 환경의 변화에 부단히 적응해 가는 존재로 기술하고 있다. 4가지 적응 모드는 생리적-신체적 모드(살아 있는 유기체의 기능 및 활동과 관련된 대처 반응), 자아개념-집단 정체성 모드(심리·영적 통합과 일체감과 관련된 대처 반응), 역할기능(사회적 통합에 대한 요구를 충족과 관련된 대처 반응) 및 상호의존 모드(사람들의 친밀한 관계와 그 관계의 목적, 구조, 발전 즉 관계의 적응 잠재력을 포함한 대처 반응)로 구성된다. 이 이론은 간호를 받는 사람인 환자, 변화에의 적응을 간호목적으로 하고, 적응을 촉진하는 건강, 환경, 간호활동 등의 다섯 가지 필수요소로 구성하고 있다. 이 모델로부터 적응의 심리·사회적 결정요인에 대한 종단면적 모델, 심리·사회적 적응이론, 배뇨 조절 이론 등이 도출되어 중범위 이론의 확장을 이루게 되었다.

4) 간호이론의 발전 도약기(1980년 이후)

(1) 로즈마리 파시의 인간되어감 이론(Parse's Human becoming theory)

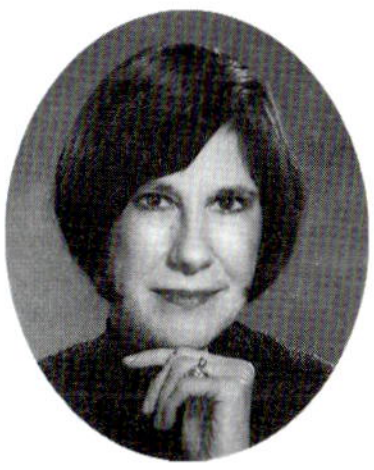
파시

파시의 이론은 인간, 되어감, 인간 되어감에 대한 가정을 이론 개발 근거로 제시하였다. '인간 되어감 이론'은 인간은 개방적 존재로 하나의 총체이며 건강하게 사는 법을 인간이 자유롭게 선택하고 환경과 함께 참여함으로써 창조하는 존재라는 신념을 전제하고 있다. 즉 인간은 목적적이고 건강을 포함한 삶을 자유롭게 선택하는 존재로 보는 세계관으로 이를 존중하고자 대상자 중심의 간호, 대상자와 가족의 경험을 고려한 간호 실무를 만들어 가는데 유용한 이론이다.

(2) 페트리시아 베너의 전문가 역할(Patricia Benner's from novice to expert theory)

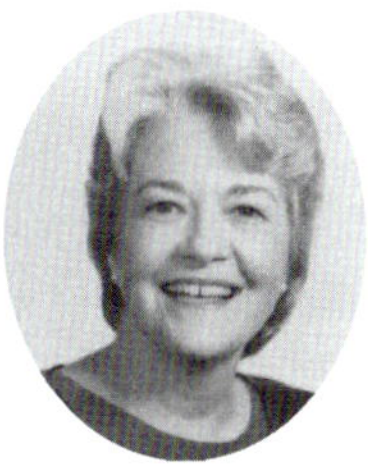
베너

베너의 이론에서 중요하게 다루어졌던 개념들로는 초보자, 신참자, 적임자, 숙련가, 전문가 등이 있다. 베너는 기술습득 능력의 5단계를 이용하여 간호 실무의 기술습득을 설명하였다.

5) 간호이론의 발전(2000년 이후)

간호이론이 거대이론 중심으로 발달해왔다면 1990년대부터 21세기에 이르기까지 지속적으로 중범위 이론, 특정 상황의 이론, 근거중심의 실무로 구체적이고 세분화하여 미시이론으로 변모하고 있다. 특정 상황의 이론을 실무 이론 혹은 미시이론이라고 불린다. 거대이론과 중범위 이론과 달리 미시이론은 낮은 수준의 추상성을 가지고 있고 특정 상황 혹은 맥락과 연계되어 간호연구와 임상 실무의 간극을 줄이고 쉽게 적용할 수 있다. 즉 미시이론은 구체적인 상황과 대상자를 이해하는 구조의 틀 혹은 청사진으로 개발된 것으로 이해해도 무방하고 임상 실무의 문제 해결방법으로 활용되고 있다. 21세기 간호학의 발전과 이후 발전을 위하여 간호사는 이론에 근거한 실무를 임상현장에서 수행함으로써 '돌봄'과 '치유' 활동에 예술과 과학을 접목한 성과 중심 실무에 통합해야 한다. 그런 간호사의 집단적 노력을 통해 이론·연구

·실무 간 상호작용을 활성화하여 독자적이고 과학적 지식기반의 간호학을 발전시키고 자율적이고 전문적인 간호 실무의 위상을 세워야 할 것이다.

참·고·하·세·요

❋ "참 간호"를 실현하기 위한 모색

간호의 개념은 추상적이고 복합적인 개념이고 더군다나 시대와 국가에 따라 간호의 기능과 간호사의 역할과 위상이 다르게 평가되었다. 이로 인하여 한마디로 간호의 개념을 정의하기가 쉽지 않다. 지금, 이 순간에도 간호의 개념은 진화하고 발전하여 일반화하기 어려운 상황이다. 그러나 인류 시작과 함께 유구한 역사성을 지닌 간호의 본질은 변함이 없었다. 그것은 바로 "돌봄"이었다. 왓슨(J. Watson, 1979)은 '돌봄의 과학이론'에서 '간호는 돌봄의 가치와 도덕적 이상에 가치를 둔 인간 과학이며, 예술적, 전문적인 특성을 갖고 시간과 공간을 넘어 간호사와 대상자가 상호작용하는 인본주의의 복합적인 결과'라고 주장하였다.

간호의 본질은 '돌봄'이다. 총체주의와 인본주의 관점에서 '대상자를 돌봄'이라는 것은 기본적으로 인간에 대한 이해가 전제되어야 한다. 그리고 인간이 궁극적으로 실현하고자 하는 자아실현, 간호의 궁극적인 목적인 '인간 삶의 질 향상'의 지향점을 두고 있다. 인간의 가장 기본적인 욕구인 생리적 문제는 고통을 완화하고 질병을 치료해야 가능하다. 인간의 건강 예방과 증진 및 유지를 돕는다는 것은 인간의 삶에 있어서 기본적인 욕구의 충족이며 더 높은 수준의 욕구를 향하는 발판이기도 하다. 그러므로 간호의 궁극적인 목적은 '인간 삶의 질 향상'이며, 질병 치료, 고통의 경감, 질병 예방 그리고 건강증진이라는 구체적인 4가지 목표 실현을 통해 가능하다. 이를 위한 간호사의 모든 활동이 바로 '간호'의 실체라고 할 수 있다.

간호는 과학적·예술적·전문적이면서 도덕·윤리적인 4가지의 특성을 갖는다. "참 간호"를 실현하기 위해서는 다 학제적 접근과 경험적인 실무와의 연계 그리고 임상연구를 통하여 과학적인 근거를 끊임없이 개발해야 한다. 이를 실무에 적용하는 간호사와 간호학계 및 간호사단체들이 혼연일체가 되어 이치에 어긋남이 없이 "최적의 간호를 실현"하려는 집단적인 노력이 이루어질 때 가능하다. 그리고 양극화의 심화로 야기되는 건강 불평등과 저성장 경제구조와 저출산-고령사회로 보건의료 자원의 효율적인 관리가 필요한 외부상황의 대안으로 간호사의 역할을 재조명할 필요가 있다. 또 간호사 스스로 간호사의 위상을 높이고 국민의 삶의 질 향상을 도모하여 건설적이고 안정된 사회통합이 이루어지도록 노력해야 한다.

임상 간호현장에서 "간호의 본질" 실현을 위한 방안을 토론해봅시다.

참고) 간호 : 분당 서울대 병원, 공감·소통하는 “간호의 본질” 실현 선언

분당 서울대학교 병원 간호본부(본부장 조문숙)는 지난 16일 헬스케어혁신파크 대강당에서 『공감 동행 간호 페스티벌』을 개최하고 전인적 간호로의 전환을 선언했다.

환자와 가족의 진료비 부담을 줄이기 위해 3월부터 시행 중인 간호간병통합서비스 시범사업 등 ‘간호’가 주목받고 있는 시점에 열린 이번 행사에는, 패러다임의 변화에 맞춰 활력징후, 검사결과 등 숫자에 관심을 두는 실무에 본질인 환자의 ‘공감’, ‘소통’을 더하여 첨단 의료에 인간적 요소를 놓치지 않겠다는 분당 서울대학교 병원의 의지가 실렸다.

환자뿐만 아니라 간호사 자신도 지치지 않도록 능동적으로 돌보는 것이 목표인 공감·동행프로젝트를 총괄하고 있는 간호디자인위원회 신연희 병동 간호팀장은 간호의 본질로의 환원을 위해 세 가지 방향에서 진행되고 있다.

이는 다양한 형태의 ‘고객체험’, 환자, 보호자 의사, 간호사 등 모든 교직원이 함께 소통하는 ‘공감·동행 게시판 운영’, 각 진료과와 환자 특성 고려한 개별화 된 ‘공감 간호 제공’이다.

구체적 실행방안으로 ▲긴 시간 상담이 필요한 환자를 위해 공감 간호사 근무 배정을 통한 마음 나누기 ▲정서적 지지를 위해 공동 제작한 작품(편지, 그림 등)게시 ▲수술, 시술, 검사를 설명해주며 함께 그 과정을 경험하는 ‘고객 동행 경험’ ▲응급실 경유 입원 체험 등이 운영되고 있다.

그리고 지난 3월 환자의 상황을 이해하고, 공감하기 위한 행사로 ‘간호사, 소시오드라마로 공감을 이해하다’ 참여형 교육이 진행됐다.

사회부적응 치료하기 위해 고안된 즉흥극인 ‘소시오드라마’는 집단의 문제와 갈등 상황을 집단 앞에서 연출하게 되었다. 이 교육을 통해 분당 서울대학교 병원 간호사들은 각자 자신의 역할을 인식하고 환자의 문제를 간호사가 아닌 환자의 관점에서 해결하도록 돕겠다는 의지를 다졌다.

800병상 이상의 교직원이 참여한 16일 행사는 그동안 진행하였던 활동들을 전체 교직원과 공유하는 축제의 장이었다.

모든 간호사가 한마음으로 동참하여 공감 간호 수기 84편, 공감 동행 사행 시 670편, 공감 사진 134편, 고객체험 보고 800부 및 45개의 이젤을 채웠다. 각 병동의 ‘공감 간호’를 소개한 작품이 전시된 헬스케어혁신파크 1층 로비는 거대한 전시장이었다.

홍익대학교 디자인 경영학과 나 건 교수는 ‘디자인과 공감, 그리고 간호’ 특강을 통해 병원 환경에 맞는 간호서비스 디자인의 방향과 전략을 제시했다.

분당서울대학교병원 이철희 병원장은 “환자의 희로애락을 함께 느끼는 ‘공감’과, 환자를 이해하고 같이 가고자 하는 ‘동행’ 두 단어에서 앞뒤 글자를 따면 ‘감동’이 된다.”며, “전인적 간호, 공감과 동행으로 환자의 지지대가 되어주는 ‘감동 간호’를 실천하는데 분당 서울대학교 병원이 앞장서겠다.”는 의지를 밝혔다.

출처 : 2016.05.18. 이뉴스투데이 박재봉 기자

참|고|문|헌

- 강균영 외(2017). 2017 간호사를 위한 보건의료법규. 퍼시픽출판사.
- 강신주(2010). 철학 vs 철학 : 동서양 철학의 모든 것. 그린비.
- 고진강(2016). 간호이론. 수문사.
- 김인경 외(2018). 간호새내기를 위한 간호학개론. 퍼시픽출판사.
- 김정애(2021). 지역사회통합돌봄 보건의료활성화를 위한 '통합방문간호센터'. 한국일차보건의료학회 지역사회통합돌봄웨비나 자료집.
- 김진숙(2015). '간호인력 개편, 무엇이 문제인가'. 의료정책포럼, 13(2), pp.99～107.
- 김효신 외(2020). 아동건강간호학 Ⅰ, Ⅱ. 수문사.
- 더 케어 컬렉티브(2020). 돌봄선언. 니케북스.
- 박충선 외(2015). 인간성장과 발달. 퍼시픽출판사.
- 보건복지포럼(2020). 2020년 OECD보건통계를 통해 살펴본 우리의 보건의료 현황과 통계 정보 생산개선과제
- 윤숙희 외(2017). 노인간호학. 수문사.
- 전국역사교사모임(2002). 살아있는 한국사 교과서 Ⅰ, Ⅱ. 휴머니스트.
- 정규숙(2014). 전문간호사 관련 연구결과 발표회. 간호사신문.

- Coulehan J. L., Block M. R. (2005): The Medical Interview: Mastering skills for clinical practice, 5th Ed. F. A. Davis.
- Dunphy L. M., Winland-Brown J. E. (2011): Primary care: The art and science of advanced practice nursing. F. A. Davis.
- H.Alemdar, C. Ersoy. Wireless sensor networks for healthcare:A survey. Computer Networks, 54, Issue 15, pp.2575～2806, 2010.
- Jayawardena C, Kuo IH, Unger U, Igic A, Wong R, Watson CI, et al. Deployment of a service robot to help older people. 2010 IEEE/RSJ International Conference on Intelligent Robots and Systems; 2010 October 18-22; Taipei International Convention Center, Taipei, TPE: IEEE 2010. pp.5990～5995.
- Seon-Woo, Lee. Technology trends of sensing the life pattern of elders and anomaly detection. Communications of KIISE, 29(1), pp.83～92, Jan, 2011.(in Korean)
- Stafford RQ, Broadbent E, Jayawardena C, Unger U, Kuo IH, Igic A, et al. Improved robot attitudes and emotions at a retirement home after meeting a robot. 2010 RO-MAN: The 19th IEEE International

참|고|문|헌

Symposium on Robot and Human Interactive Communication; 2010 September 13-15; Congress Center Il Principino, Viareggio, IT: IEEE 2010. pp.82～87.

- Yoon Jae Lee, Min Kyung Hyun, Yea Ji Jung1, Min Joo Kang1, Bhumsuk Keam, Su-Jin Koh(2014). Effectiveness of Education Intervention for the Management of Cancer pain: A Systematic Review. Asian Pacific Journal of Cancer Prevention, Vol 15, pp.4787～4793.

❋ 참고사이트

- 통계청(2016) www.kosis.kr
- 법제처 www.law.go.kr

INTRODUCTION TO NURSING

02 장

간호철학

학·습·목·표

1. 철학의 개념을 살펴보고 철학의 과정에 대하여 이해한다.
2. 간호철학의 개념과 간호철학이 다루는 영역에 대하여 살펴본다.
3. 서양철학을 시대적 순서에 따라 개괄적으로 살펴보는 과정을 통해 각각의 철학 사조가 어떻게 간호철학에 활용 될 수 있는지 생각해 본다.
4. 동양철학을 시대적 순서에 따라 개괄적으로 살펴보는 과정을 통해 각각의 철학 사조가 어떻게 간호철학에 활용 될 수 있는지 생각해 본다.
5. 간호에서 철학이 필요한 순간에 대하여 생각해 본다.

주요용어 이해

- **존재론** : 특수한 존재자가 아니라 공통적인 존재자로서 지니는 근본적인 규정을 고찰하는 형이상학의 한 부분
- **인식론** : 지식에 대한 제반 사항을 다루는 철학의 한 분야(지식의 본질, 신념의 합리성과 정당성 등)
- **윤리학** : 인간의 올바른 행동과 선한 삶을 사회 전반에 걸쳐 근원적이고 총괄적으로 규명하는 철학의 주요 분야
- **논리학** : '논리' 및 그것과 관련된 구성과 원리들을 분석하고 체계화하는 학문
- **합리론** : 인식론에서 인식의 원천을 오직 이성에서만 추구하는 것
- **경험론** : 철학에서 감각의 경험을 통해 얻은 증거들로부터 비롯된 지식을 강조하는 이론
- **분석철학** : 철학 연구에 있어서 언어 분석의 방법이나 기호 논리의 활용이 불가결하다고 믿는 이들의 철학을 총칭
- **대륙철학** : 유럽을 중심으로 19세기에서 20세기에 걸쳐 형성된 철학으로 분석 철학에 속하지 않은 전통과 사상가들을 언급하는 데 유용한 철학
- **현대철학** : 19세기 중엽 헤겔철학에 대한 반동에서 태동. 생의 철학과 실존 철학 등이 있음
- **동양철학** : 동양이라는 지역을 중심으로 발달된 철학. 유교 불교 도교의 사상적 배경 또는 그것의 영향을 받은 중국철학, 한국철학으로 볼 수 있음

I 철학

1 철학이란?

철학(philosophy)의 어원은 그리스어 필로소피아(philosophia)에서 유래한다. 필로는 '사랑하다.', '좋아하다.'라는 의미이고, 소피아는 '지혜'를 뜻하여 필로소피아는 지혜를 사랑한다는 의미로, 철학은 애지(愛知)의 학문이라고 할 수 있다.

철학은 궁극적이고 추상적이며 매우 보편적인 물음에 대해 탐구한다. 존재란 무엇인지 또 실체는 무엇인지에 대해 물음을 던지고 그것들의 본성을 탐구하면서 이성 및 인간의 근본적 속성 등에 관해 의문을 갖고 깊이 성찰하는 학문이다.

철학은 철학자만 할 수 있는 것일까? 그렇지 않다. 어떤 문제에 부딪쳤을 때 그것을 해결하기 위하여 자신의 생각을 세우고 생각을 견고하게 만들어가 가게 된다. 이러한 과정도 철학이므로 우리 모두 철학을 할 수 있다. 간호에 대하여 질문하고 그 답을 찾아가면서 간호의 본질에 대하여 접근하게 된다. 이러한 과정도 철학이라고 할 수 있다.

❀ 철학은 유용하다!

철학은 사유이다. 나쁜 남자에게 매력을 느끼는 사람이 있다고 하자. 스스로에게 질문을 해야 한다. 나는 왜 나쁜 남자에게 매력을 느끼는가? 그가 나를 사랑해서? 내가 그를 사랑해서? 혹은 나만이 그를 구제할 수 있다고 생각해서? 흔히들 심리학에 기대에 이해하려고 할 수 있다. 그러나 그보다 먼저 필요한 건 심리학 보다 사유일 것이다. 심리, 윤리 뿐 아니라 모든 학문에서 철학을 필요로 한다.

폭력적인 남자에게만 끌리는 여자, 자신을 거절하는 여자에게만 끌리는 남자들은 보라!

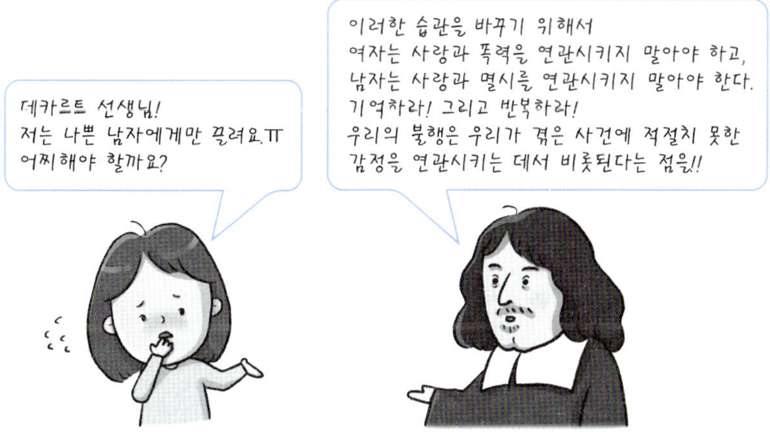
데카르트 선생님!
저는 나쁜 남자에게만 끌려요.ㅠㅠ
어찌해야 할까요?
이러한 습관을 바꾸기 위해서
여자는 사랑과 폭력을 연관시키지 말아야 하고,
남자는 사랑과 멸시를 연관시키지 말아야 한다.
기억하라! 그리고 반복하라!
우리의 불행은 우리가 겪은 사건에 적절치 못한
감정을 연관시키는 데서 비롯된다는 점을!!

철학에는 일정한 대상도 일정한 방법도 없거니와, 철학이 무엇이라는 것을 규정한다는 것은 어려운 일이다. 그러나 다시 생각해 보면 이런 과정에서 이미 철학의 본질이 나타났다고 말할 수 있다. 바꾸어 말해서 철학은 어떤 대상을 연구해도 괜찮다는 것이다. 자연이나 신·역사·인간·인식 등 무엇을 연구해도 거기에는 철학이 성립할 가능성이 있다. 그렇다고 하여 문자 그대로 어떤 대상이라도 연구하기만 하면 철학이 된다는 이야기는 아니다. 자연과학은 자연을 연구하지만 그것이 철학은 아니다. 또 역사학은 역사를 연구하지만 그것이 결코 철학일 수는 없다. 자연이나 역사 등 다른 과학도 연구하는 대상을 연구하면서 과학 아닌 철학이 성립되기 위해서는 과학과는 다른, 철학 고유의 관심이 있어야 할 것이다. 그 관심이란 인간이 인생을 살아감에 있어 반드시 해결하지 않으면 안 될 가장 근원적인 문제와 대결하려고 하는 마음가짐이라고 할 수 있다. 인간이 살아가는 데 있어 자연이라는 것의 탐구가 무엇보다 중요하다고 생각된다면 그 때 자연은 철학의 대상이 된다. 또한 신에 관한 탐구가 중요하다고 생각된다면, 그 때 철학의 대상은 신이다. 이런 점에서 볼 때 철학이란 우리가 세상을 살아감에 있어 가장 중요하다고 생각되는 것을 탐구하는 학문이라고 정의할 수 있다. 원래 이 철학의 정의는 형식적이고, 그것만으로 철학이 무엇이라는 내용을 밝힐 수는 없지만, 철학의 대상이 일정한 것이 아닌 이상, 철학에 관해서 이러한 형식적 정의 이상의 것을 제시할 수는 없다. 다만 이 경우의 정의는 넓은 의미로 해석되어야 한다. 세상을 살아감에 있어 가장 중요하다고 생각되는 것은 대개의 경우 인생관이나 세계관이다. 따라서 위에서 말한 정의를 좁은 의미로 생각한다면 철학이란 인생관·세계관을 탐구하는 학문인 셈이다.

참·고·하·세·요

나의 인생관, 세계관?
나는 누구인가?
'자기소개서'에 나에 대해 뭐라고 쓰게 될까?

"삶이 어떤 길을 걸어가든지 늘 그대가 어디로 가고 있는가를 생각하라.
그리고 '나는 누구인가'라는 근본적인 질문에서 달아나지 말라. 슬프면 때로 슬피 울라.
그러나 무엇이 참 슬픈가를 생각하라.
그대가 어디로 가고 있는지도 모르고, 또 자신이 누구인가를 알려고 하지 않는 것,
그것이 참으로 슬픈 것이다."

–류시화의 《삶이 나에게 가르쳐 준 것들》 중에서

참·고·하·세·요

시인은 "나는 누구인가?"에 대하여 끊임없이 질문하라고 이야기 한다. SNS를 보면 이미 우리는 "나는 누구다!"라고 열심히 표현하고 있다. 인스타그램에서 '나는 누구' 관련 게시물을 검색하니 7.1만건이 나온다(2021.7.21.). 나는 누구인가라는 질문은 '나는 어떤 사람이여야 하는가?, 나는 어떻게 살아야 할까?'와 같은 질문으로 이어지며 우리를 성장시킨다. 때로는 상황에 따라 필요한 또는 내가 원하는 다양한 '나'를 만들고 등장시키기도 한다. 얼핏 개연성 없어 보이는 이러한 부캐릭터들도 실은 여러 가지 색이 모여 무지개가 되듯 '나'를 만드는 요소들이다.

여기에 철학적 질문을 더해보자. 나의 '실제'와 나에 대한 나의 '인식'은 일치하는가? 남들이 하니까 인스타그램에 사진을 올렸을 수도 있고 남들이 하니까 부캐를 만들었을 수도 있다. 괜찮다! 모두 나는 누구인가에 대한 답을 찾는 방법들이다. 이제는 한 걸음 더 나아가보자. 내가 하는 무수한 선택들의 기준은 무엇인지, 삶에서 중요한 가치는 무엇인지, 꼭 지키고 싶은 신념은 무엇인지 생각해 보자. 그리고 기억하자. '나는 누구인가'에 대한 답을 찾는 과정은 하루 아침에 가능한 일도 아니고, 시행착오도 겪을 것이고, 한 참이 지난 후에도 도무지 나는 누구인지 알 수 없을 수도 있다. 그렇다고 고민의 시간이 무의미해 지는 것은 아니다. 나를 찾아 가는 과정 자체로 우리는 성장한다.

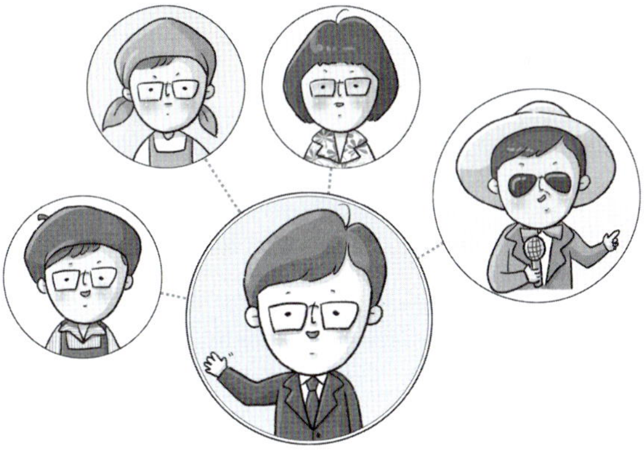

2 철학의 방법 및 영역

철학은 어떻게 하는 것일까? 먼저 체계적인 철학이 있다. 이것은 인간의 삶과 관련된 모든 질문에 대하여 이성적인 구조를 통해 설명한다. 이러한 방법을 사용한 철학자는 플라톤, 아리스토텔레스, 르네 데카르트, 스피노자 그리고 헤겔이 있다. 철학방법은 어떤 사람이 주장하는 진리를 의심을 하고 해결을 제공할 토론을 하는, 즉 비판과 해결점에 대한 판단을 한다. 이러한 과정을 통해 현대 철학에서는 체계적인 철학에 대한 반동으로 키에르케고르로부터 시작되어 분석철학, 실존주의, 해석학 그리고 해체주의를 통하여 다양한 형태로 지속되고 있다.

체계적 철학과 그에 대한 반동의 철학에 이르기까지 철학에 필요한 기본적인 태도는 회의(skepsis)로부터 시작된다고 할 수 있다. 당연하다고 생각되는 것, 즉 의심의 여지가 없던 것들을 의심의 눈길로 바라보는 것이다.

러셀(B. Russell)은 '신학과 과학 사이에 자리를 잡고 양측의 공격에 노출된 채 어느 편에도 속하지 않는 영역이 철학의 세계'라고 정의하였다. 그러면서 철학적인 사상체계는 다음의 두 가지 요소에서 생겨난다고 하였는데 하나는 오랜 세월 인류의 조상을 통해 전해져 온 종교체계와 윤리사상이고 다른 하나는 가장 넓은 의미에서 보는 '과학적' 탐구라고 하였다. 결국 철학은 신학과 과학 모두에서 필요로 하는 그러면서도 양측의 비판을 받는 영역으로 철학은 모든 학문에서 다루어진다고 할 수 있다.

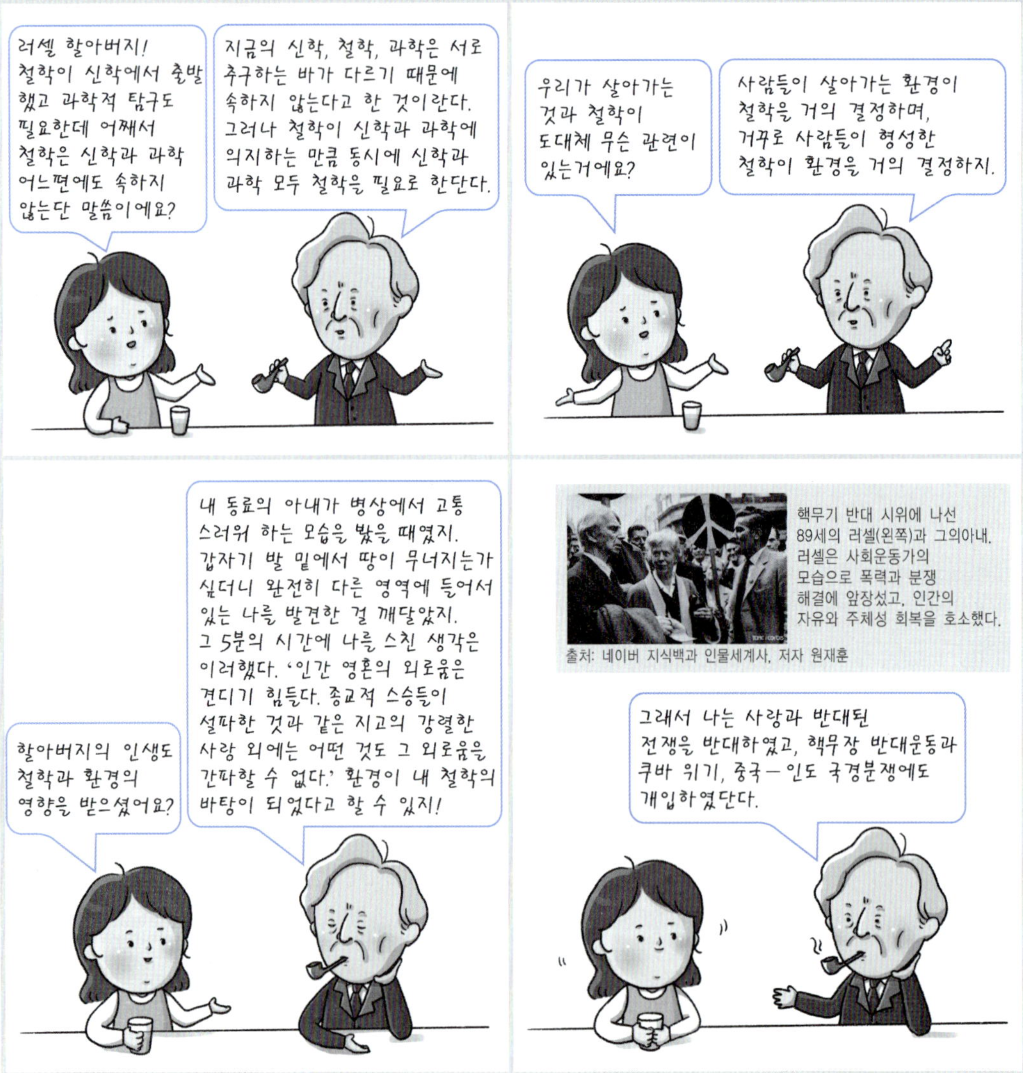

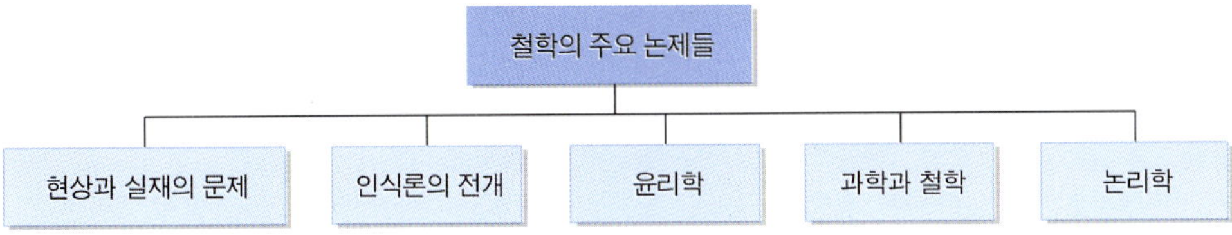

그림 2-1 철학의 주요 논제

그럼 철학은 무엇을 통해 궁극적 질문에 대한 답을 찾을까? 철학의 연구영역은 크게 존재론·인식론·윤리학·논리학으로 살펴 볼 수 있다. 먼저 존재론은 실체에 대한 탐색이다. 고대부터 자연적 존재로부터 신에 이르기까지의 영역을 상향적 포괄의 절차를 걸쳐 존재를 논하였던 형이상학이 있어왔다. 제각각으로 보이는 특수한 존재들은 그 모두를 포섭하는 공통 유로서 내재하는 '존재 그 자체'를 대상으로 하는 근대적 색채를 지닌 존재론을 생각한다면 존재론은 서양철학의 핵심이라고 하겠다. 인식론은 지식의 개념을 다루는 것으로 먼저 지식의 기준을 세우는 것을 다룬다. 이것은 종교에서 믿음이라고 이야기하는 증명할 수 없는 것을 그대로 받아들이는 것과의 차이이다. 이론적 실재에 대하여 그 존재를 확인하는 조사, 귀납적 추론 및 결과들로부터 원인을 추론하는 것 등과 같은 물음들을 다룬다. 윤리학은 가치를 다루는 것으로 도덕성과 훌륭한 삶의 본질을 다룬다. 논리학이란 규명된 지식들로부터 원리를 분석하여 체계화하고 결론에 이르는 과정이 타당한지 검토하는 분야이다.

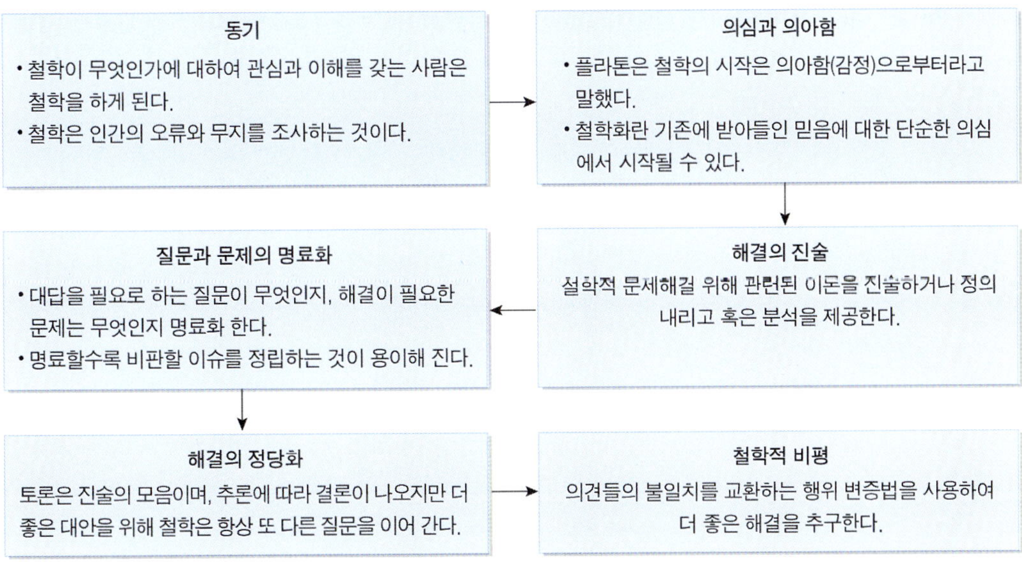

그림 2-2 철학 방법의 과정

참·고·하·세·요

＊ 귀납법

귀납법(歸納法, inductive method)은 어떤 가설을 설정해 놓고서, 개개의 존재나 사실로부터 일반적인 원리를 유도해 내는 논법이다. 이 방법은 영국성공회의 임원이었으며 제임스 I 세 때(1620)에는 수상으로 활동하기도 하였던 베이컨(Francis Bacon, 1561～1626)이 자연과학의 방법론(Baconian principle of inductive reasoning)으로 제시한 것이다.

그는 아리스토텔레스가 불충분한 관찰로부터 일반원리를 무리하게 도출했다고 비판하면서, 과학적 방법으로서 경험론(Empiricism)에 기초한 귀납법을 주장하였다. 그는 학문을 함에 있어서 먼저 네 가지 우상을 제거하여야 한다고 하였다. 사물을 우리와 관련하여 보려는 종족우상, 성격과 교육에 따라 편향된 시각으로 보려는 동굴우상, 사물을 해석할 때 사용하는 언어를 잘못 선택할 수 있는 시장우상, 그리고 마음속의 철학체계의 영향을 받게 되는 극장우상 등이 그것이다. 그리고 이성과 관찰간의 균형을 이루어야 한다고 강조하였다. 자연에 대한 자료를 수집, 분류, 도표화하여 일반화된 결론을 도출해야 하며 “경험주의자들은 자료를 모으는 개미가 되어야 한다.”고 하였다. 그만큼 과학적 방법은 충분한 자료에 근거해야 함을 강조한 것이다.

귀납법의 등장은 그 후 지금에 이르기까지 자연과학의 발전에 크게 기여하였다. 귀납법의 가장 성공적 사례가 뉴턴이 발견한 만유인력의 법칙이다. 그는 어느 날 사과가 땅으로 떨어지는 현상을 관찰하였다. 그리고 왜 아래로 떨어지는지 의문을 가지게 되었다. 그리고 지구의 중심부에서 끌어당기는 힘이 있으리라고 추리하였다. 그는 이러한 사실을 증명하기 위한 계획을 세웠다. 그리고 높은 곳에서 가벼운 물건과 무거운 물건을 떨어뜨리는 실험을 통하여 무거운 것이 더 빨리 떨어진다는 인력(引力, gravitation)과 가속도(加速度, degree of acceleration)의 원리를 입증했다. 그리고 이러한 실험결과는 언제 어디서나 같은 결과가 나왔기 때문에(재현성) 만유의 법칙(萬有法則, universal law)으로 인정을 받게 된 것이다. 이렇게 하여 탄생한 것이 소위 만유인력의 법칙(law of universal gravitation)이다. 하지만 이러한 귀납법은 경험세계에서만 유효하며, 형이상학적 요소를 무시함으로써 실험과학의 독선에 빠지게 된다는 지적이 최근에 일게 되었다. 그 대표적인 학자가 쿤(Thomas Kuhn)이다. 그는 <과학혁명의 구조>(The Structure of Science Revolution 1970)에서 귀납적인 점진적 발전론을 비판하고, 기존이론에 대한 혁명적 전환에 의해 과학발전이 급속히 이루어진다는 패러다임 쉬프트설(paradigm shift theory)을 주장하였다. 즉, 패러다임 혁명은 기존학문과는 전혀 다른 질문과 이론을 제시한다는 것이다. 상반되는 패러다임 간에는 의사의 소통이 없이 서로 대립하게 되므로, 격렬한 논쟁이 일어나게 된다는 것이다. 그 결과, 새로운 이론이 옛 이론을 축출하고, 새로운 정설로 등장하게 된다는 것이다. 그는 천동설에 대한 지동설, 뉴톤역학에 대한 아인슈타인의 상대성원리 등을 그 예로 들었다. 이러한 귀납법에 대한 비판에는 포퍼(Karl Popper)도 가세하였다. 그는 귀납모델이 가르치듯이 과학자들이 실제적으로는 객관적인 자료를 수집하여 관찰하지 않는다고 자연과학자들의 성실성을 비판하면서, 마르크스주의와 프로이트 사상을 대안으로 제시하기도 하였다.

참·고·하·세·요

※ 연역법

연역법(演繹法, deductive method)은 일반원리에서 논리적인 방법으로 필연적인 결론을 유도해 내는 방식이다. 연역(演繹, deduction)이란 이미 알고 있는 하나 또는 둘 이상의 명제를 전제로 하여 명확히 규정된 논리적 형식들에 근거해 새로운 명제를 결론으로 이끌어내는 추리의 방법이다. 연역을 일반적인 사실이나 원리에서 개별적이고 특수한 사실이나 원리를 이끌어내는 것으로 정의하기도 한다. 하지만 전제와 결론이 모두 특수 명제인 경우도 있으므로 이는 지나치게 협소한 이해라고 할 수 있다. 연역은 귀납(歸納, induction)과 달리 전제와 결론의 구체적인 내용은 문제로 삼지 않으며 엄격한 논리적 규칙에 의존한다. 귀납에서 추론의 타당성은 전제와 결론을 뒷받침하는 내용에 달려 있다. 귀납적 추론은 근본적으로 관찰과 실험에서 얻은 부분적이고 특수한 사례를 근거로 전체에 적용시키는 이른바 '귀납적 비약'을 통해 이루어진다. 이처럼 연역은 결론의 내용이 이미 전제 속에 포함되어 있다는 점에서 진리보존적(truth-preserving) 성격을 지닌다.

연역은 전제에 없었던 새로운 사실적 지식의 확장을 가져다주지는 못하며, 이미 전제 속에 포함되어 있는 정보를 명확하고 새롭게 도출해낼 뿐이다. 연역은 전제로부터 결론을 도출해내는 것이므로 일정한 명제를 출발점으로 한다. 그런데 모든 연역의 출발점이 되는 최초의 명제는 결코 연역에 의해 도출될 수 없다. 그러한 출발점은 결국 인간의 다양한 경험이나 실천 등의 결과를 일반화하는 과정을 통해서 형성된다. 때문에 실제의 학문 연구가 순수이 연역적 형태로서만 이루어질 수는 없으며 관찰이나 실험 등의 증명 과정과 통일되어 적용된다. 오늘날에는 전제로 삼은 가설을 검증하기 위해 그 가설에서 몇 개의 명제를 연역해 실험과 관찰 등을 수행하는 가설연역법(假說演繹法, hypothetical deductive method)이 널리 쓰이고 있다.

Ⅱ 간호철학

'본질에 관한 탐구'라는 철학의 목적을 생각한다면 시대적 배경에 따라 정의가 다양한 간호는 철학이 가능할 수 있을까? 결론부터 말하자면 가능하다. 철학이라는 것은 지속적인 도전을 받고 교류하여 발전하는 과정을 거쳤다. 간호철학은 우신 간호학직 지식에 대한 담색이 있다. 이것뿐일까? 간호철학을 이해하기 위해 간호, 간호사, 간호의 대상 등등이 무엇인지 이야기할 필요가 있다.

간호는 인간의 건강을 유지·증진하고 질병을 예방하거나 질병으로부터 회복할 수 있도록 돕는 행위이다. 간호학은 앞에서 서술된 간호행위를 위한 이론과 실무에 대하여 연구하는 학문이다. 간호학은 행위, 다시 말해 특정한 문제해결을 위해 합당한 기술을 다루는 영역이다. 간호를 수행하는데 있어서 간호철학은 간호를 통해 추구할 수 있는 적합한 목적과 그 목적의 성취를 위한 수단에 대한 관점을 제공한다. 이처럼 간호철학은 간호에서 지식이라고 할 수 있는 것을 탐구한다. 더불어 간호의 본질과 간호 지식의 범위와 한계, 간호사가 갖추어야 하는 도덕적 규범을 규명하는 것도 간호철학을 통해 이루어질 수 있는 것이다.

1 간호철학이란?

간호학은 인간 돌봄과 치유의 대상으로 간주하는 인간학의 한 분야로써 의학은 질환치료에 중점을 두지만 간호학은 보다 포괄적인 의미에서 인간에게 접근하고 각 개인의 고유한 독자적 특성과 상황을 염두에 두고 대상자의 안위 도모와 돌봄을 수행하는 실천적 분과라고 할 수 있다.

간호란 일생에 걸쳐 일어나는 건강문제와 어려움을 도와주며 긍정적인 결과를 산출하는데 목적을 둔 학문이며 간호철학은 모든 사람들의 삶과 존재에 묶여 있는 돌봄의 문제와 관련된 개념들을 성찰한다. 또한 간호에서 요구되는 지식 및 인간 개념과 돌봄 등에 대한 철학적 질문들이 철학의 주요 영역인 인식론과 존재론, 가치론, 논리학의 영역과 어떠한 연관관계를 맺고 있는가를 탐구한다. 즉 간호철학이란 건강관리와 관련된 철학의 한 분야로서 응용 철학의 한 분야이다.

철학의 연구영역인 존재론·인식론·윤리학·논리학에 따라 간호철학이 다루는 것을 살펴보면 다음과 같다. 간호철학은 존재론적 측면에서 간호의 대상인 인간 존재와 간호가 제공되는 그 현상 혹은 건강, 질병, 죽음 등의 특성이 무엇인지 고찰한다. 인식론적 측면에서는 어떠한 자료를 근원으로 하여 대상 세계를 인식하는가를 탐구한다. 어떤 간호가 효과적인가를 탐색한다고 할 때라도 간호의 목적이 무엇인지에 대한 개념을 가지고 있어서 그 효과를 이야기할 수 있다. 이처럼 인식론은 객관적 관점을 탐색하게 돕는다. 윤리학의 측면에서 보면 간호사는 대상자가 처해 있는 취약성을 살펴야 한다. 상대적으로 불건강하고 치료를 돕는 방법에 대하여 간호사에 비해 대상자는 취약한 처지에 있으므로 간호사의 도덕성은 중요하다. 윤리에 위배되지 않기 위해 윤리적 원칙을 배우고 자신이 가치를 두는 것을 탐색하지만 간호사의 최선의 선택이 대상자에게 결과적으로도 늘 최선이라고 보장하기 어렵다. 간호는 논리학이라는 논증을 통해 형식적 관계를 탐구하여 간호학의 이론이나 논제들을 구성하는 명제들의 타당성을 확보한다. 이러한 논증은 우연적인 진리보다는 본질적인 것을 발견하고자 할 때 중요한 역할을 할 수 있다.

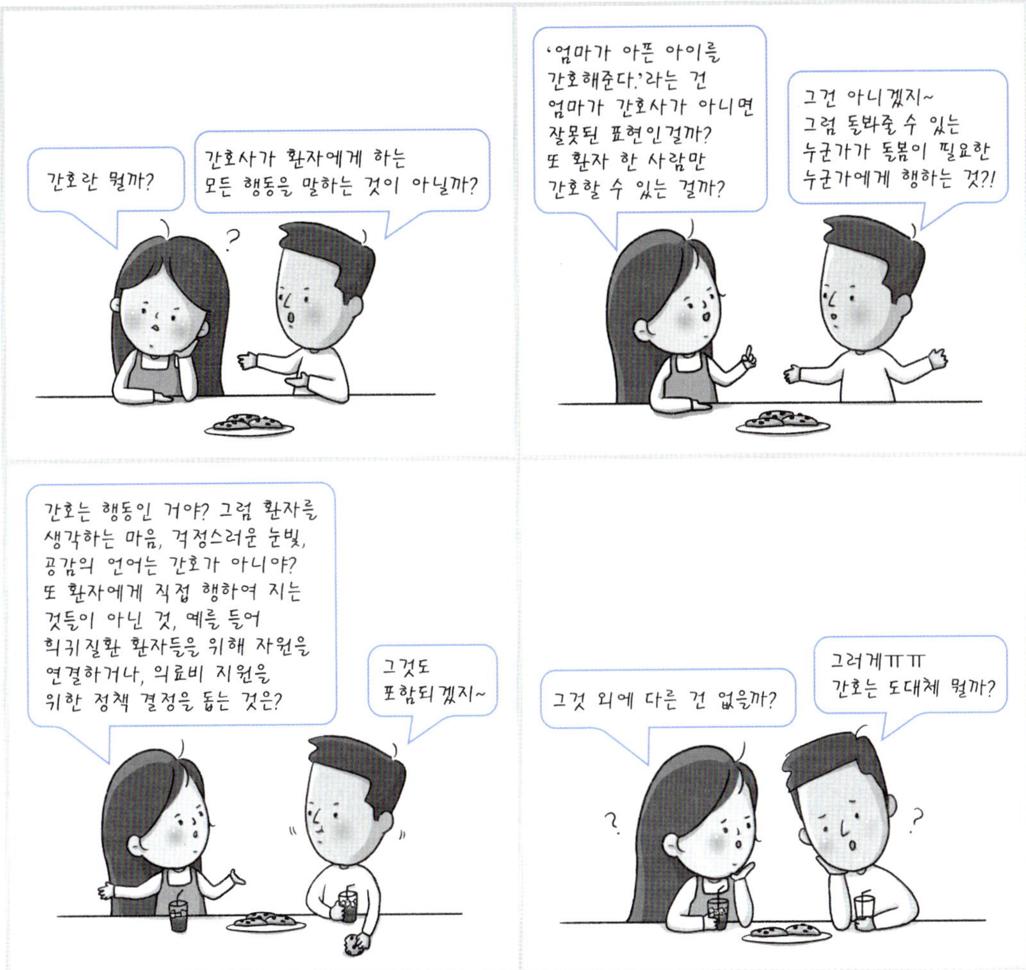
간호란 뭘까?
간호사가 환자에게 하는 모든 행동을 말하는 것이 아닐까?
'엄마가 아픈 아이를 간호해준다.'라는 건 엄마가 간호사가 아니면 잘못된 표현인걸까? 또 환자 한 사람만 간호할 수 있는 걸까?
그건 아니겠지~ 그럼 돌봐줄 수 있는 누군가가 돌봄이 필요한 누군가에게 행하는 것?!
간호는 행동인 거야? 그럼 환자를 생각하는 마음, 걱정스러운 눈빛, 공감의 언어는 간호가 아니야? 또 환자에게 직접 행하여 지는 것들이 아닌 것, 예를 들어 희귀질환 환자들을 위해 자원을 연결하거나, 의료비 지원을 위한 정책 결정을 돕는 것은?
그것도 포함되겠지~
그것 외에 다른 건 없을까?
그러게ㅠㅠ 간호는 도대체 뭘까?

간호란 모든 개인, 가정, 지역사회를 대상으로 하여 건강의 회복, 질병예방, 건강유지와 증진에 필요한 지식, 기력, 의지와 자원을 갖추도록 직접 도와주는 활동

출처: 대한간호협회

2 간호에서의 철학적 질문

간호에서의 철학적 질문은 '간호의 본질은 무엇인가?'를 찾고자 하는 것이다. 많은 간호학자들이 간호의 본질적 특성을 과학성, 예술성, 윤리-도덕성, 전문성이라고 설명하였으나 이론적 체계가 없음을 인식하였다. 이에 간호의 본질적 특성을 다룰 수 있는 다양한 이론을 포괄하는 파우셋(Fawcett)의 4개의 메타패러다임으로 설명하였다. 간호메타패러다임은 1장에서 자세하게 다루었던 인간, 건강, 환경, 간호의 개념을 말한다. 이렇듯 간호의 본질을 이해하기

위해서는 어떠한 철학적 관점에서 인간과 환경의 개념을 규정하고, 건강과 간호의 핵심적 가치를 규명하는 것이 중요하다.

간호는 인간을 대상으로 하는데 그 인간이 무엇인가? 인간을 대상으로 간호를 하고 있는 우리 자신도 인간이지만 이 세상에 완전히 같은 사람은 존재하지 않기 때문에 인간에 대한 이해가 필요하다.

질병은 실재하는가, 아니면 단지 질병이라고 이름 지어 규범화된 것에 불과한 것인가?

간호의 지식을 구성하는 것은 무엇일까? 우리가 대상을 인식할 때는 분명 근원이 되는 자료가 있을 것이다. 그러한 자료는 이성으로부터 도출되었을 수도 있고, 감각 경험으로부터 혹은 직관으로부터 일 수도 있다. 이러한 것들이 모두 지식이 될 수 있는가에 대하여 그리고 우리가 안다고 하는 것들 중 단지 믿어버리고 있는 것은 아닌지와 같은 문제를 살펴봐야한다.

참·고·하·세·요

＊ 돌봄의 대상은 누구?

저녁 식사 시간 분주히 식사를 준비한 엄마는 식사가 다 차려진 후에도 가족들이 식사할 수 있도록 여전히 바쁘다. 가족들이 거의 다 먹었을 때 쯤 엄마는 안도의 숨을 내쉬며 자리에 앉아 남은 반찬들을 마주보고 식사를 시작한다. 그리고 엄마는 이야기 한다. '나도 우리 엄마의 아이다.'

엄마가 바라는 다른 식구들처럼 정당하게 식사할 권리에 대하여 생각해 본 적이 있는가? 가족들도 따뜻하고 맛있는 식사를 마다하고 가족을 챙기는 엄마의 모습이 편하지만은 않았을 수도 있다. 그러나 그렇다고 해서 엄마를 식사 자리에 동시에 앉도록 하는 시도도 쉽지 않을 것이다. 사회에서는 엄마에게 할당된 역할이 있고 엄마도 돌봄 받아야 할 권리와 역할 사이에 모순이 존재한다. 다시 말해 엄마도 누군가의 딸이며, 돌봄을 필요로 하는데 그렇지 못하고 있는 것이다.

우리는 알고 있다. '우리 모두는 −평등하게− 어느 엄마의 아이다.'

이제 간호사를 생각해 보자. 간호사는 돌봄을 제공하는 사람이다. 사람들은 간호사에게 나이팅게일 선서식 때의 다짐처럼 환자와 그 외 많은 사람들에게 지속적으로 헌신하기를 기대한다. 열악한 근무환경, 불명확한 업무기준, 부당한 처우 등에 대하여 개선의 목소리를 내기보다 묵묵히 견뎌 내는 모습을 바란다.

사회적 기대는 학생 때도 있다. 간호학과 학생이 되었다는 이유로 다치거나 아픈 자신을 돌봐달라거나, 간호학과 학생이니까 더 유능한 의사소통을 기대하는 등의 상황에 놓이게 된다. 간호사에게 혹은 간호학과 학생에게 사회에서 기대하는 역할이 있다는 말이다.

간호학과에 입학해서 공부를 하겠다는 결정을 하였다는 것은 다른 사람을 돕는 일을 하기 위한 공부를 시작하겠다는 것이고 이미 누군가를 돕는 것을 잘 하는 사람들일 가능성이 높다. 돌봄의 대상자들이 회복되는 모습을 누구보다도 바라는 사람은 돌보는 사람일 것이므로 자의 또는 타의로 간호학과 학생들은 가족과 친구들을 돌보고 있을 것이다. 그러나 그렇다고 해서 이들이 언제나 다른 사람들을 돌볼 수는 없을 것이다.

이제 우리는 이렇게 말해야 한다. '돌보는 사람도 돌봄을 필요로 한다.'

더 정확하게는 '우리 모두는 −평등하게− 돌봄을 필요로 한다.'

Ⅲ 철학의 주요사조와 간호학적 의미

1 서양철학

서양철학이란 서양에서 이루어진 철학적인 생각과 관련된 용어로 동양과 다양한 지역의 철학들과 대비되는 개념이다. 고대 그리스의 철학에서부터 시작하여 북아메리카와 오스트레일리아를 포함하는 지역의 철학으로 볼 수 있다. 일반적으로 서양 중심의 세계관으로 서양 철학이라는 말을 쓰지 않으나 러셀(Russel)은 '서양철학사'를 저술하여 동양의 거대한 정신세계를 인정함을 보여주었다.

1) 소크라테스 이전과 고대철학

소크라테스 이전 철학자들은 자연의 근본 물질이 무엇이며 어떻게 자연현상이 일어나는가에 관한 문제에 몰두하였다. 기원전 5세기 중엽까지로 자연 철학 시대라 불린다. 소크라테스 이전 철학은 마치 실험 없이 생각만으로 이루어진 과학을 떠올리면 쉽게 이해할 수 있겠다. 기원전 6세기 성립된 밀레토스 학파인 탈레스는 물을 본질적 물질이라고 보았다. 철학은 현상의 다양성 속에서 통일성을 찾는 노력이었고 탈레스에게는 그 결과가 모든 사물을 물이라고 선언하게 만든 것이다. 후에 이러한 철학의 영향으로 히포크라테스는 인간의 체질을 네 가지 종류의 액체유형(담즙, 다혈, 점액, 흑담즙)으로 나누어 이해하였다.

소크라테스는 자연에 대한 사변은 무익하다고 하며 인간 '스스로에 대한 지식'을 우선하였다. 철학자라고 하면 소크라테스를 떠올리는 사람들이 꽤 있을 것이고 그의 문답법을 알고 있을 것이다. 소크라테스는 진(眞), 선(善), 미(美)를 탐구하는데 있어서 진리를 이야기해주는 것이 아니라 질문을 하여 듣는 이가 스스로 무지를 깨닫게 하였다. 이렇게 대화와 토론을 통하여 깨달음을 끌어냈기 때문에 산파술이라 불린다. 진리의 여부는 어떻게 알 수 있을까? 인간의 정신·영(psyche)에는 선(善)의 이데아인 로고스(Logos)가 새겨져있기 때문에 무엇이 순수한 영의 세계에서는 진리인지 자명하게 알 수 있으나 인간의 욕망이 방해할 수 있으므로 내면의 진리의 신인 다이몬을 따라야 한다고 하였다.

플라톤은 인간에 대한 생각과 자연에 대한 생각을 통합하는 종합적인 철학을 구성하여 모든 학문을 통일적인 체계로 만들 수 있게 되었다. 즉 플라톤에 이르러 본격적인 의미의 철학이 만들어진 것이다. 서양철학 전체에 그가 기여한 바는 매우 지대하여 서양철학 전체가 플라톤이 제기한 문제를 반복하여 다루고 있다고 보는 것은 결코 과장이 아니다. 아리스토텔레스는 플라톤의 제자로서 경험에 근거하여 충실하게 학문들을 목적에 따라서 나누고 분석과 종합을 하였다. 이로써 논리학과 형이상학을 발전시키고 오늘날과 같은 학문들을 체계화하였다.

2) 중세철학

중세철학은 5세기 서로마 제국이 붕괴하고 16세기 르네상스가 일어날 때까지 시기의 철학이다. 이 시기 철학의 특징은 '신학적'이다. 기독교 철학은 초기의 기독교가 보여주었던 직관적·신비적 경향을 보여주었다. 이 시대의 철학자 중 아우구스티누스가 다룬 철학의 주제는 진리·신·사람의 영혼·역사의 의미·국가·죄·구제를 다루었는데 그의 저작은 데카르트와 같은 근대 철학에 영향을 미치기도 하였다. 신학에서 논의되어 발전된 주제를 살펴보면 다음과 같다.

- 신이 가지는 성질의 일치성의 문제 : 물건이 가지는 성질은 어떻게 전통적으로 초월론적인 존재, 예를 들면 전능, 전지, 무한의 선, 시간을 넘은 존재에 돌려 보내지는가, 그리고 어떻게 서로 논리적으로 모순되지 않는가?
- 악의 문제 : 고전 시대의 철학자도 악의 본성에 대해 사색했지만, 전지전능의 신이 어째서 악이 존재하는 것의 체계를 창조할 수 있었는지에 대한 궁금증이 중세에 처음으로 발생했다.
- 자유의지의 문제 : 같은 문제로서 '신의 예견'—무엇이 미래에 일어날지, 신이 알고 있는 것이 어떻게 인간에게는 자유의지가 있다는 신념과 일치하는지를 설명하는 일이었다.

주제를 보면 중세에는 철학은 신학의 시녀라고 할 만큼 신학적인 면이 주가 되고 있음을 알 수 있다. 그러나 질문에 대한 답을 찾는 과정은 일정한 사변적 구도를 갖추어야 하였기에 신학은 철학을 필요로 할 수 밖에 없었다. 철학과 신학 모두 궁극적인 것이 무엇인가에 답을 찾고 있다는 점에서 만나기 때문에 더욱 그렇다. 다만 신학은 믿음에, 철학은 이성에 기대고 있다는 점이 차이일 것이다.

중세철학에는 형이상학, 자연철학, 논리학, 심리철학, 윤리학이 있었는데 그 중 심리철학은 자연철학의 한 분야로 간주되었는데 근대 심리철학에서 고유의 문제로 보는 「정신상태가 '지향성'을 가지고 있다는 생각」은 중세철학으로부터 기원한다. 이 부분의 저술가로 아우구스티누스, 토마스 아퀴나스 등이 있다.

3) 근대철학

근대철학은 17세기부터 시작된 철학을 이야기한다. 칸트에 의한 회귀적 분류에 의하면 합리론과 경험론으로 구분하여 볼 수 있다. 합리론은 프랑스에 독일에서 주창되었으며 모든 지식은 어떤 선천적 관념으로부터 시작한다고 주장하였다. 데카르트, 스피노자, 라이프니츠 등이다. 반면 경험론은 지식은 감각적 경험으로부터 시작한다고 주장하였다. 로크, 버클리, 흄 등이다.

18세기 후반 칸트는 합리론과 경험론을 통합하여야 한다고 주장하면서 혁신적인 철학 체계를 제시하였다.

(1) 합리론

합리론의 전통은 고대 그리스에서부터 찾을 수 있으나 철학의 사조로 가장 큰 발전을 보인 것은 데카르트와 계몽주의로부터 시작된다. 우리가 보통 어떤 사람에 대하여 "저 사람 참 합리적이네."라고 한다면 그것은 '그 사람이 포함된 시대와 배경과 걸 맞는 사람'이라는 판단을 토대로 한다. 합리론은 우주 만물이 이성으로 납득할 수 있게 존재하고 움직인다고 본다. 최고의 합리적인 근거를 토대로 사유하는 근대 과학에서 이루어낸 많은 결과물을 보면 합리론의 성격을 알 수 있다. 모든 자연은 일정한 과학의 원리에 따른다. 뉴턴의 중력도, 계절의 변화, 대기의 순환 등 모든 것들도 그러하다. 합리론은 자연과학의 발전에서 '사고'의 위력을 발견한 것이다.

참·고·하·세·요

❋ 데카르트(Rene Descartes, 1597~1650)

불변의 사실은 추리를 통해서만이 도달할 수 있다고 보았다. 지적으로 인정되지 않은 것은 지식으로 분류하지 않는 방법을 통해 불변의 사실에 도달하는 것이다. 이처럼 우리의 눈·귀를 통하여 얻어지는 모든 감각적 지식을 의심하는 과정을 '방법론적 회의(methodological doubt)'라고 한다. 데카르트는 이와 같은 방법론적 회의의 과정에서 의심할 수 있는 모든 것을 의심하여 보았는데, 그 중 의심할 수 없는 단 하나의 사실이 있다면 그것은 바로 '지금 내가 의심하고 있다'는 것이라고 하였다. 이것이 그의 유명한 명제 '(나는) 생각한다. 그러므로 (나는) 존재한다(Cogitto ergo sum).'이다. 정신과 물질의 이론원이다. 데카르트는 인간은 마음을 사용하여 복잡한 사유를 한다는 점에서 다른 존재와 구별된다고 보았다. 이처럼 사유하는 존재로서 인간의 지위를 확대한 측면이 있다고 하겠다.

참·고·하·세·요

＊ 스피노자(Baruch de Spinoza, 1632~1677)

스피노자의 철학적 작업은 '최고의 선'을 얻으려는 노력이었다. 영원한 것(최고의 선)이 무엇인가라는 물음을 형이상학적 사유로 접근한다. 그가 상정하고 있는 '실체'라는 것은 타자에 의존하지 않는 자기 원인적인 유일한 존재인데, 사실상 신에 해당하는 개념이고 이러한 신이 만물에 내재한다는 주장으로 나아간다. 그렇다고 범신론(우주의 삼라만상이 모두 신)은 아니다. 스피노자의 신은 '자연의 법(logos)과 같은 것'이다. 데카르트가 '생각한다 고로 존재한다.'라고 하여 이성을 중시했다면 스피노자는 물질과 사유는 자연의 두 속성으로 자연에 포함되는 것으로 보았다. '(나는) 욕망한다. 그러므로 (나는) 존재한다(Desidero ergo sum).' 여기에서의 욕망은 긍정적, 능동적인 것을 의미하는 것으로 그가 언급한 코나투스(Conatus)도 역량(potentia, puissance)이 윤리학·인간학적 의미로 사용될 때 가질 수 있는 의미이다.

(2) 경험론

경험론은 인식이나 지식의 근원이 경험에 있다는 철학적 입장이다. '백문불여일견(百聞不如一見)'이라는 말을 굳이 이야기하지 않아도 경험이 가르침을 준다는 말은 누구라도 동의할 수 있을 것이다. 경험과 철학은 동떨어져 있는 것처럼 여겨질 수 있으나 앞서 이야기 하였듯이 인식이라는 것 자체가 경험에 비추어 이루어지기 때문에 '모든 인식이 경험에서 비롯된다.'는 것이다. 경험론의 역사도 합리론만큼이나 오래되어 그 시작은 그리스의 소피스트로 거슬러 올라가지만 근대 합리론에 대립되는 경험론의 출현은 프란시스 베이컨(Francis Bacon, 1561~1626)에 의해 이루어졌다. 앞서 합리론은 자연과학을 통해 '사고'의 위력을 발견했다고 하였다. 더불어 경험론에서는 자연과학에서 빠질 수 없는 방법론인 '관찰과 실험'의 위력을 발견하였다. 베이컨은 『신기관(Novum organum)』이라는 저작에서 '발명'에 대하여 감탄하면서 탐구 방법으로 귀납법을 제안하였다.

간호실무와 연구에는 경험론적 영향이 확고하게 자리 잡고 있다. 이는 다양한 건강사정을 통해 수집하는 감각적 정보는 간호진단과 중재에 필수적인 자료이기 때문이다. 눈에 보이는 감각적 자료만으로 인간의 주관적인 감정, 고통, 행복 등 더 중요할 수 있는 인간존재의 요소들을 간과할 수 있다는 비판에도 불구하고 이러한 경험론적 전통은 간호과학의 발전과 연구 방법에 큰 기여를 하였다는 것은 의심의 여지가 없다.

참·고·하·세·요

3대 발명, 즉 인쇄술, 화약, 나침반은… 천지개벽을 불러일으켰으니, 인쇄술은 학문에서, 화약은 전쟁에서, 나침반은 항해에서 세상을 완전히 바꾸어 놓았다. …… 그 어느 제국도 어느 종파도 인간의 생활에 이 세 가지 발명보다 더 큰 힘과 영향을 미친 적은 없었다.

신기관(1620)

＊ 로크(John Locke, 1632~1704)

로크는 '인간의 마음은 백지와 같은 것으로 생득적 관념을 가지고 있지 않다. 인간에게 지식과 추리의 재료인 관념을 주는 것은 경험뿐이고 경험은 감각과 반성으로 나뉜다.'고 보았다. 합리론에서 사유라고 하는 것은 경험을 재료로 하여 반성에 의해 사유, 의지, 상기의 관념을 가지게 된다는 것이다. 단순관념(simple idea)은 하나의 감각을 통해 얻어지고, 복합관념(complex idea)은 다른 관념들을 비교, 결합하고 때로는 추상하여 만들어 낸다.

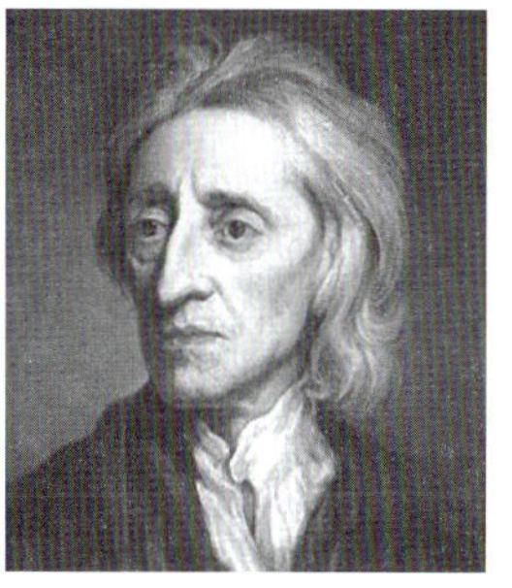

그림 2-3 존 로크

＊ 버클리(George Berkeley, 1658~1753)

버클리는 우리가 지각하는 것만이 실체이며, 지각하지 못하는 것의 실체는 없다고 보았다. '(그것이) 존재한다. 그러므로 (그것은) 지각된다(Esse est percipi).'라는 명제로 요약될 수 있다. 경험적인 세계의 지식은 오직 직접적인 인식을 통해 획득되고, 개인이 인식한 것에 관한 생각이 착오를 일으킨다고 보았다. 경험적인 지식은 순수한 인식만 남기고 관념을 제거함으로써 완전해지고 정화될 수 있다고 보았다.

이쯤 되면 굳이 경험론과 합리론은 적대적일 필요가 없다. 이렇게 이 둘은 계몽주의자들에 의해 하나로 합쳐졌다. 계몽주의자들은 더 이상 신에 의지하지 않고 자신의 머리로 생각하고 실천하며 책임지고자 했다. 신에 대한 의존에서 벗어나 인간의 자율성 표방이 바로 계몽이다.

참·고·하·세·요

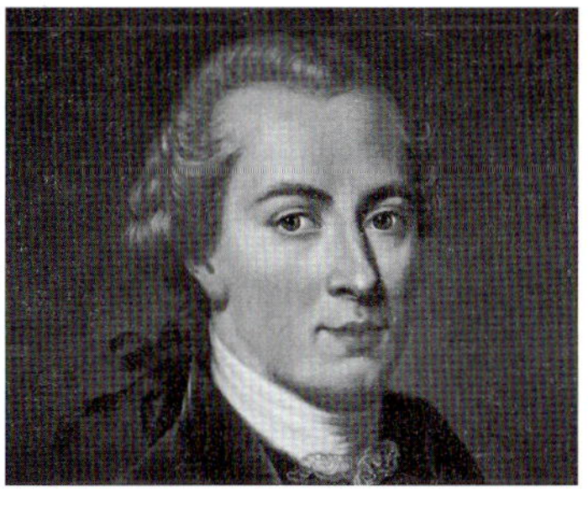

그림 2-4 칸트

＊ 칸트(Immanuel Kant, 1724~1804)

계몽주의는 이성과 경험을 종합하였다. 학문으로서의 형이상학의 체계를 세우려 했으며 그러한 체계의 근거가 되는 인식론을 연구하여 합리주의와 경험주의의 문제점을 지적하였고 두 사상의 한계에서 벗어나려 하였다. 경험론 및 독단론을 극복하도록 비판철학을 수립하였고, 선험적 형식으로부터 인식과 실천의 객관적 기준을 삼았고 사유가 존재를, 방법이 대상을 규정한다고 하였다. 칸트의 인식론은 감성을 통해 얻은 감각을 범주를 사용하여 지성(Verstand)으로 인식하고, 초경험적인 것은 이성으로 인식한다. 그는 저서 『순수이성비판』에서 초경험적인 것을 이성으로 알려하는 것을 비판하였다. 우리가 인식할 수 없는 것은 인식할 수 없기에 참인지 거짓인지에 대한 것도 알 수 없다는 것이다.

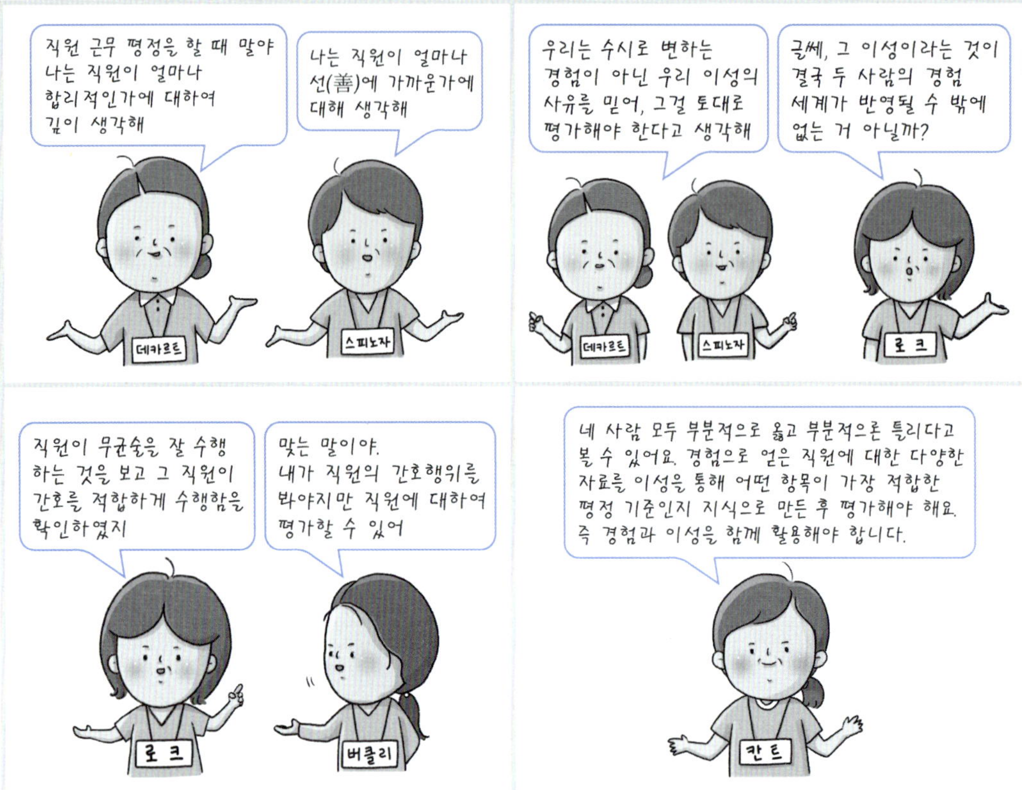
직원 근무 평정을 할 때 말야 나는 직원이 얼마나 합리적인가에 대하여 깊이 생각해
데카르트
나는 직원이 얼마나 선(善)에 가까운가에 대해 생각해
스피노자
우리는 수시로 변하는 경험이 아닌 우리 이성의 사유를 믿어, 그걸 토대로 평가해야 한다고 생각해
데카르트
스피노자
글쎄, 그 이성이라는 것이 결국 두 사람의 경험 세계가 반영될 수 밖에 없는 거 아닐까?
로크
직원이 무균술을 잘 수행하는 것을 보고 그 직원이 간호를 적합하게 수행함을 확인하였지
로크
맞는 말이야. 내가 직원의 간호행위를 봐야지만 직원에 대하여 평가할 수 있어
버클리
네 사람 모두 부분적으로 옳고 부분적으론 틀리다고 볼 수 있어요. 경험으로 얻은 직원에 대한 다양한 자료를 이성을 통해 어떤 항목이 가장 적합한 평정 기준인지 지식으로 만든 후 평가해야 해요. 즉 경험과 이성을 함께 활용해야 합니다.
칸트

4) 근대 후기 철학

근대 후기 철학은 크게 영미권의 분석철학과 독일·프랑스권의 대륙철학으로 나눌 수 있다. 이러한 전통이 생겨난 이유는 두 가지 때문이라고 여겨지는데 먼저 칸트의 철학에 대한 반응과 평가로부터였고, 두 번째는 프란츠 브렌타노의 심리주의에 대한 두 철학자의 다른 반응인데 그 중 한 명은 분석 철학자 프레게이고, 다른 한 사람은 후설이다.

참·고·하·세·요

*** 브렌타노(Franz Brentano, 1838~1917)**

브렌타노는 심리학에 의해 철학의 기초를 세우려 했다. 발생적 심리학과 기술적 심리학을 구별하고 후자의 연구에 역점을 두었는데, 기술적 심리학이란 마음의 여러 현상을 '기술'하는 '현상적 심리학'을 말한다. 즉, 마음의 현상에 대한 내적 지각의 기술에 초점을 맞춘 것으로 내적 지각은 명증적이며 직접적인 확실성을 갖는다. 따라서 물적인 형상으로서 외적 지각의 대상은 우리의 내적 지각이 지향하는 한계 안에서 존재한다고 보았다. 내적 지각이 주관적 지각이기는 하지만 심적 현상의 본질이 객관을 향하는 것이므로 객관성을 인정한다. 그러므로 '심적인 현상은 어떤 것일지라도 그 어떤 것을 객관으로 포함한다.'라고 설명할 수 있다.

(1) 분석철학

분석철학은 철학 연구에서 언어 분석의 방법이나 기호 논리의 활용이 불가결하다고 믿는 이들의 철학을 총칭한다. 프레게는 이러한 믿음에 근거하여 언어의 논리적 분석을 통해 철학적 문제를 해결한다는 언어 분석을 본격적으로 도입하였다. 분석철학의 발전은 실증적(과학적)으로 경험할 수 없는 형이상학을 배격하고 의미 있는 과학 언어 내용은 경험적이며 형식은 논리적이어야 한다는 원칙을 내세웠다. 비트겐슈타인은 『철학적 탐구』를 통해 새로운 분석 철학적 접근법을 제시하였다.

참·고·하·세·요

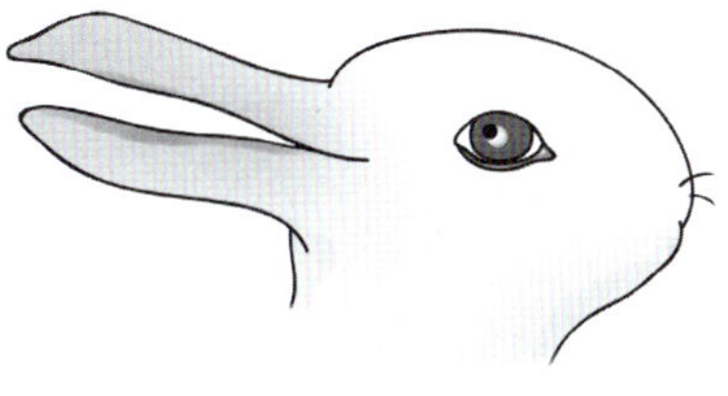

＊ 비트겐슈타인의 오리－토끼

후기 비트겐슈타인의 논술은 심리철학과 관련지어 볼 수 있다. 지금 보고 있는 그림이 오른쪽을 보고 있는 토끼로 보이는가, 아니면 왼쪽을 보고 있는 오리로 보이는가? 비트겐슈타인은 이 그림을 통해 사람들이 대상을 어떻게 파악하는가과 관련된 문제를 다룬다.

＊ 비트겐슈타인(Ludwig Josef Johann Wittgenstein, 1889~1951)

비트겐슈타인은 그의 후기 사상 대표 저작으로 꼽히는 『철학적 탐구』에서 '단어의 의미는 주어진 언어－놀이 안에서 그 단어들이 사용 될 때 가장 잘 이해된다.'라고 이야기 한다. 언어는 그 뜻이 아니라 '사용'에 본질이 있으며, 같은 언어를 사용한다는 것은 삶의 형식을 공유한다고 생각했다. 언어의 쓰임에서 나타나는 유사성이 있는데 이것을 가족 유사성(family resemblances)이라 불렀다. 언어는 마치 놀이처럼 어떤 본질이 있는 것이 아니라 마치 가족처럼 서로 유사한 점이 있다는 뜻이다.

(2) 대륙철학

대륙철학이란 분석 철학에 속하지 않으면서 유럽을 중심으로 19세기에서 20세기에 걸쳐 형성된 철학을 의미한다. 독일의 관념론, 현상학, 실존주의 등이 여기에 속한다. 독일의 관념론은 칸트의 사유에서 다루지 않은 정신의 자립성을 수립하고자 하였다. 피히테가 주장한 '자아가 비아(非我)를 정립한다.'는 주관주의와 그와 반대로 셸링에 의한 객관 속에서 자아와 똑같은 정신적 능동성을 발견하여 주객을 일체적 관계에 두고 정신적 능동성을 고찰하려는 방향이 추구되었다. 마지막으로 이 일체적 관계가 '실체는 동시에 주체이다.'라는 헤겔의 주장으로부터 정신은 끊임없이 자기 부정을 통해 자아를 정립해 간다는 '변증법'의 전개에 의하여 관념론은 확립되었다.

① 실존주의

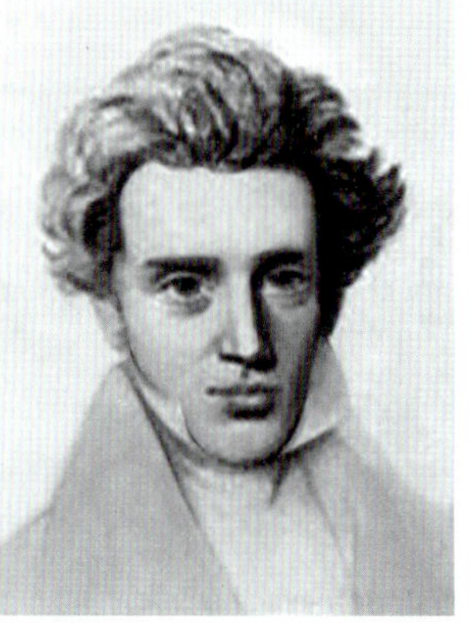

그림 2-5 키에르케고르

실존주의에 따르면 인간 개인은 단순히 생각하는 주체가 아니라 행동하고 느끼며 살아가는 주체이다. 19세기 중엽 키에르케고르(S. A. Kierkegaard)에 의하여 주창되었고 야스퍼스, 가브리엘 마르셀 등으로 대표되는 유신론적 실존주의와 하이데거, 사르트르, 메를로 퐁티, 보부아르 등 무신론적 실존주의의 두 가지 형태로 나타났다. 야스퍼스는 인간의 특수한 한계상황으로 죽음, 고뇌, 싸움, 죄의 네 가지를 이야기 하였는데 이러한 한계상황은 실존을 각성하게 하는 근본계기가 된다. 인간에 있어서 실존은 본질에 선행하므로 인간을 이해하기 위해서는 그 주체성으로부터 시작해야 한다는 것이다. 독일 실존주의를 초기에 수립한 하이데거의 설명에 따르면 그는 현실 속에서 죽음을 의식하며 살아가고 있는 인간을 '현존재'라고 부르며 현존재가 본래적인 자아를 실현하려면 자신이 죽음의 존재임을 인정하고 양심의 소리에 귀를 기울여야 한다고 하였다. 물론 하이데거는 해석학자로 알려져 있지만 죽음에 필연적으로 이르게 될 존재임을 인정함으로써 현존재의 자아실현에 다가서고 있어 실존주의에 대한 이해를 돕는다.

이러한 실존주의를 간호와 관련해서 살펴보면 간호행위 과정에서 간호사는 각각의 환자가 무엇에 관심을 두고 중요한 것으로 여기고 있는가를 잘 평가할 필요가 있다. 실존주의 입장에서는 상처, 질병 등 곤경을 겪어내며 살아가야 하는 대상자들의 체험을 간호사가 깊이 이해해야하는 중요한 간호현상이다. 최근에는 이와 관련된 연구가 활발해지고 있다.

② 해석학

해석학은 인간이 언어와 행동으로 표현하는 것은 모두 일정한 의미를 담고 있으므로 해석이 가능하다고 보는 것이다. 문법적-역사적 해석의 성서해석학과 미학적-문학적 해석을 강조하는 문헌해석학으로 발전하였는데 전자는 보편성을, 후자는 개인성을 강조한다. 보편해석학에서 특히 심리적 해석을 강조하여 '삶의 해석학'으로 발전한 딜타이(W. Dilthey)의 해석학은 정신과학 방법론의 토대가 되었다. 딜타이의 해석학이 인간 정신과 영혼의 삶을 주제로 하여 '보편타당'과 '합법칙적'인 틀로 객관적 정신을 파악하였기 때문이다. 딜타이는 자연과학적 사유의 틀을 인간에게 적용하는 기계론적 사유방식을 비판하고 인간의 내면적이고 구체적인 삶을 이해하고 해석하기 위한 방법을 제시한 것이다. 존재의 해석학자인 가다머(H. G.

Gadmer)가 적극적으로 수용하는 해석학적 사실은 존재를 파악하는 방법에 집중하는 대신 존재의 의미를 새롭게 드러내는 이해를 시도하여 해석학에서 주객관계 모델의 극복을 시도한 하이데거의 입장을 더욱 철저하게 하였다.

③ 현상학

후설(E. Husserl)을 중심으로 한 현상학파라고 불리는 학자들의 철학운동이다. 운동의 내용은 '사상(事象) 자체로 돌아가라'라는 표어와 같이 의식에 나타나는 현상을 사변적으로 구성하는 것이 아닌 충실히 포착하고, 그 본질을 직관에 의하여 파악, 기술한다는 공통적인 지향성이다. 현대가 안고 있는 인문학의 위기뿐만 아니라, 전 인류를 통틀어 가장 획기적으로 이 '위기'를 진단한 것이라 할 수 있다.

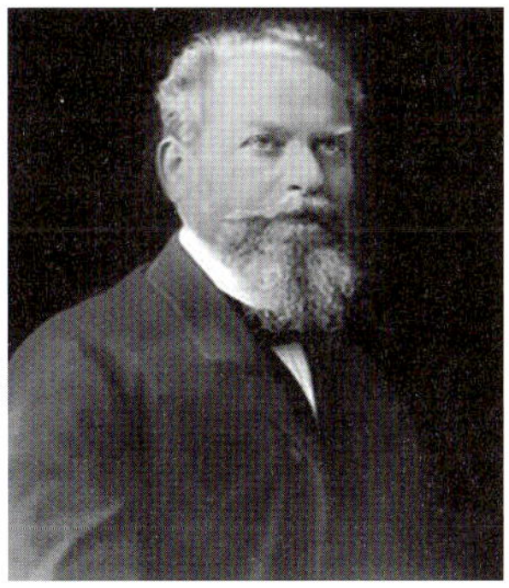

그림 2-6 후설

✻ 간호를 위한 현상학

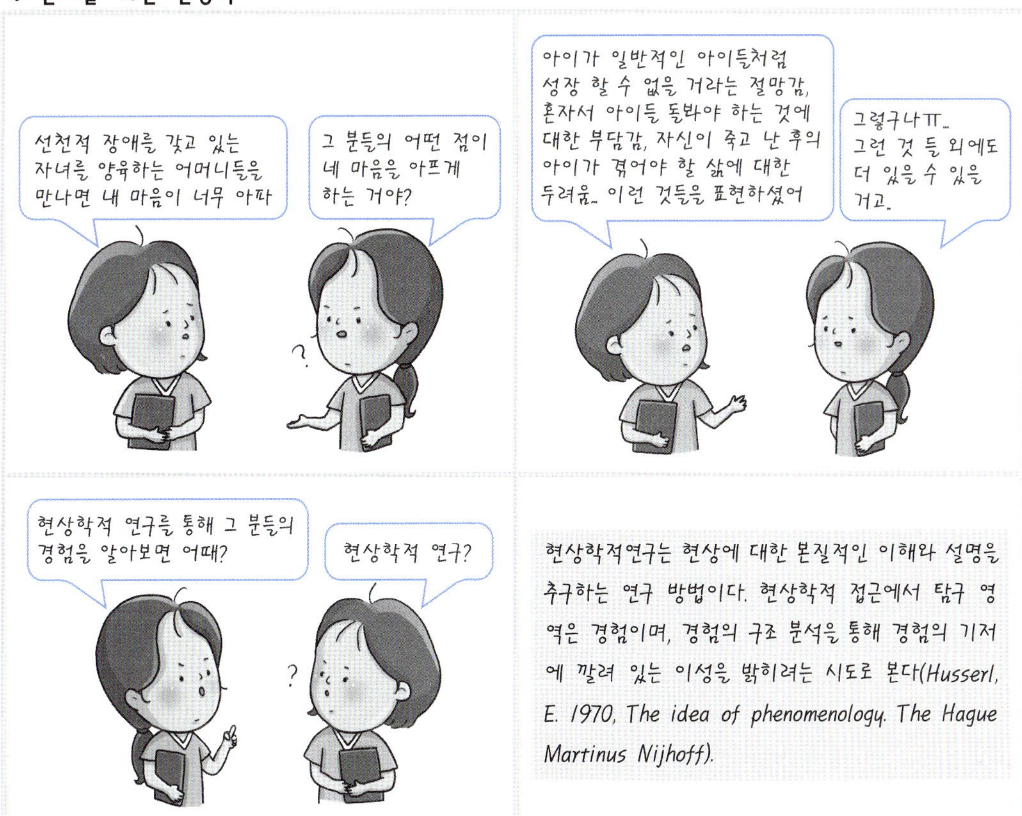
선천적 장애를 갖고 있는 자녀를 양육하는 어머니들을 만나면 내 마음이 너무 아파
그 분들의 어떤 점이 네 마음을 아프게 하는 거야?
아이가 일반적인 아이들처럼 성장 할 수 없을 거라는 절망감, 혼자서 아이들 돌봐야 하는 것에 대한 부담감, 자신이 죽고 난 후의 아이가 겪어야 할 삶에 대한 두려움.. 이런 것들을 표현하셨어
그렇구나ㅠ. 그런 것 들 외에도 더 있을 수 있을 거고.
현상학적 연구를 통해 그 분들의 경험을 알아보면 어때?
현상학적 연구?
현상학적연구는 현상에 대한 본질적인 이해와 설명을 추구하는 연구 방법이다. 현상학적 접근에서 탐구 영역은 경험이며, 경험의 구조 분석을 통해 경험의 기저에 깔려 있는 이성을 밝히려는 시도로 본다(Husserl, E. 1970, The idea of phenomenology. The Hague Martinus Nijhoff).

참·고·하·세·요

❋ 헤겔(Georg Wilhelm Friedrich Hegel, 1770~1831)

헤겔의 변증법은 만물이 끊임없이 변화 과정에 있음을 주창하면서 그 변화의 원인은 내부적인 모순에 있다고 보았다. 원래의 상태를 정(正)이라고 하면 모순에 의한 자기부정은 반(反)이다. 만물은 이 모순을 해결하는 방향으로 운동하는 것이고 그 운동의 결과는 합(合)이 된다. 그러나 이 결과물은 다시 변화의 출발점이 되고 이러한 변화는 더 이상의 경지에 다다를 수 없을 때까지 지속된다. 의식의 경험과 인식과 인식의 비판을 다룬 『정신현상학』은 어떠한 과정을 거쳐서 철학적 의식에 도달하는가를 논하고 있다.

❋ 야스퍼스(Karl Jaspers, 1883~1969)

정신병리학자였던 야스퍼스는 정신병리적 현상 속에서 인간의 개성에 대한 탐구가 가능하다고 생각하여 철학적 사고의 원천을 정신병리학의 연구를 통해 찾았다. 기술현상학적 방법을 통해 정신병리학에서의 다양한 체험을 정리, 분류하였다. 『철학(1932년)』에서 그는 철학은 인간 삶의 체험의 주변과 한계를 탐색하려는 노력으로 부각된다. 그에게 실존은 우연, 고난, 갈등, 죄 그리고 죽음과 같은 한계 상황에 직면함으로써 포괄하는 그 무엇인가를 자각한 개인이다. 이러한 개인의 존재를 구성하는 것은 자유와 가능성의 규정할 수 없는 체험이 실존이다.

❋ 메를로퐁티(Maurice Merleau-Ponty, 1908~1961)

메를로퐁티는 『행동의 구조(1942년)』에서 인간을 '세계-내'의 '존재'로서 파악하고자 하였다. 인간과 학이 물질인가 정신인가와 같은 양자택일의 구도에 불만을 느끼고, 새롭게 성립한 게슈탈트 심리학(형태심리학)에 의거하여 자극은 그 물리적 특성보다도 공간적 내지 시간적 배치에 의해 작용하는 것이 게슈탈트라는 점을 해명한다. 『지각의 현상학(1945년)』에서는 지각의 문제를 중요하게 보는 이유를 세계-내 존재를 발견하고 타인과 자기를 인식하는 인간의 존재방식이 지각 내에 집약되어 있기 때문이라고 하였다. 다시 말해 지각적 인식의 있는 그대로의 모습의 재발견이 중요하다는 것이다. 이러한 입장에서 퐁티는 심리학의 경험주의적 주지주의적 개념을 비판하며 현상적 장(場)으로서의 세계에 되돌아가야 할 필요를 말한다. 신체의 일부를 절단한 사람이 상실 후에 환상통을 느끼는 사실을 들어 습관적 신체는 물리적 실제도 아니고 단순한 관념으로 해소되지 않음을 설명한다.

후설은 "나는 내가 본 것을 가르치려는 것이 아니라 다만 안내하고 보여주고 기술하려고 의도할 뿐이다. 내가 주장할 수 있는 것은 다만 진지함을 갖고서 철학적 실존을 살아온 자로서 나의 최상의 식견에 따라 우선 나에게 그리고 타인에게 말할 수 있는 권리가 있다는 것뿐이다."라고 말한다. 그리고 이와 함께, 학문의 위기가 안고 있는 위험적인 요소들, 즉 생활세계에서 괴리된 학문의 위험을 직시하고 이에 대해 생활 세계의 총체성과 이를 기반으로 한 순수 직관으로 돌아갈 것을 주장한다. 후설의 철학은 칸트에 대한 비판으로부터 출발한다. 즉 그는, 칸트가 '철학함(philosophieren)'에 있어 심문되지 않았던 전제들에 자신이 입각하고 있다는 점, 그리고 그의 이론들 속에 놓여 있는 위대한 발견들이 그 이론들 속에 은폐되어 있을 뿐이며, 이론들 자체가 완결된 이론들도 아니고 궁극적인 학문적 성격의 형식을 갖지 않고 있듯이 여기에는 완결된 성과가 없다는 점'에 대한 비판으로 자명하게 타당한 것으로 간주된 생활세계에 대한 접근을 시도하는 것이다. 또한 학문의 위기가 가져온 인간성의 위기는 주객이 전도된 과학적-객관주의적 태도로부터 발생된다고 보는 후설은 그 근원을 데카르트의 학문적 이념과 방법론에서 발견한다. 그는 데카르트가 사유하는 자아를 발견하고도 근대 객관주의(과학주의)에로 경도(傾倒)되었던 자신의 태도 때문에 사유하는 자아의 정체를 선험적으로 해명하지 못하였다고 비판한다.

④ 실증주의

경험론을 바탕으로 과학적인 검증에 기초하는 실증적 방법을 지식획득의 원천으로 삼는다. 실증주의라는 용어는 콩트(A. Comte)로부터 시작되었다. 형이상학을 거부하고 과학을 주창한 콩트의 사상은 1920년대부터 나타난 독일 실증주의 학파의 발달에 영향을 끼쳤고 신실증주의 혹은 논리실증주의라고 불린다. 이들은 이후 분석철학의 발달에 영향을 미쳤다.

형이상학적 사변 대신 사실 그 자체에 대한 과학적 탐구를 강조한 점 때문에 간호학문에서 응용이 용이해 보이나 실은 객관적인 입장을 강조하는 것은 대상자의 요구와 반응에 따라 문제를 규정하고 중재를 제공하는 간호학의 입장을 온전히 대변하는 데에는 한계가 있음을 고려해야 한다. 그럼에도 불구하고 현재까지 주축이 되는 연구전통을 이어오고 있으며 최근 중요하게 부각되고 있는 근거기반간호는 실증주의적 입장을 바탕으로 한다.

⑤ 실용주의(프래그머티즘)

칸트의 영향을 받은 미국의 철학자 퍼스(C. S. Peirce)에 의해 구축된 실용주의(프래그머티즘)는 관념의 의미를 밝히는 방법으로 과학적 인식을 신뢰하고 그것을 근간으로 하며 다른 경험철학과 다르게 가치평가의 문제를 중요시하는 철학이다. 또한, 사회 속의 공동의 삶이 살아 숨 쉬는 것, 우리 모두에게 처해져 있는 환경에 적응하기 위해 어떤 선택과 행동을 하는 것이 좋은지를 점검하는 것을 중요시한다.

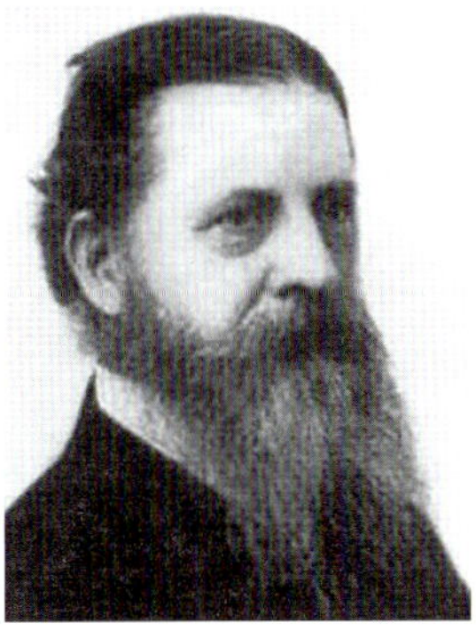

그림 2-7 퍼스

미국에서 20세기 초 이래 정신세계를 지배해 온 영향력 있는 철학이었으나 뛰어난 개인의 존중에 역점을 두거나, 사회에 관한 견해를 볼 때 자본 민주주의 변호를 강변한다든지, 나아가 인종주의 파시즘을 옹호하고 있어 지금은 실증주의, 의미론, 조작주의 등에 자리를 내주는 형편이다.

⑥ 프로이트주의

프로이트(S. Freud)의 정신분석 이론으로부터 발전된 사상이다. 이 사상은 생물학주의와 실증주의적 기계론적인 면을 가지고 있으면서도 또 이것을 넘어서는 문제점을 포함하고 때로 신비주의적인 직관 또한 시사하고 있어 많은 비판과 계승이 있었다. 가톨릭이 우세한 프랑스와 이탈리아보다는 독일과 미국에서 나치즘이 독일을 제패하자 주로 미국이 프로이트주의의 근거지가 되었다. 정신분석 이론의 주요개념은 다음과 같다.

- 심리적 현상의 법칙성을 인정하는 심적 결정론
- 모든 행동에는 무의식적 동기, 해결되지 않는 갈등이 나타난 것으로 정신기능이 있음을 가정
- 성본능 에너지가 심적 요인으로 작용한다고 보는 본능이론
- 갈등(억압과 저항), 불안, 방어의 개념(이성과 감성, id, ego, superego의 갈등 등)
- 성격 이해를 위한 것뿐 아니라 인류 문명이해에 이르는 발생론적 시야

(3) 현대철학

2차 세계 대전이후 황폐해진 인간의 삶에 의미를 부여하는 '인간 주체성'을 강조한 실존주의는 구조주의에 의해 이성적 주체가 모든 인간사회의 현상을 지배한다고 보는 입장에 반대하는 비판에 직면한다. 지식 또는 지적 성찰들은 오래된 철학적 사유들을 모두 포함하여 합리적이고 객관적인 것을 토대로 하였음을 부정하기 어렵다. 그런데 이성이 아니라면 사회의 현상을 지배하는 것은 무엇인가? 사회를 지배하는 것은 이성이 아닌 사회의 심층에서 작동하는 구조가 원초적이라고 보는 것이 구조주의이다. 구조라는 것은 구성하는 개개의 요소의 합을 의미하지 않는다. 구조는 구성요소들 간의 관계에 의하여 '차이의 체계'에 의해 설명된다. 문화는 이성적 인간에 의해 만들어진 것이 아니라 구조에 의해 문화 개별들은 구조 내에서 그들의 위치와 관련한 기표(signifier)이며 기표이기 때문에 차이를 갖게 된다. 차이를 지닌 기표들로 결정 되어지는 것은 교환의 필요에 의해 이루어지며 교환 체계 위에서 인간의 사회 문화적 삶이 이루어진다고 보았다. 이것이 소쉬르의 기호학을 바탕으로 한 레비스트로스의 구조주의이다.

참·고·하·세·요

✽ 기표와 기의

언어적 기호에 있어서 기표(단어의 소리)는 청각적인 형태로서 용어 사이에서의 차이를 말하며, 기의(의미되는 내용)는 용어에 의해 의미되는 개념을 말한다. 기표는 기호의 형태이고 기의는 기호의 내용이다. 이 구분은 소쉬르(Ferdinand De Saussure, 1857~1913)가 도입한 것이다.

구조주의는 하나의 기표가 항상 다른 기표와 일정한 관계를 가지고 있다고 본다. 이러한 관계 때문에 하나의 기표는 다른 기표에 의해 구분되는 변별적 특성을 지닌다. 주요한 것은 기표의 의미는 그 자체로 주어지는 것이 아니라 이 변별적 관계 속에서 주어진다.

그러나 모든 기호학이 이와 같은 사유를 하는 것은 아니다. 데리다의 기호학은 탈구조주의로 레비스트로스와 구조주의 전반, 아니 서구의 전통 철학에 대하여 공격하였다. 데리다 철학의 배경은 1960년대이다. 이 시대의 사회는 국가중심이었다. 민주주의제도라고는 하지만 관료에 의하여 장악되었고 경제적인 부분에서도 그러하였다. 관료들은 합리적 이성을 통해 지배함의 당위성을 부각시켰고 시민들의 자발적인 복종에 의존하였다. 구조주의는 인간의 주체와 역사성의 간과에 대해 비판하였다. 탈구조주의는 인간의 본질과 성격을 규명하여 인간 행위를 이해하는데 기여하였다.

푸코는 관념은 보편타당성을 가질 수 없다고 보며 우리가 이성에 의해 형성한 인식이라고 믿는 것들은 실은 권력에 의한 지식의 이용에 불과하다고 보았다. 즉 어떤 사회에서든 권력이 '담론의 생산을 통제하고 선별하고 조직하고 재분배하는 일련의 과정들'을 지배한다고 본 것이다.

참·고·하·세·요

✽ 미셸 푸코(Michel Faucault, 1926~1984)

구조주의는 서양의 경험과 인식체계에서 이성과 비이성이 형성된 과정을 추적함으로써 서양철학의 이성과 합리성의 이념을 해체시켰다. 한 사회에서 '광기'로 구분되어 분류되는 것은 실은 권력을 유지하려는 사회적 필요에 의해 나타났으며, 이러한 목적 때문에 정상적인 행동이라는 제도화된 기호체계에 일치하지 않는 인간은 사회로부터 추방되었다. 정신질환자라는 구분 역시도 이데올로기적이고 제도적 목적을 갖는다고 할 수 있다고 보았다.

탈(후기)구조주의는 구조주의에 대한 반성으로 대두되었다. 넓은 사회문화의 영역에서 합리성과 이성의 정점 모더니즘이라 칭하고 이러한 모더니즘이 가장 발달한 단계의 방법론이자 이념으로서 구조주의를 받아들였다. 따라서 모더니즘은 구조주의보다 포괄적 개념이라고 볼 수 있다. 탈구조주의에 대하여서도 포스트모더니즘은 포괄적 개념이 된다. 포스트모더니즘은 근대에 대한 전반적인 반성적 활동이라고 볼 수 있다.

기존체제와 질서로부터 일탈이 극단적인 개인주의적 성향을 낳은 것은 사실이다. 그러나 포스트모더니즘의 자세는 실은 개인주의가 아니라 개인이 자신의 삶에 대해 어떤 결정을 할 것인가에 대한 질문과 대답이다. 따라서 포스트모더니즘은 다원성에 대한 수용으로 이해되어지기도 한다.

또한 이러한 맥락에서 이성·합리성·객관성 보다 돌봄(caring)·관심(concern)·관계성(connection)과 같은 일반적으로 여성성이라고 일컫는 특성에 대한 관심 표명도 포스트모더니즘의 영향이다. 이러한 관심은 넬 노딩스(Nell Noddings, 1929~)의 돌봄 철학에서 구체적으로 설명되어진다. 노딩스의 『배려 : 윤리와 도덕 교육에 대한 여성적인 접근』에서 여자들은 구체적인 상황에 대해 배려하려는 태도를 가지고 직접적으로 반응할 가능성이 크며, 어떤 상황에 대한 여성의 생각은 그들이 맺고 있는 관계에 좌우된다고 하였다. 노딩스의 견해를 이야기하기에 앞서 캐롤 길리간(Carol Gilligan, 1936~)이 로렌스 콜버그(Lawrence Kohlberg, 1927~1987)의 견해에 반론을 제기한 내용을 살펴보자.

참·고·하·세·요

하인츠라는 남자와 그의 아내가 있다. 아내는 하인츠가 구입할 수 없을 정도로 비싼 약이 없으면 죽을 병을 앓고 있었다. 약사는 하인츠에게 공짜로 약을 건네주지 않는다. 하인츠는 아내의 생명을 구하기 위해 약을 훔쳐야 하는가? 11살 난 제이크라는 소년은 하인츠가 약을 훔쳐야 한다고 말했다. 그러고 나서 도둑질 한 벌을 받아야 한다고 말했다. 콜버그의 평가에 의하면 제이크는 사회 규칙을 이해하고 하인츠의 아내의 생명을 존중하며 약사의 재산 또한 존중하는 것을 분리하여 우선순위를 두고 판단하고 있다. 반면 제이크와 같은 또래인 에이미는 하인츠와 아내의 관계에 보다 깊은 관심을 보였으며, 죽어 가는 사람을 돕지 않는 약사를 비판했다. 에이미는 그들 모두가 받아들일 수 있는 해결책에 도달하기 위한 충분한 노력을 기울여야 한다고 본다.

콜버그는 소년이 보다 높은 도덕감 발달 단계에 있다고 생각했다. 소년은 보다 추상적인 차원에서 규칙과 원리의 체계를 통해 문제를 고찰하기 때문이다. 반면 길리간은 에이미가 보다 덜 추상적이고 사람들간의 관계와 책임을 강조하는 개인적인 관점에서도 도덕적 세계를 바라보았다고 지적한다. 두 아이가 도덕성을 바라보는 관점은 다른 것이지 에이미의 시각이 열등하거나 저급한 발달 단계에 있는 것은 아니라고 길리간은 주장한다.

노딩스는 판단에 관한 딜레마 상황에서 길리간의 견해를 받아들인다. 여기에 돌봄에 대하여 적극적인 것으로 설명하는데 바로 '염려하는 것(care about)'과 '돌보는 것(care for)'의 구분을 통해서 돌봄을 설명한다. 만약 난방이 되지 않는 집에 머무는 사람들에 대하여 염려하는 것은 쉬운 일일지 모르나, 이들을 '돌보는 것'은 훨씬 더 능동적으로 참여해야 하는 것이다. 이러한 문제가 발생한 사회적·정치적 상황을 파악할 수도 있어야 하며, 실제로 사람을 돌보는 일은 개인적인 자신의 자유와 권리를 포기하여야 하는 헌신이 요구되는 일이다.

'돌봄'은 간호의 핵심으로 여기고 있으나 보편적이고 타당하게 설명하는데 어려움이 있다. 이를 위해서는 '간호에서의 돌봄'에 대하여 구체적으로 규명하는 과정이 필요하다. 돌봄은 실은 무수한 행위자와 활동을 포함하는 개념이다. 의사와 간호사에 의한 의료적 돌봄, 역사가는 과거를 돌봄으로써, 어머니는 자녀를, 교사는 학생을 돌봄으로써 그들의 활동을 지속한다. 즉 돌봄은 어떤 대상(objects)에 대한 책임과 헌신이라는 관계적 특성을 갖는다. 이러한 관계성은 다시 길리간의 여성윤리와 노딩스의 돌봄 철학과 맞닿는다.

2 동양철학

동양철학은 서양철학과 구분하여 동양이라는 범주로 묶어 표현한 것이다. 크게 중국철학과 인도철학, 한국철학, 일본철학 등을 포함할 수 있다. 동양철학은 서양의 철학사와는 달리 여러 사상과 체계들이 서로 교섭하면서 병행하고 발전하는 경우가 많았다. 따라서 시간적 순서에 따른 기술이 동양철학 사조에 대한 이해를 어렵게 할 수 있으므로, 유·불·도를 중심으로 동양철학에 대한 개괄적 내용을 기술하고자 한다. 유·불·도의 철학은 한국인의 정신과 문화적 측면에서 미치는 영향력은 지대하다. 특히 장수와 영생을 중요하게 여기는 도교는 건강과 관련한 행위 선택에 중요한 근거가 되어 왔다. 도교의 양생 개념은 현대 한국의 간호에서도 한방간호를 중심으로 중요하게 다루어지고 있다.

1) 인도의 고대 사유와 불교

인도 고대의 사유들은 우주를 창조한 최고신(最高神)에 대하여 탐구하거나 궁극의 원리인 유일자(唯一者)에 대하여 알고자 하였다. 『우파니샤드』는 이 시기에 등장한 철학이다. 단어의 의미는 '가까이 앉는다.'는 뜻으로 스승의 발아래에 가까이 앉아 스승에게 직접 전수 받는 신비한 지식이라고 해석되기도 한다. 근본 사상은 대우주의 본체인 브라만(Brahman)과 개인의 본질인 아트만(Atman)이 일체라고 하는 범아일여(梵我一如)의 사상이다. 범아일여의 사상을 잘 표현하고 있는 어느 예언자의 표현을 살펴보자. "나는 마누(인간의 시조)였고 태양이었구나!"인데, 이 문장을 보면 현재의 삶을 살고 있는 '나'는 인간의 시조가 될 수도 있고, 태양도 될 수 있단 것이다. 또한, 사자도 될 수 있고, 무엇이든 될 수 있었음에 대하여 표현하고 있다. 현실에서의 모습이 무엇이든 그것은 매우 일시적인 것이다. 그래서 이러한 범신론은 현재의 삶을 관조하도록 만드는 역할을 하였다. 자신의 삶을 브라만으로 돌아가기 위한 윤회의 사슬을 끊는 역할을 해야 한다고 여겼기에 이들은 삶은 소모적으로 허비하였고 고대 인도인들을 염세주의로 몰고 갔다. 따라서 이러한 범신론에 도전했던 사람들이 등장하였다. 유물론적 논의로 반박한 아지타 케사캄발린이 있다. 그는 모든 인간이 부모의 육체로부터 태어난다는 자명한 사실을 윤회 사상은 간과하고 있다고 보았다. 윤회로부터 벗어나기 위해 아지타는 좋은 행동이나 나쁜 행동이나 어떤 결과도 수반하지 않는다고 하였는데 이것은 그의 의도와는 달리 또 다른 허무주의를 낳았다. 이 두 가지의 허무주의를 동시에 극복하기 위해 싯타르타는 사유의 출발점을 인간의 삶에 점철되어 있는 '고통'에 대한 통찰로부터 시작하였다. 집착이라는 원인이 고통이라는 결과를 낳는다면, 집착을 소멸시키는 방법이라는 원인은 고통의 소멸이라는 결과를 낳는다. 이렇게 집착을 해소하여 일체의 고통이 없는 상태에 이르는 것을 열반에 이른다고 한다.

왜 인간은 집착이 생기는 것일까? 건강할 때, 사랑할 때, 권력을 쥐고 있을 때 등, 한 때 우리 자신의 몸과 감각으로 경험하고 소유하는 주체로서의 '나'를 자아 A라고 하고 시간이 지나 늙고 병이 들거나, 사랑과 권력을 떠나보낸 때의 '나'를 자아 B라고 할 때 자아 B는 의식이 가진 기억에 의해 건강과 사랑을 잃었다고 여기고 슬퍼하며 집착하게 된다. 자아 A는 기억 속에만 존재하는 것일 뿐인데 말이다. 싯타르타는 집착을 제거하는 방법으로 여덟 가지를 제안한다. 올바른 견해, 올바른 사유, 올바른 말, 올바른 행동, 올바른 생활, 올바른 노력, 올바른 집중, 올바른 참선이 그것이다.

불교에서는 인간의 실존은 '몸'이라는 물질적인 부분과 '감각', '지각', '성향', '의식'이라는 심리적 부분까지 다섯 가지 요소로 구성되어 있다고 보고 이를 오온이라고 부른다. 비슷한 시기에 등장한 다른 사상들에 비하여 인간의 고통을 치료하기 위한 집요한 접근과 깊이 있는 철학적 성찰은 깨달음을 얻고자 하는 많은 이들을 따르게 하였지만 정작 인도철학사에서는 이단적 사유로 간주되었다. 인도에서 번성한 여섯 학파 중 논리학과 인식론이 가장 발달한 니야야(Nyaya : 힌두교의 정리학(正理學)파) 학파는 실재론의 입장을 취하기 때문에 불교에 가장 적대적으로 반응했다. 특히 "모든 것은 공(空)하다."고 한 나가르주나의 주장에 대하여 자기 모순적이라고 보았다. 만약 '모든 것은 공(空)하다'라는 명제가 옳다면 그 의미를 기술한 그 명제조차 공(空)하기 때문이다. 여기에서 공(空)은 부재함을 의미하는 것이 아니라 공의 의미는 사물이 다른 것에 의존하여 존재한다면 그것은 공(空)하다고 할 수 있다. 니야야 학파의 비판에 대하여 아버지와 아들의 이야기로 설명을 한다. 아들은 아버지가 있어야 존재한다. 그러나 반대로 아버지라고 불리기 위해서는 아들이 있어야 한다. 이들은 상호 의존하는 관계이고 이 둘 모두 공(空)하다고 할 수 있다.

불교의 우주론은 연기설로 설명될 수 있다. 연기설은 인연의 이치를 말한다. 모든 존재는 이것이 생(生)하면 저것이 생(生)하고 이것이 멸(滅)하면 저것이 멸(滅)한다는 인과와 상호의존성을 강조한다. 번뇌로부터 고(苦)에 이르기까지 12가지 인과관계인 십이연기(十二緣起)는 인간 실존의 위협으로부터의 극복은 자신의 현 상태에 대한 책임이 자신에게 있다는 점을 자각하해야 하는 것이다. 다시 말해 불교의 12연기는 간호대상자가 자신의 건강을 유지 및 증진하는데 있어서 자신에게 책임이 있음을 인식해야한다고 보는 것이다.

2) 유가철학

중국의 서주시대는 근대의 사유라 일컬을 수 있는 진보사관이 싹트기 이전 시기로 이 시대의 왕들은 성자(聖子)였고 그들에 의해 통치되는 시대는 황금시대로 여겼다. 이 시대의 철학적 사상으로 이야기 할 수 있는 것은 없지만 하·은·주 시대를 이끌었던 왕들은 성왕이었고 이상적인 사회로 여겨져 후대의 유가는 이 시대로 복귀해야 한다고 보았다.

철학적 사고와 관련하여 서주시대부터 시작된 다음과 같은 질문이 있었는데 이 질문들은 훗날 철학사에서 중요하게 다루어졌다.

첫째. 무엇이 자연의 운명을 결정하고 인간사회의 운명을 결정하는가하는 질문이다.

둘째. 성왕이 하늘로부터 지상세계의 통치권을 위임받아 천자가 된 후 사람들의 자발적 복종을 어떻게 이끌어 낼 것인가 하는 문제를 탐구하였다.

셋째. 혁명에 의하여 나타난 새로운 통치자는 어떻게 왕업을 끊게 하지 않고 이어갈 수 있을까하는 물음이었다.

이러한 질문들은 안정된 현재와 밝은 미래를 위해 좋은 시작도 중요하지만 잘 이끌어서 끝맺음까지 한결 같음을 강조하게 되었고 성왕도 매사 숙고하여 노력하는 인간의 모습으로 변화되어 갔다. 『서경』에 등장하는 덕의 의미는 인자한 모습보다는 철인 왕이 사회를 다스리면서 발휘하는 초인간적·초자연적 힘을 가리킨다. 그러나 서주시대에 등장한 질문을 통해 천자도 통치자로서의 능력과는 다르게 인격적인 면에서는 끊임없이 학습하고 수양해야 하는 존재가 되었다. 이것은 유가철학에서는 인간이라면 항상 더 나은 사람이 되기를 갈구하면서 살아야 하고, 왕 뿐 아니라 모든 사람이 자기 수양을 통해 주어진 조건으로부터 확장된 인물이 될 수 있다고 보는 생각의 연장 위에 있다.

춘추전국시대 정치 질서의 불안정은 자유로운 사상의 발전의 배경이 되었다. 많은 사상가가 자유롭게 주장을 내놓고 서로 비평하였다. 제자백가는 여러 학자들의 수많은 학파들을 의미한다. 이들은 다양한 주제를 폭넓게 논의했다. 유가는 중국 제자백가 시대 공자(孔子)가 체계화한 사상인 유학을 바탕으로 한다. 핵심사상은 수기치인(修己治人)으로, 이는 자기 수양에 힘쓰고 천하를 지켜야 할 인륜에 따라 다스리는 것을 목표로 하는 학문이다. 더불어 그 목표는 항상 실천을 포함한다. 공자가 이상적으로 생각하여 따르고자 한 요순시대 치세의 도는 덕(德)이다. 덕의 의미는 일반적으로는 사람들이 도덕적 행위를 하도록 하는 내면의 도덕심으로 이해한다. 덕을 행하는 방식으로 공자가 중요시한 것 중에 하나로 서(恕)를 들 수 있다. 논어 위령공 편에서 자공은 공자에게 평생에 지침에 될 만한 한 말씀을 묻는다. 공자의 대답은 서(恕)였다. 이것은 상대를 헤아려 알아차려 자신이 원하지 않는 것을 남에게도 행하지 말라는 의미이다. 자기가 원하지 않는 것을 탐색하는 것은 자기가 원하는 것과 그렇지 않은 것을 성찰할 수 있는 자기반성의 역량을 필요로 한다. 유가에서 도덕을 행한다는 것은 단순히 정하여진 바를 따르는 규범을 넘는다. 유가의 윤리는 다양한 윤리적 원리와 규범을 인정하지만 절대적인 수용이 아닌 상황의 특수성을 중요한 요소로 본다. 상황과 관계를 중시하는 도덕적 판단은 『논어(論語)』「자로(子路)」 편에서 살펴 볼 수 있다.

참·고·하·세·요

섭공이 공자에게 말하였다. 우리 마을에 처신을 곧게 하는 자가 있습니다. 그의 아버지가 양을 훔쳤는데 그가 아버지를 고발 하였습니다. 공자가 이에 응하여 말하였다. 우리 마을의 곧은 자는 이와 다릅니다. 아버지는 아들을 위하여 숨기며 아들은 아버지를 위하여 잘못을 덮어 줍니다. 곧음은 그곳에 있습니다. (葉公 語孔子曰 吾黨 有直躬者 其父攘羊 而子證之, 孔子曰 吾黨之直者 異於是 父爲子隱 子爲父隱 直在其中矣.)

윤리적으로 옳음은 남의 물건을 훔친 것을 본 사람은 그것을 고발하여야 한다는 도덕률을 맹목적으로 준수해야 한다고 생각할 수 있지만 윤리규범을 적용에 앞서 구체적 상황과 관계에 대한 고려가 필요하다는 것이다.

❋ 상황과 관계를 중요시 하는 유가철학

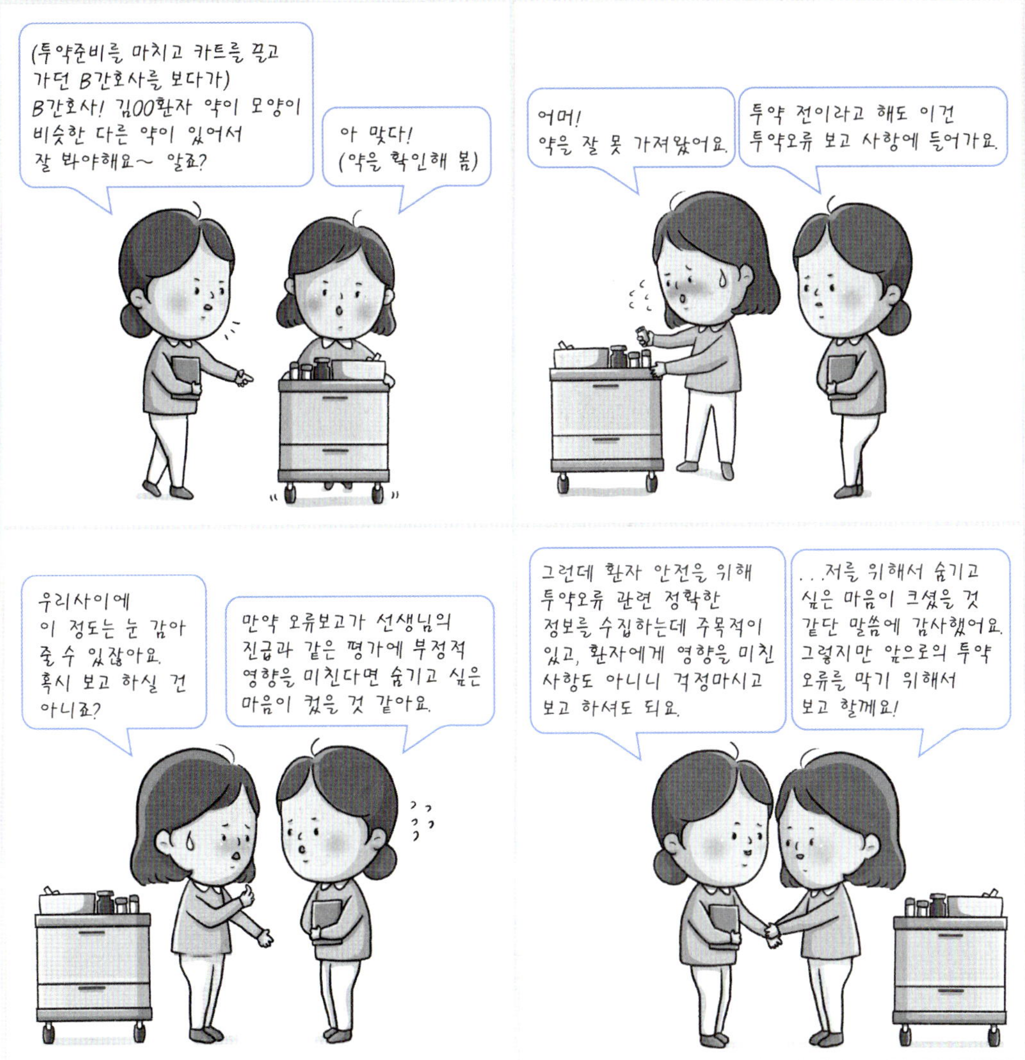
(투약준비를 마치고 카트를 끌고 가던 B간호사를 보다가) B간호사! 김00환자 약이 모양이 비슷한 다른 약이 있어서 잘 봐야해요~ 알죠?
아 맞다! (약을 확인해 봄)
어머! 약을 잘 못 가져왔어요.
투약 전이라고 해도 이건 투약오류 보고 사항에 들어가요.
우리사이에 이 정도는 눈 감아 줄 수 있잖아요. 혹시 보고 하실 건 아니죠?
만약 오류보고가 선생님의 진급과 같은 평가에 부정적 영향을 미친다면 숨기고 싶은 마음이 컸을 것 같아요.
그런데 환자 안전을 위해 투약오류 관련 정확한 정보를 수집하는데 주목적이 있고, 환자에게 영향을 미친 사항도 아니니 걱정마시고 보고 하셔도 되요.
...저를 위해서 숨기고 싶은 마음이 크셨을 것 같단 말씀에 감사했어요. 그렇지만 앞으로의 투약 오류를 막기 위해서 보고 할께요!

3) 도가철학

노자와 장자로 대표되는 도가는 참된 길은 직관에 의해 체득되는 것으로 인위(人爲)를 초월한 곳에 있으므로 인위를 배제하고 무위자연(無爲自然)이 될 것을 권하면서 배제하여야 하는 인위는 유가의 인(仁)과 예(禮)라 보았다. 장자의 지락편을 보면 자신의 관념 속에서 이해하는 타자가 아닌 삶에서 마주치는 진짜 타자를 이해해야 하는 이야기가 나온다. 임금이 바닷새를 궁으로 데려와 자신이 생각하기에 가장 좋다고 생각하는 대접을 한다. 술을 권하고 음악을 연주해주고 소와 돼지 등을 잡아 대접하였지만 새는 슬퍼할 뿐 고기 한 점 먹지 않고 술도 한 잔 마시지 않은 채 죽어 버리고 말았다는 이야기이다. 이러한 내용은 진리라는 것은 규정할 수 없는 상대적 특성을 가지고 있음을 보여주고 있다. 공자의 서(恕)와 관련하여 장자에서는 바닷새 이야기를 통해 남을 나처럼 여긴 임금의 무지를 나타내어 유가 진술의 한계를 드러낸다. 때문에 장자 철학은 매우 역설적 논리라 할 수 있다. 철학적 사유를 하는데 있어서 기본전제가 되는 것에 대하여 분명한 의미를 정의 내리거나 가정을 하는 경우가 많다. 역설적 논리는 논리적인 진술을 하는 것보다는 비판하는 상대 진술의 한계를 보여주는 데 그 의도가 있다. 장자 철학에 의하면 정의를 내려 개념화시킨다는 것 자체부터 가능하지 않다고 보는 듯하다. '도라고 부르는 것은 참된 도가 아니며, 이름이라고 말하는 것은 참된 이름이 아니다(道可道 非常道 名可名 非常名).' 장자는 이 세상의 모든 것들과 현상들이 무한히 변화, 변동하는 '도'의 무한 변화 속에 처해 있다고 보았다. 이처럼 무궁한 변화 속에 있는 도를 한정된 경험적 인식을 가지고 있는 인간이 정의를 내린다는 것은 불가능한 일인 것이다. 이러한 그의 추구가 주는 의미는 무엇일까? 불평등한 사회체제, 폭력을 정당화시키는 독단적 이념을 비판하기 위해서였을 것이다. 물론 그의 자유라는 것이 자기도취적인 관념적인 것이기는 하나 인위성의 문명을 벗어나 자연스러운 삶을 살기 위한 것이 아닐까 한다.

유가와 도가 외에도 백가쟁명이라 할 만큼 수많이 학자나 학파가 나타났는데 사상적 특징에 따라 간략하게 살펴보면 다음과 같다. 평등박애와 주체적 실천론을 펼친 묵가, 개인주의 철학의 양주학파, 전쟁 운용을 위한 원리를 살핀 손자, 절욕을 통한 마음의 평화와 정기의 보전을 통한 양생술을 이야기한 관자, 법치주의의 상앙학파, 인본주의 왕도정치론의 맹자, 혜시의 상대주의적 논리, 공손룡의 절대고립주의의 논리, 역사발전 순환론의 추연 등이 있다.

참·고·하·세·요

※ 황제내경

황제내경은 고대 중국이 만들어낸 의서이며 한·중·일 삼국 전통의학의 이론적 뿌리라고 말할 수 있다. 중국의 고대국가의 왕인 황제가 서술했다고 주장하는 경우도 있고 전국시기부터 한 대에 걸쳐 만들어졌다고 보는 경우도 있다. 분명한 건 저술의 목적은 질병 치료라는 것이지만 내경은 의학서적으로만 평가하기에는 포함된 내용이 천문, 기상, 역법, 지리, 생물 같은 다양한 성과를 아우르고 있어 거칠기는 하나 철학체계 구성하고 있다고 볼 수 있는 뛰어난 역사적 산물이다. 황제내경의 철학체계는 크게 두 가지로 살펴 볼 수 있는데, 첫째는 조화와 조절의 이론근거인 음양오행론이고, 두 번째는 자연과 인간을 보는 기본 관점인 천인관계이다. 음양오행론은 인체와 자연의 관계, 인체 내의 각 장기들 간의 관계에서 나아가 인간과 사회의 관계와 같은 다양한 관계를 음양과 오행의 조화로 설명하였다. 천인의 관계는 하나로 이해했지만 동시에 순자적 관점을 받아들여 이해하였다.

3 간호 철학 어떻게 할 것인가?

우리는 공동체에서 다툼을 가장 부정적으로 생각하는 동양철학의 사유가 자연스럽다. 더불어 개인들이 각각 자신의 입장을 주장하고 필요하다면 논쟁이라는 다툼을 통해 정의를 확보해야 공동체가 건강해진다고 보는 서양철학의 교육을 받고 자랐다. 우리는 구성원 다수가 여성인 직업군으로 관계적인 측면을 중요시하며, 긍정적 관계 속에서 안정감을 느낀다. 또한 남자가 다수인 여러 전문 직종들 에서는 사회적으로 결정된 원칙에 따른 행위를 중요시함을 알며 우리가 교육 받은 체계는 이러한 원칙을 따랐고 그 속에서 나름 성공적으로 배우고 성장하였다. 서로 상반된 철학 속에서 우리는 어떤 철학적 사유를 토대로 행동할 것인가? 어떤 철학이 보다 더 보편적일까? 양 극단에 모두 포함되어 있어서 혼란스러울 것 같은 우리 사유의 배경은 다른 시각으로 보면 필요에 따라 선택적으로 수용하는 탄력성이 될 수 있다.

지금 우리 현실에 비춰 생각해 보자. 신입 간호사가 간혹 선배간호사의 혹은 근무기관의 무례한 처사에도 건의하지 않는 경우가 많은 건 밟으면 꿈틀거리지도 못하는 사람들이라서가 아니라 공동체에서 다툼을 부정적으로 생각해 왔기 때문이다. 그러한 이러한 문제에 대하여 다수의 사람들은 아닐지라도 정의를 확보하려는 노력을 하는 이들이 있고 익명이라는 편리한 장치를 통해 자기주장을 내세우기도 한다.

신입 간호사는 업무에 대하여 충분한 교육의 시간이 없다든지, 실수에 대하여 지나친 인격모독을 가하는 등 무척 실망스러운 일이 있다고 해도 관계가 단절되었거나 더 이상의 긍정적 관계를 기대할 수 없을 때가 아닌 다음에는 문제를 덮어두게 된다. 그러다가 선택할 수 있는 방법은 원칙적으로 절이 싫은 스님이 절을 떠나는 것뿐이라 생각하고 급작스러운 단절의 행동으로 근무하던 곳을 떠난다. 더욱 안타까운 것은 이러지도 저러지도 못하고 고통스러워 하다가 극단적 선택을 하는 경우도 더러 있다는 것이다. 이러한 근무환경은 생명을 존중하는 것과는 멀어 보인다. 생명을 영위시키기 위한 노력을 해야 하는 간호사가 이러한 환경이 있다는 건 부끄러운 일이다. 더욱이 생각보다 많은 곳이 이러한 상황일 수 있다. 환자와 그 가족 뿐 아니라 주변의 동료와 스스로를 돌보는 것에 좀 더 적극적일 필요가 있다. 우리 모두 돌봄을 필요로 한다. 고통스러워 하는 대상자를 함께 돌보는 동료간호사들은 너무나도 중요하고 어려운 일을 함께 해주는 사람들이다. 나에게 필요한 돌봄을 요구하고 내 주변 사람들을 돌봐주는 것에 주저하지 말자. 우리 바로 옆에 있는 사람을 돌보지 못한다면 그 누구를 돌볼 수 있겠는가?

생·각·더·하·기

여러분의 간호 철학을 한번 생각해 볼까요?

1. 간호 철학을 만들어 가는데 무엇의 도움을 받을 수 있을까요?

2. 간호학과의 교육철학이 여러분의 간호 철학이 될까요?

3. 취업하고 싶은 병원의 철학이 여러분의 간호 철학이 될까요?

한 걸음씩 시작해 봅시다. 구체적인 꿈과 그것을 실현 시킬 수 있는 방법을 고민하고 성취해 가면서 자신의 간호 철학을 만들 수 있습니다.

참|고|문|헌

- 강신주(2014). 철학 vs 철학. 그린비.
- 고명숙 외(2011). 간호학개론. 수문사.
- 고목(1999). 화이트헤드의 유기체 철학과 불교.
- 곽삼근(2008). 여성주의 교육학. 이화여자대학교출판부.
- 김교빈 외(2003). 동양철학과 한의학. 대우학술총서.
- 김득만(2000). 중국 철학의 이해. 예문서원.
- 노에 게이이치 등 저. 이신철 역(2011). 현상학사전.
- 박민영(2008). 이즘 인간이 남긴 모든 생각. 철학 정치 편. 청년사.
- 박상진(2004). 열림의 이론과 실제. 소명출판사.
- 서광선(2009). 종교와 인간. 이화여대학교출판부.
- 서울대학교 철학사전편찬위원회(2009). 철학사전. 중원.
- 송영배(宋榮培)(1997). 제자백가의 사상. 현음사.
- 스티븐 D. 에드워즈 지음(공병혜, 홍은영 옮김)(2004). 돌봄과 치유의 철학. 철학과 현실사.
- 신정근(2012). 철학사의 전환. 글항아리.
- 엄정식 외(2011). 동서양 철학 콘서트 서양철학편. 이숲.
- 위르겐 하버마스, 홍윤기 역(2004). 의사소통의 철학. 민음사.
- 이병창(2009). 현대 사상사. 먼빛으로.
- 이수석, 김민송(2013). 신문이 보이고 뉴스가 들리는 재미있는 철학이야기. 가나출판사.
- 임석재(2005). 한국의 꽃살 기둥. 누각.
- 장립문(張立文), 김교빈 외 역(2004)기의 철학. 예문서원.
- 정재영, 박일호 외(2011). 철학의 숲, 길을 묻다. 풀빛.
- 조규영(2008). 해체론. 살림.
- 진교훈 외(2007). 인격－고대부터 현대에 이르기 까지. 서울대학교 출판부.
- 최남희(1985). 간호철학 정립 필요성에 관한 소고. 대학간호학회지, 15(3), pp.50～61.
- 최신한(2009). 지평 확대의 철학 슐라이마허, 점진적 자기발견의 정신탐구. 한길사.
- 최연자(1996). 간호학의 실존철학적 접근 : 서양의 실존주의와 동양의 불교사상을 중심으로. 한국간호과학회, 28(4). pp.759～767.

참 | 고 | 문 | 헌

- 카트린 메리앙, 정기헌 옮김(2011). 철학자에게 사랑을 묻다. 한일미디어.
- 파깨비(2005). 철학노트. 상아기획.
- 피터싱어(정연교 역)(1996). 이렇게 살아도 괜찮은가. 세종서적.
- 한국종교문화연구소(2003). 세계 종교사 입문. 청년사.
- 허원중 외(2009). 지도로 보는 세계 사상사(고대부터 현대에 이르기까지 동서양 사상의 변천사). 시그마 북스.
- 홍은영(2013). 돌봄과 철학. 수문사.
- 『論語』「子路」
- Eva Feder Kittay, 김희강, 나상원 옮김(2016). 돌봄: 사랑의 노동 – 여성, 평등 그리고 의존에 관한 에세이. 박영사
- H.D.F 키토, 박재욱 역(2008). 고대 그리스, 그리스인들. 갈라파고스.
- Husserl, E. 1970, The idea of phenomenology. The Hague Martinus Nijhoff)
- Hyman, J. and Walsh, J.J.(1973). Philosophy in the Middle Ages, Indianapolis.
- Pasnau, Robert(2010). 「Introduction」. 『The Cambridge History of Medieval Philosophy』. Cambridge, UK: Cambridge University Press. 1쪽. ISBN 978-0-521-76216-8.

✻ 참고사이트

- 글로벌세계대백과사전 : 동양사상, 유가의 사상.
- 네이버 지식백과 : 철학, 러셀, 귀납법, 연역법, 고대철학, 동양철학.
- 위키백과 : 철학방법, 서양철학, 중세철학, 실존주의, 유교, 브렌타노, 헤겔, 메를로 퐁티, 프래그머티즘.
- 한국민족문화대백과 : 12연기.

INTRODUCTION TO NURSING

03 장

간호윤리

학·습·목·표

1. 윤리학에서 간호윤리학의 위치를 제시한다.
2. 간호윤리의 중요성을 설명한다.
3. 간호윤리의 주요 개념으로서의 돌봄과 옹호를 정의한다.
4. 생명윤리의 배경을 설명한다.
5. 간호윤리와 생명윤리의 관계를 설명한다.
6. 간호윤리의 근거 이론인 공리주의와 의무론을 설명한다.
7. 간호 업무의 기반이 되는 윤리원칙과 윤리규칙을 설명한다.
8. 간호현장에서의 윤리적 사고과정을 설명한다.
9. 간호사 윤리강령의 제정배경을 설명한다.
10. 간호사 윤리강령의 기능을 열거한다.
11. 한국간호사 윤리강령의 내용과 변화 과정을 설명한다.
12. 환자의 권리를 이해한다.
13. 간호 실무에서의 윤리문제를 설명한다.

주요용어 이해

- **생명윤리** : 생명에 관련된 윤리, 도덕의 문제를 다루는 철학
- **간호윤리** : 간호사가 간호실무에서 마땅히 따라야 하는 윤리 원칙과 실천에 대해 연구하는 학문
- **윤리적 딜레마** : 윤리적 원칙이나 규칙이 서로 상충하여 의사결정이 어렵거나, 어떤 한 가지를 선택받도록 요구되는 상황
- **윤리적 사고과정** : 윤리적 실천 과정에서 여러 단계의 윤리적 사고과정을 거쳐 윤리적 의사결정을 내리는 과정
- **윤리강령** : 윤리적 의무에 대한 행동 강령으로 전문직 단체가 제정한 자율규제

I 간호윤리의 개념

1 간호윤리의 이해

1) 윤리학(倫理學)

우리는 살아가면서 많은 도덕적, 윤리적 딜레마를 겪는다. 또한 이러한 딜레마에 빠질 때면 많은 고민에 빠지게 된다. 이처럼 도덕, 윤리는 일상생활 속에 항상 존재하고 있는 것이다.

일반적으로 도덕이란 행위에 대한 판단, 표준, 규칙을 의미하며 윤리란 1) 사람이 인생을 살아가는 동안 지켜야 할 의무 이행의 내용적 기준 2) 사람이 세상을 사는데 마땅히 하여야 할 도리 3) 옳은 마음가짐과 옳은 행실의 표준 4) 사회적 풍습이나 전통의 제약 5) 인도, 도의, 인의, 예의 등으로 구성되었다고 설명할 수 있다.

윤리는 "내가 해야 할 일(should)은 무엇인가" 혹은 "내가 마땅히 해야 할(ought to)일은 무엇인가"라는 질문에 답을 시도한다. 따라서 윤리학이란 도덕의 본질과 근거에 대한 철학적 탐구라고 정의될 수 있다.

윤리학은 일반적으로 기술 윤리학, 규범 윤리학, 분석 윤리학으로 구분된다. 기술 윤리학은 도덕 현상에 대한 과학적 기술을 의미하고 규범 윤리학은 도덕적 표준과 규칙을 구축하고 정당화하는 것을 뜻하며, 분석 윤리학은 도덕적인 논의의 의미를 따지는 활동이라고 간략하게 정의 내릴 수 있다.

기술윤리학은 기술(記述)이라는 말 자체에 경험적이고 객관적이며 그래서 과학적이라는 의미를 함축하고 있듯이, 개인에게 구체적으로 작용하고 있는 현실의 도덕을 과학적인 절차를 통해서 기술하고 설명한다는 것이다. 기술 윤리학자들에 의하면, 개인의 행위에 직접적으로 영향을 미치는 도덕률은 그가 살아오면서 겪은 여러 가지 사회 문화적, 역사적, 심리적인 경험을 통해서 구성되었다. 따라서 이것은 경험적이고 귀납적인 방법을 통해서 연구될 수 있으며 그가 가진 도덕 판단은 정확히 기술될 수 있고 동시에 그 원인과 결과에 대한 과학적 탐구 또한 가능하다. 따라서 기술 윤리학은 한 개인의 생활, 사회의 구조와 기능 속에 존재하는 도덕 현상을 경험적이고 과학적으로 탐구하여 이에 대한 지식을 획득하는 것을 의미한다. 도덕적 현상을 사실로서 연구하는 기술윤리학은 도덕규범은 역사적으로 크게 변천해 왔으며, 문화가 다르고 민족이 다르고 종교가 다르고 사회체계가 다름에 따라서 도덕도 다르며, 도덕에는 유일, 절대적, 보편적인 것이 있을 수 없다는 일종의 상대주의를 인정하게 한다. 그러나 기술윤리학은 도덕현상을 과학적으로 설명하여 주기는 하지만, 두 개의 도덕체계가 주어져 있을 때 우리가 어느 것을 선택해야 할 것인지에 대해서 아무것도 지시해 주지 못한다. 여기에 기술윤리학의 한계가 있다.

규범윤리학은 보편적으로 인식되고 있는 윤리학 그 자체라고 말할 수 있다. 이는 도덕 현상의 실증적 연구가 아니라, 도덕의 본질과 규범 등에 대한 철학적 연구를 그 대상으로 한다. 규범 윤리학자들은 모든 도덕행위자들에게 타당한 도덕규범의 일관된 체계를 구성하는 것이 어떻게 가능한가를 탐구한다. 여기서 도덕행위자란 도덕적 표준과 규칙에 따라 사고할 수 있고 결정할 수 있으며 행동할 수 있는 사람을 말한다. 도덕행위자라고 해서 항상 도덕적 표준 또는 규칙에 따라 완벽하게 살아갈 수는 없다. 그러나 그러한 기준을 근거로 해서 스스로 판단하고 또 그것을 자기의 선택과 행동에 대한 지침으로 사용할 수 있는 능력을 지녀야 한다. 그러한 표준과 규칙들이 정연한 체계를 이룬 것을 "규범윤리적 체계"라고 부르며 그러한 체계를 구축하고 정당화하는 활동을 규범윤리학이라고 한다. 요컨대 규범윤리학은 철학적인 사고에 의해 삶의 지침으로서 정당하게 채택할 수 있는 표준과 규칙이 있는가의 물음에 답하려는 체계적인 시도라 하겠다. 규범윤리학은 목적론적 윤리설이나 의무론적 윤리설과 같은 순수 규범윤리학과 환경 윤리, 성 윤리 등과 같은 응용 규범윤리학으로 나누어진다.

분석윤리학은 윤리에 대한 분석철학자들의 이론이다. 과학의 발달, 특히 20세기 이래 과학의 눈부신 발전에 따라 사람들은 규범 윤리학에 대한 회의적인 시각을 가지게 되었다. 분석윤리학은 대체로 말해서 이와 같은 시대사조에 발맞추어 나타난 것이라고 할 수 있다. 분석철학의 기본적인 특징은 형이상학적 전제를 내세우는 것을 배제하며 분석을 통해서 문제의 명확화와 그 해결을 꾀하는 데 있다. 이 때 우리의 사상이나 사고는 주로 언어에 의해서 표현되고 전개되므로 언어분석을 주요 임무로 삼는다. 분석 윤리학은 행위의 규범이라든가 도덕적 판단을 문제삼는 종래의 규범 윤리학과는 다른 각도에서 윤리의 문제에 접근하여 윤리적 언사(言辭)나 윤리적 명제의 의미와 진위 등을 분석한다. 구체적인 예를 들면 다음과 같다.

- 선악(善惡, good and bad), 정사(正邪, right and wrong)와 같은 윤리적 언사의 의미 또는 정의는 무엇인가?
- 윤리적 판단이나 가치판단은 어떻게 성립되며 그 판단에 관한 증명, 정당화는 가능한가?
- '책임', '양심', '의식', '자유' 등은 무엇을 의미하는가?

2) 생명윤리학

생명윤리학은 생명에 관련된 윤리, 도덕의 문제를 다루는 철학이다. 생물학과 의학의 발전 과정에서 제기되는 윤리적 문제에 대한 연구이며, 의료 정책 및 실천과 관련한 도덕적 분별력이기도하다. 생명윤리 학자들은 생명 과학, 생명 공학, 의학, 정치, 법학 및 철학 간의 관계에서 발생하는 윤리적 문제에 관심을 갖고 있으며, 여기에는 1차 진료 및 기타 의학 분야와 관련된 가치("일상의 윤리") 연구가 포함된다.

"생명윤리"라는 용어는 1926년 프리츠 자어(Fritz Jahr)가 과학적 연구에서 동물과 식물을 사용하는 것과 관련된 "생물윤리적 의무(Bioethical imperative)"에 관한 한 논문에서 쓰기 시작하였다(https://en.wikipedia.org/wiki/Bioethics).

제2차 세계대전 동안 자행된 나치의 생체 의학 실험, 1930년대부터 40여 년 동안 진행된 미국의 터스키기 매독연구 등의 윤리문제와 관련된 충격적 진실들이 파헤쳐지면서, 사회는 생물 의학이나 행동 연구를 수행하는데 있어 윤리적 문제의 심각성이나 중요성을 깨닫기 시작하였다. 1974년 미국에서 국가 연구에 관한 법률(National Research Act)이 제정되었고 인체실험에서 꼭 참고해야 할 윤리적 원칙을 규정하기 위한 위원회가 소집되었다. 이를 토대로 1978년, 마침내 벨몬트 보고서(Belmont Report)가 발표되었다. 벨몬트 보고서는 모든 인체 실험에서 필요한 기본 원리와 사전 동의, 연구 참가자들에 대한 위험성과 혜택의 측정 및 연구 참가자들의 선별을 통해 기본 원리들을 어떻게 적용할 것인지에 대한 지침을 포함하였다. 1979년 벨몬트 보고서의 결과로 보참과 칠드레스(T. L. Beauchamp & J. F. Childress)는 "생명의료윤리학(Principles of Biomedical Ethics)을 출판하였으며, 이 저서에는 생명의료윤리의 4대 원칙인 자율성 존중, 악행금지, 선행, 정의의 원칙을 제시하였다.

3) 간호윤리학

19세기 이후 간호가 비종교화 되면서 간호사들은 높은 수준의 교육과 훈련을 받게 되었고 그 결과 간호현장에서 과학적, 기술적, 전문적으로 합리적이고 효과적으로 판단하는 동시에 자신의 행위에 책임질 것을 요구 받았다. 지금의 전문직 간호사들은 계속 발전하는 과학적, 기술적 진보와 함께 빠르게 변화하는 사회적 가치 속에서 대상자들의 요구와 이익을 위해 책임 있게 행동해야 한다.

간호윤리학이란 의료 현장에서 마땅히 따라야 하는 윤리를 미리 전제하지 않고 하나의 열린 물음으로 놓고 그것을 연구하는 학문이다. 간호사가 경험하는 윤리적 물음은 두 가지의 의미가 있는데 하나는 현재 간호사들의 간호현장에서 '실제로 따르고 있는' 윤리규범과 윤리원칙을 의미하고 다른 하나는 간호사들의 간호행위를 안내하는 지침으로 따르기로 선언한 간호사들의 '일상적, 관행을 지배하고 지도하는 이상적'인 윤리규범과 윤리규칙을 의미한다. 간호윤리란 용어가 서로 다른 의미로 사용하는 것은 이상과 현실의 차이 때문이라고 할 수 있다.

간호사는 임상현장에서 환자를 중심으로 여러 가지 관계를 맺으면서 간호활동을 수행하고 있다. 그러므로 일차적으로 간호사가 맺고 있는 관계에 따라 간호윤리 문제를 몇 개의 유형으로 구분하고 있다. 간호사가 경험하는 윤리적 갈등 분야에는 다음과 같은 것들이 있다.

- 간호사는 환자와의 관계에서 윤리적 갈등을 경험한다.
- 간호사는 환자 치료에 책임을 지고 있는 의사와 관계를 맺고 있다.
- 간호사는 많은 경우 동료 간호사와 환자를 공동으로 돌본다.
- 간호사는 다른 의료 종사자들과 더불어 관계를 맺는다.

다음은 간호현장에서 처할 수 있는 윤리적 갈등 상황과 관련된 내용이다.
만약 여러분이 아래와 같은 상황의 주인공이라면 어떤 의사결정을 할 것인가?

참·고·하·세·요

※ 의료진의 부당한 요구와 윤리의식의 필요성

1. 사건 개요

사립병원에 입원한 환자(50세, 여)가 폐수종, 만성심부전증, 호흡곤란 등을 호소하여 담당간호사 B는 담당의사 A에게 이를 보고하고 맥페란(Macperan, 진토제) 1앰플 정맥주사 구두처방을 받아 환자에게 투여하였다. 그 후 환자는 오심과 협심증의 증세를 동반하여 쇼크에 빠졌는데, 이때 환자의 혈중요소질산은 204mg/dl(정상범위 : 5~25mg/dl)이었다.

B는 즉시 A에게 보고했으나 아무런 연락이 없었고 A의 무선호출기에 신호는 가나 통화가 되지 못했다. 할 수 없이 다른 과 의사를 불러 심폐소생술 등 응급처치를 하면서 중환자실로 옮겼으나 그날 사망하였다. 심폐소생술을 시작한 지 10분 정도가 지난 후에 담당의사 A가 왔고 담당간호사 B는 A에게 보고한 내용과 그때 상황을 간호기록지에 기록했다. 그러나 담당의사 A는 담당간호사 B에게, 의사와 계속 연락 중이었고 제때에 도착하여 함께 심폐소생술을 시행한 것으로 기록하여 주기를 요구하였다. B는 이를 거부했지만 A를 비롯한 전문의와 수간호사가 기록을 수정하라고 요구하는 바람에 어쩔 수 없이 수정하게 되었다.

이후 환자 측과 의료분쟁이 발생하자 담당의사 B는 다른 동료들과 함께 있었으나 무선호출기가 울리지 않았다고 주장했고 동료들도 이를 인정하는 진술을 하고 있다.

2. 윤리적 갈등

위와 같은 상황은 간호사들이 진료행위과정에서 종종 겪게 되는 상황이다. 이때 간호사는 의료기관의 책임을 덮어주도록 하는 요구와 사실을 있는 그대로 알리려는 양심과의 윤리적 갈등 속에서 애를 태우게 된다. 그러나 간호사는 환자를 보살피는 보호자로서 의료행위를 수행하여야 하는 임무를 가지고 있으므로 법적 책임과 경영상의 어려움을 근거로 의료진의 잘못된 행위를 숨기려고 하는 부당한 행위에 대항하여 맞설 수 있는 용기가 매우 필요하다.

3. 법적 고찰

위 사례에서는 제때 필요한 응급처치를 하지 못한 치료지연으로 의료과실소송이 제기될 것이다. 만약 의료소송이 제기된다면 진료기록부 및 간호기록부 등의 의무기록은 의료과실소송에 있어서 중요한 증거자료가 될 것이며, 사실대로 기재된 간호기록은 의사에게 책임을 지우는 매우 중요한 증거자료가 될 것이다. 이때 간호사가 의사 및 수간호사의 강요에 의하여 진료기록을 허위로 작성하고 증언하게 될 경우 어떠한 형사법적 책임을 지게 되는가?

• 허위사문서작성죄의 성립여부

문서위조는 작성권한 없는 자가 타인명의의 문서를 작성하는 것을 말하는 바, 문서의 작성권한이 있는 간호사가 허위의 문서를 작성한다 하더라도 문서위조죄는 성립되지 않는다.

문서는 공문서와 사문서로 나누어지는데, 공문서는 공무소 또는 공무원이 직무와 관련하여 작성한 문서를 말하고 사문서는 사인명의로 작성된 문서를 말한다. 공문서는 사문서에 비하여 내용의 진실성에 대하여 사회적으로 공신력이 높고 영향력이 크다. 따라서 형법에서는 작성명의인이 작성하더라도 내용이 허위인 경우 허위공문서작성죄로 처벌하고 있다. 국공립병원, 보건소 같은 공공의료기관에서 근무하는 공무원인 간호사가 간호기록을 허위로 작성하게 되면, 허위공문서작성죄에 해당된다.

우리 형법에서는 공문서의 허위작성은 처벌하나, 사문서의 허위작성에 대하여는 처벌하지 않음이 원칙이다. 다만 예외적으로 사문서를 허위로 작성하는 경우에 처벌하는 것은 허위진단서작성죄에 해당하는 경우뿐이다. 형법 제233조는 의사·한의사·치과의사·조산사가 진단서, 검안서 또는 생사에 관한 증명서를 허위로 작성한 때에 처벌하고 있다. 그러나 사립의료기관의 간호사 B가 간호기록을 허위로 작성한 경우에는 형법상의 허위사문서작성죄에 해당하지 않게 된다.

• 위증죄

간호사 B가 의사 및 수간호사의 강요에 의하여 허위의 증언을 하는 경우에 어떠한 법적 책임을 지게 되는가? 위증죄는 법률에 의하여 선서한 증인이 허위의 진술을 하는 것이다. 간호사가 법정에서 선서하고 허위의 진술을 하는 경우에는 위증죄가 성립한다.

그런데 간호사 B의 증언으로 다른 의사와 수간호사가 공모하여 만든 허위의 진술을 뒤집을 수 있을까. 이를 뒤집을 수 없다면 B가 사실대로 진술한다 하더라도 오히려 위증으로 억울하게 처벌받지는 않을까 걱정이 될 것이다. 그러나 '사필귀정(事必歸正)'이므로, 상황의 전후좌우를 살펴 사안을 파헤칠 때 무선호출기의 호출내역조회, 다른 과 의사의 소환, 기록변경요구상황 내지 기록의 수정된 흔적 등을 들어 사안의 진상을 밝힌다면, B에게 위증책임을 지우기는 어려울 것이다.

4. 맺음말

간호행위과정에서는 본의 아니게 사실과 다른 기재를 하거나 양심에 반하는 행위를 하게 되는 경우가 많을 것이다. 이때 정작 올바른 양심에 따라 사실대로 말할 수 있는 것은 단지 배움의 많고 적음이 아니라 간호사의 마음가짐에 있다고 할 수 있다. 우리는 남의 이야기를 들을 때는 객관적인 입장에서 양심의 지시가 무엇인지를 잘 판단하곤 한다. 그러나 자신이 처한 상황 아래서는 판단력이 흔들리게 된다. 따라서 자신이 처한 상황을 남의 이야기를 듣는 자세로 객관적으로 판단하고 행동할 수 있는 시각과 함께 이를 극복할 수 있는 용기가 필요하다.

출처 : 대한간호 45권 3호(글 이경환 변호사)

4) 간호윤리의 중요성

윤리에 대한 일차적 정의는 '선한 일을 하고 해로움을 피하게 하는 것이다' 간호사의 의사결정은 사람들에게 영향을 미치며 그래서 간호사는 대상자에게 선을 행하고 해로움을 피하게 할 힘과 책임감을 갖는다. 간호 그 자체는 대상자와 가족들의 의견을 존중하려는 속성을 갖고 있다. 그래서 간호사의 의도와 행위는 그 자체로 도덕적으로 훌륭하고 윤리적이라고 할 수 있다. 하지만 현재의 간호사들은 자신이 마땅히 해야 할 의무를 제대로 수행하고 있는지에 대한 불확실성 때문에 최근 들어 간호윤리가 강조되고 있다. 간호직 내외의 변화는 간호사로서의 책임과 의무, 윤리의식 등에 영향을 미쳐 현대의 전문간호사는 인간 생명과 간호 실무에 더 깊이 있는 이해와 철학적 반성을 거쳐 좀 더 인간적이고 개방적인 간호를 실현해야 한다. 이러한 변화가 간호윤리학을 강조하게 만드는 중요한 이유가 된다.

간호윤리가 강조되는 이유를 정리하면 다음과 같다.

첫째, 새로운 지식과 기술의 발전으로 의료의 범위가 확대되었으며 이로 인해 간호사의 역할은 불명확하게 되었기 때문이다. 정신적, 육체적으로 능력이 현저하게 감소된 말기환자가 최첨단 기술과 의료기계로 생명을 유지하는 경우가 많은데 이럴 경우 간호사는 환자와 가족을 진정으로 돕는 것이 무엇인지 확실한 답을 할 수 없다. 이 외에도 장기이식, 뇌사, 유전자 조작 등 새로운 의료지식과 기술의 출현은 새로운 가치관과 그에 따른 윤리적 갈등을 표출시키고 있다.

둘째, 간호사의 역할과 위치의 변화로 간호의 전문성이 인정됨에 따라 의료팀의 일원으로서 환자 편에서 옹호해 줄 것이 요구되고 있다. 이때 의사와 의료기관의 견해와 환자의 이익이 서로 충돌할 때 간호사는 전문적인 지식과 합리적인 판단에서 진정으로 환자에게 최선의 이익이 무엇인가를 잘 판단하여 결정해야 할 것이다.

셋째, 사회 인구학적 변화와 함께 사람들의 가치관이 급속도로 변화함에 따라 지금까지 해결했던 방법인 도덕률이나 정책, 법률만으로 더 이상 문제를 해결할 수 없게 되었다. 특히 노인인구의 증가, 실존주의에 입각한 인간의 자율성 존중과 함께 환자의 권리 의식의 신장은 새로운 문제를 발생시켰고 관습이나 관행처럼 해왔던 간호행위들이 과연 변화하는 사회 요구에 적합한 행위인지에 대해 비판적으로 판단될 것이 필요해졌다.

간호사들이 윤리적 가치관의 갈등과 불일치를 경험하게 되면 간호사 자신의 개인적 발전에 장애가 되며 간호실무 활동의 질적인 면에 영향을 주고, 더 나아가 사회구조 안에서 간호실무의 근본적인 이유와 의미를 상실하게 된다. 그러므로 간호의 근원과 본질을 밝히고 긍정적 간호행위의 근본 동기가 되며 간호의 방향을 결정해 주는 간호윤리에 대한 탐색과 철학이 간호에 있어 필수 요건이 된다. 또한 간호윤리의 확립은 임상간호사들이 간호활동 과정에서 일어나는 복잡하고 다양하며 이해가 상반되는 문제에 직면했을 때 윤리적 가치관에 따라 임무를 수행하는 데 도움을 줄 것이다.

2 간호윤리의 주요 개념

1) 윤리적 개념으로서의 돌봄

베너와 루벨(Benner & Wrubel, 1989)은 돌봄과 책임에 기반을 둔 간호윤리체계를 제시하였다. 환자와 '연결'된 느낌이 있고 관심을 가짐으로써 간호사는 그 상황이 어떤 국면인지를 파악할 수 있다. 간호사는 환자가 경험하는 것의 의미를 이해할 수 있고 환자는 간호사에 의해 돌봄을 받고 있다고 느낄 수 있으며 그래서 그는 간호사를 더욱 신뢰할 수 있게 된다. 이러한 통찰력이 간호사로 하여금 문제를 확인하고 가능한 해결책을 설명하며 조치를 취할 수 있게끔 해준다. 이 과정은 지적 활동이 아닐 수 있으며 오히려 상황에 대해 깊게 생각하지 않고도 빠르게 이해하는 것인데, 베너와 루벨은 이를 체계화된 지능이라고 불렀다. 그들은 돌봄 윤리는 해당 지역사회의 윤리적 실천에 관한 이해를 필요하기 때문에 경험을 통해서만 습득될 수 있다고 하였다. 지역사회와 가족에 대한 문화는 배경적 의미를 제공한다. 배경적 의미에 대한 이해 없이 선택된 행위는 문화적으로 둔감하거나 완전히 부적절할 수 있다. 추딘(Verena Tschudin)은 윤리적 의사결정은 합리성에 근거해야 하고 감정이 배제되어야 한다는 생각은 옳지 않다고 하였다.

이렇듯 간호사와 윤리학자들의 끝없는 관심에도 불구하고 돌봄 윤리를 수행하는 데는 몇 가지 문제점이 있다. 이것은 돌봄 윤리가 비 성찰적이고 주관적인 과정이기 때문에 다른 의료 제공자나 가족에게 간호사가 선택한 행위에 대해 이론적 근거를 제시하기가 어렵다는 것이다. 현재 의료계는 어떤 의료적 결정을 진행하기 전에 그 결정의 적절성을 다른 의료 제공자들에게 납득시키는 것이 필요하다. 또 다른 문제점으로는 동일한 상황에서도 개인들은 다양한 "체계화된 기능"과 행위에 의해 다르게 의사결정을 내릴 수 있다는 점이다.

마지막으로 모든 환자와 간호사들이 이렇듯 강렬하게 연결되어 있는 느낌을 가지고 돌봄 관계를 형성하는 것이 가능하지 않다는 것이다. 환자와 간호사 모두 그러한 밀접한 관계를 가질 수 없거나 어떤 사람은 이런 관계를 꺼리기도 한다. 올슨(Olsen)은 돌봄은 인간관계를 바탕으로 하기 때문에 환자를 위한 윤리적 의사결정이 간호사가 환자를 좋아하는지의 여부와 같은 비도덕적 요인에 의해 좌우될 수 있다고 하였다.

2) 윤리적 개념으로서의 옹호

옹호자(advocate)란 '부축하여 보호하는 자' 또는 '편역을 들어 지키는 자'라는 뜻을 갖고 있는데 1900년대 초 처음으로 미국의 간호 실무 현장에서 '옹호'라는 용어가 제기되었다. 전문직 간호사가 환자 옹호자로서의 일반적 역할은 다른 건강전문인에게 환자의 바람과 요구를 표현해 주고 대상자의 권리를 보호하는 것을 뜻한다.

특히 오늘날에 와서는 사전 동의의 필요성과 설명, 치료 방법들 중의 선택, 복잡한 의료 환경에서의 선택문제, 장기의식, 뇌사 등의 의료 윤리문제가 대두되면서 나타나는 복잡한 상황 등으로 인해 환자와 가족들은 과거 어느 때보다도 정보에 대한 설명과 함께 이러한 것들 중에 한 가지를 선택하였을 경우 거기에 따르는 이익과 위험 등을 잘 설명해 주고 지지해 줄 옹호자가 절대적으로 필요하게 되었다. 그러므로 간호사의 옹호자 역할은 매우 중요하며 이 역할을 효과적으로 수행해야 하는 중요한 위치에 있다.

Ⅱ 간호윤리적 사고

1 윤리이론

윤리란 인간 행위에서의 옳고, 그름이나 무엇이 좋고 나쁜지를 도덕적 차원에서 이해할 수 있도록 도와주는 철학적 탐구의 한 형태이다. 윤리는 도덕적 원칙의 탐구일 뿐 아니라 특정한 집단의 도덕적 기준이나 행위, 신념 등을 의미한다. 여기서는 간호사 및 간호 집단의 가치와 도덕, 신념에 가장 많은 영향을 끼치는 윤리이론인 공리주의와 의무론에 대해 살펴보도록 하겠다.

1) 공리주의

공리주의(utilitarianism)란 데이비드 흄(David Hume)의 생각을 영국의 철학자이자 법학자인 제레미 벤담(Jeremy Bentham)과 제임스 밀(James Mill)이 함께 발전시킨 도덕이론으로, 자연주의 철학에 그 기반을 둔 이론이다.

흄은 영국의 경험론적 생각을 완성한 철학자로 특히 그는 로크와 버클리의 생각을 논리적으로 완전하게 결론을 내렸으며, 다른 철학자가 미처 생각하지 못한 부분을 논리적으로 잘 보완하여 영국 경험론을 완전한 철학체계로 완성하고 있다. 흄의 영향을 받은 벤담과 그의 제자들은 공리주의가 유일하게 추구하는 보편적 원리는 오직 '최대 다수의 최대 행복'으로 이러한 효용의 원리만이 상황과 무관하게 모든 사람에게 구속력을 가지며 경우에 따라서는 수단이 목적을 정당화할 수 있다고 생각했다.

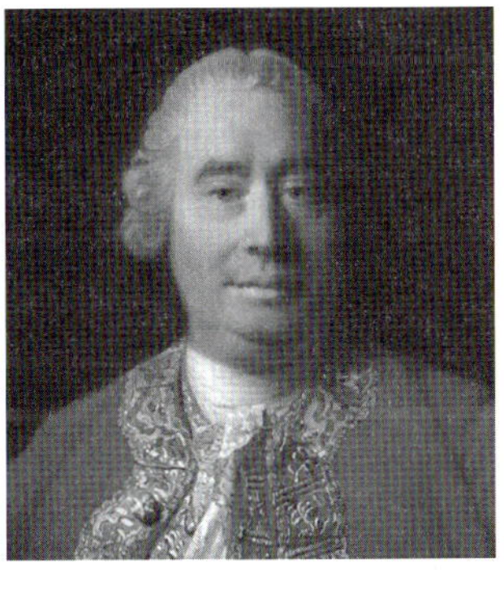

그림 3-1 데이비드 흄

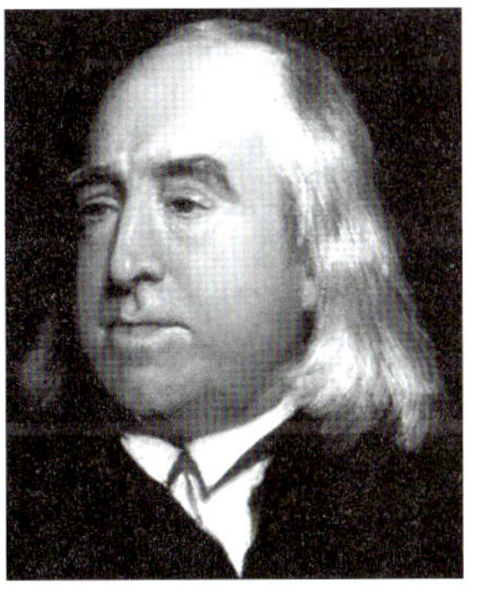

그림 3-2 제레미 벤담

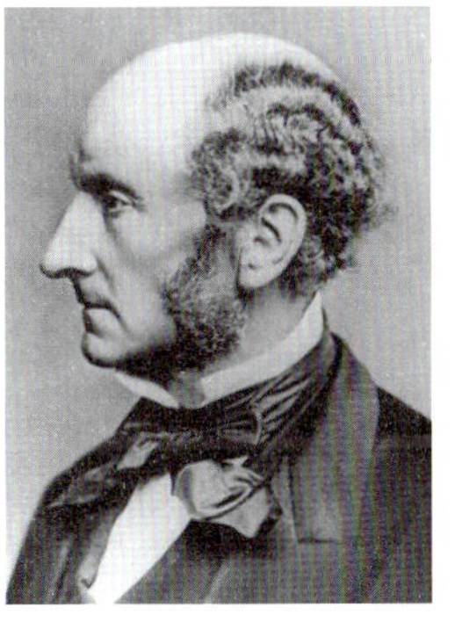

그림 3-3 제임스 밀

공리주의자들은 행위의 옳음을 최대 다수의 최대 행복을 도모할 수 있는가 여부에 따라 평가하기 때문에 '목적론적 윤리론'이라고 불리며 또한 행위가 도덕적으로 옳은지 여부를 결정하는 데 있어 행위가 산출하는 결과만을 고려하기 때문에 '결과론적 윤리론'이라고도 한다.

2) 의무론

의무에 기반을 둔 윤리 이론 혹은 보편적 도덕원칙이라고 불리는 의무주의(deontology)는 비결과주의 혹은 형식주의라고 불린다. 의무주의에서의 행위의 옳고 그름은 결과와는 상관없이 단지 의무에 근거한 법칙과 규칙에 의해 그 행동의 옳고 그름이 판단된다. 의무주의에서 가장 전형적이고 전통적인 것은 칸트의 윤리이론인 칸트주의로 흔히 의무주의와 구별 없이 사용된다. 또한, 칸트주의가 갖는 문제점을 현실적으로 해결하려고 노력한 로스(Ross)의 의무주의도 보편적으로 사용된다.

쉬어가기 공리주의의 종류

1. 선호 공리주의(Preference utilitarianism)
   선호 공리주의는 사람들이 무엇을 더 원하는가와 같은 개인적 선호도 혹은 사회적 선호도를 행위의 옳고 그름을 판단하는 기준으로 제시한다. 이러한 선호도는 어떤 사람들이 무엇을 원하고 어떤 욕구를 가졌는지, 무엇을 더 선호하는지는 개별적인 면담을 통해서만 객관적으로 알 수 있다.
   선호도를 고려하는 공리주의는 고전적 공리주의에 비해 더 명확한 분석방법과 결정을 위한 규칙들을 지닌 장점이 있는 반면 만약 일반적으로 받아들일 수 없는 것을 선호하는 경우 주관적인 선호도를 동등하게 다루지 못한다는 단점이 있다.
2. 행위 공리주의(Act utilitarianism)
   행위 공리주의는 유용성의 원칙이 특정 상황 아래에서 개별 행위에 각각 적용되어야 한다고 주장하는 것으로 어떤 행위가 다른 행위보다 최고의 유용성을 생산할 수 있는 경우에 옳다고 하는 이론이다. 행위 공리주의의 장점은 각각의 경우를 독특한 경우로 상정하고 있으며 각 상황이 서로 다를 경우 각각의 경우에 해당하는 다른 선택을 할 수도 있다. 하지만 행위 공리주의가 각각의 특수한 경우에 민감하게 대응할 수 있지만 그 선택이 쉬운 것만은 아니다. 왜냐하면 그 선택이 옳은 것이라는 확신을 줄 수 있는 길은 없으며 또한 행위의 결과가 정말 그대로 나타날 것인 것 확인할 방법도 없기 때문이다.

3. 규칙 공리주의(Rule utilitarianism)

규칙 공리주의란 유용성의 원칙이 특정 행위의 정당성을 결정하기 위한 규칙을 판단하는 데 적용되어야 한다고 주장하는 것이다. 규칙 공리주의는 개별적 행위의 옳고 그름은 그 행위가 규칙에 따른 것인지, 그렇지 않은 것인지에 따라서 판단된다. 즉, 옳은 행위란 어떤 상황에 처했을 때 더 많은 유용성을 산출할 수 있고 이미 인정된 타당한 규칙들에 따라 행위 하는 것이라고 주장한다. 규칙 공리주의자들은 약속을 지키는 것을 중요시하며 행위 공리주의와 달리 이들은 약속이나 사회적 상실들이 지켜져야 하며 유용성을 증가시킨다는 명분으로 약속을 지키라는 규칙에 대한 의무를 무시해서는 안 된다고 생각한다. 규칙 공리주의는 어떤 규칙들이 동일한 경우에 적용이 되어서 서로 충돌하는 경우 이러한 갈등 해결책이 존재하지 않는다는 것이 가장 큰 단점이다. 또한, 수많은 다른 상황을 모두 포함시키기 위해서는 엄청난 규칙들이 만들어져야 하는데 이 많은 규칙들 중에서 실제적으로 도덕적인 결정으로 인도하는 규칙을 제대로 찾아서 적용한다는 것이 불가능하다는 것이다.

2 간호의 윤리적 원칙(생명윤리의 원칙과 규칙)

1) 생명의료윤리의 기본 원칙

생명의료윤리의 네 가지 원칙은 미국의 생명의료윤리학자 보참(T. L. Beauchamp)과 칠드레스(J. F. Childress)가 그들의 저서 생명의료윤리학의 원리(principles of Biomedical Ethics)에서 제안한 생명의료윤리학 방법론이다. 이를 원칙주의라고 부르는데 이는 전통적인 하향적 접근법에 속하면서도 그것을 좀 더 구체화시킨 방법이다.

(1) 자율성 존중의 원칙

자율성 존중의 원칙이란 사람이 자신의 생각을 가지고 선택을 하며, 개인적 가치와 신념으로 행동할 권리를 가지는 것을 인식한다는 의미이다. 여기에서 존중은 단순히 태도만을 의미하는 것이 아니라 행동까지도 포함하는데 타인의 행동이나 선택을 방해하지 않으면서 더 나아가서는 타인으로 하여금 자율적으로 선택할 수 있도록 그들의 능력을 배양하고 촉진하는 행위가 포함된다. 자유민주주의 사회는 개인의 자율성을 존중한다. 의사의 진단과 치료 역시 자유민주주의 사회에서 이루어지는 행위이므로 의료행위 역시 개인의 자율성을 최대한 존중해야 한다는 것이 자율성 존중의 원칙이다. 의사가 일방적으로 환자의 진료를 결정하는 것이 아니라, 어디까지나 환자의 자율적 의사에 따라 진료해야 한다는 것이다.

자율성 원칙에는 적극적 의무와 소극적 의무가 있다. 적극적 의무는 정보를 제공하거나 상대방이 자율적으로 의사결정을 하도록 하는 것을 의미하고 때로는 사람들로 하여금 이용 가능한 선택을 최대한으로 증가시킬 의무를 지칭하기도 한다. 반면 소극적 의무는 자율적인 행위가 타인에 의해 억압되어서는 안 된다는 절대적인 의무로 보통은 '사람이 타인을 해롭게 하지 않는 한 그의 생각과 행동은 존중되어야 한다.'라는 조항을 강조하고 있다.

또한, 자율성을 존중하려면 우선 개인의 자율적 의사가 무엇인지 알아야 하는데 예를 들면 의사는 진료행위를 수행하기 전에 환자의 동의를 얻어야 한다. 그런데 여기서 문제가 발생할 수 있다. 의료행위는 고도의 전문성이 요구되는데, 의사는 전문지식을 갖고 있지만 환자는 정보의 비대칭성으로 모르는 경우가 일반적이다. 이러한 이유 때문에 환자의 동의가 진정한 동의인가 하는 문제가 제기된다. 생명의료윤리에서는 이를 '충분한 설명에 근거한 동의' 문제라고 한다. 즉 정보를 제공하고 내용을 확실하게 이해할 수 있도록 하며 그 뒤 적절한 의사결정을 촉진시키는 전문가로서의 의무를 의미한다. 자율적 기능을 존중하는 적극적 소극적 방법들은 다양하게 있으나 일반적으로 지지되는 자율성 존중 원칙의 주요 내용은 다음과 같다.

- 진실을 말할 것
- 타인의 사생활을 존중할 것
- 사적인 정보를 보호할 것
- 환자치료에 대한 동의를 구할 것
- 요청될 경우에는 타인이 중요한 결정을 하는 데 도움을 줄 것

반면 자율성 존중의 원칙이 제한을 받은 경우도 있다. 환자의 자율성의 능력이 내외적인 제약에 따라 다양하다는 것이다. 예를 들면 환자의 자율성이 갖는 내적 제한에는 정신능력, 의식수준, 연령, 질병 상태 등에 따라 다르고 외적 제한 역시 병원환경, 자원의 이용가능성, 의사결정을 위해 제공되는 정보의 양, 금전적 자원 등에 따라 제한을 받을 수가 있다는 것이다. 또한 도덕적인 고려에 의해 제한을 받기도 하는데 개인의 자율적인 결정이 공공의 건강을 해치거나 타인에게 위해를 가할 가능성이 있을 경우, 부족한 자원을 요구할 경우에는 자율성을 제한하는 것이 정당화되며 미성년자, 무능력자, 무지한 자, 강요된 자, 착취당한 자, 약물중독자, 비합리적으로 자살하려는 자, 신생아와 같이 자율성을 발휘할 수 없는 자에게는 자율성 존중의 원칙이 적용되지 않는다.

자율성 원칙은 때로 선의의 간섭주의와 상충하게 되는 경우가 있다. 선의의 간섭주의란 개인에게 이득을 주기 위해 개인의 선택이나 의도된 행동을 무시하는 것으로 현대사회에서 선

의의 간섭주의가 정당화되는 경우는 현실적으로 이득이 크고 피해야 할 위험이 심각할 경우에는 정당화된다.

(2) 악행금지의 원칙

악행금지의 원칙은 우리가 타인에게 의도적으로 해를 입거나 해를 입힐 위험을 초래하는 행위를 하지 말아야 할 의무를 의미하는 것이다. 여기에서 '해(harm)'을 어떻게 해석하느냐의 문제가 있다. '해'라는 개념은 간단하지 않으며 '해'에 반대되는 '선'의 개념과 단순히 이분법적으로 분류되는 개념이 아니다. 한쪽 끝이 선이고 다른 한쪽 끝은 해라는 연속선상 위에서 문제의 행위가 어디쯤에 위치하느냐에 따라 선 혹은 해로 분류될 수 있다는 것이다.

'해'의 의미는 넓게는 명예, 재산, 사생활, 자유 등의 훼손까지도 의미하지만 좁게는 신체적, 심리적 이해관계의 훼손만을 의미한다. 또한, 생명윤리에서는 좁은 의미에서만 사용하고 있는데 고통, 무능력, 죽음, 신체적 상해 등에 초점을 맞춘 피해로 해석되어야 할 것이다.

모든 의료인은 이 원칙에 따라 환자에게 '해'가 되는 행위를 해서는 안 된다. 이것은 치료과정에서 환자에게 신체적, 정신적으로 상해를 주어서는 안 된다는 의미이다. 하지만 때로 의료인은 치료과정상 환자에게 어쩔 수 없이 일부 신체적 상해나 고통을 줄 수밖에 없는 상황에 부딪히게 된다. 이 경우 환자들이 겪게 되는 고통이나 불편함은 도덕적 평가와는 관계가 없는 해로 이러한 고통이나 불편함이 환자들의 더 큰 복지를 위해 어쩔 수 없이 가해지는 것으로 해석해야 한다.

따라서 악행금지의 원칙이란 환자에게 무조건적으로 상해나 고통을 주어서는 안 된다는 의미가 아니라 환자에게 가해지는 위험과 고통을 최소화해야 한다는 의미로 해석해야 한다.

일부 윤리학자들은 악행금지를 선행의 일부로 간주하고 다른 윤리학자들은 이 둘을 분리된 원리로 간주한다. 어떤 경우이든 해를 피하거나 방지하는 원리인 악행금지의 원리가 다른 사람들에게 좋을 일을 하고자 하는 선행의 원리보다는 우선하는 것으로 간주한다.

예를 들어 간호사가 강심제인 디곡신의 1회 복용량을 환자에게 투여하려고 준비하면서 환자의 심첨 맥박이 분당 52회이고 환자가 오심을 호소하는 것을 알게 되었다면 디기탈리스 중독 증세를 인식하고 의사와 상의하여 디곡신 투약을 보류해야 한다. 디기탈리스 독성으로부터 환자가 입을 수 있는 신체적 위해가 제거되기까지는 디곡신 투여로 인해 발생할 수 있는 잠재적 효과를 피해야 한다.

(3) 선행의 원칙

도덕은 우리에게 타인의 복지에 기여하라고 요구한다. 이것을 의료인에게 적용시킨다면 의료인은 타인의 질병을 치료하고 건강을 증진하도록 노력해야 한다. 이를 생명윤리에서는 선행의 원칙이라고 하는데 단순히 악행금지의 원칙처럼 타인에게 피해를 주지 않는다는 정도가 아니라 해악의 예방과 제거 그리고 적극적인 선의 실행을 요구한다. 즉, 타인에게 적극적으로 도와주는 행동을 요구하고 있다.

선행이란 일반적으로 인정, 자비, 친절 등을 의미하며 이타주의, 사람, 인본주의 등을 포함하며 넓게는 타인의 이득을 주려는 의도로 모든 행동이 여기에 속한다. 하지만 여기에서 선행을 자비와 구별해야 한다. 자비는 불교의 자비 혹은 기독교의 사랑과 같이 타인에게 선행을 실천하고자 하는 마음의 성향으로 일종의 덕목을 지칭하는 말이다. 그에 반해 선행이란 그 성향의 결과이든 아니든 간에 다른 사람을 돕는 행위 자체를 의미하는 것으로 생명윤리에서 중요한 위치를 차지하는 말이다. 선행의 원칙에 의하면 의료인은 보통의 도덕을 넘어서 타인을 적극적으로 도와야 할 의무가 있다.

선행이란 크게 두 가지의 중요한 개념이 있는데 하나는 적극적 선행이고 다른 하나는 효용의 원칙이다. 적극적 선행이란 대상자에게 이득을 제공하는 것을 의미하고 효용의 원칙은 행위결과로 나타나는 이득과 손실 간의 균형을 요구하는 것으로 여기에서는 이중 효과의 원칙이 적용된다. 그러나 선행의 원칙에는 이 두 가지 개념 중에서도 효용의 원칙보다는 적극적 선행을 그 기반으로 하고 있음을 알고 있어야 한다.

한편 선행이란 개념은 너무 막연하고 또 추상적이기 때문에 좀 더 명료화할 필요성이 있다. 이를 명료화하는 방법 중에는 선행이 의무가 되는 상황과 그렇지 않은 상황으로 구분해 볼 수 있는데 로스(Ross)는 상황에 따라 의무가 되기도 하고 의무가 되지 않기도 하는 선행에 대해 이를 조건적 의무라고 규정하고 이러한 조건적 의무가 상황에 따라 실제적 의무가 되기도 하고 그렇지 않는 경우도 있다고 했다.

로스가 제시한 실제적 의무는 다음과 같다.

- 타인에게 피해를 불러일으키는 상황들을 제거하기
- 타인의 권리를 보호하고 옹호하기
- 타인에게 발생하는 피해를 예방하기

- 위험에 처한 사람을 구하기
- 무능력한 사람을 돕기

칸트나 로스는 선행 자체가 일반적인 도덕이기 때문에 수행하여야 한다고 하였고 흄은 내가 사회로부터 혜택을 받았기 때문에 나도 사회의 이익을 향상시켜야 할 의무가 있다고 함으로써 호혜성의 개념을 선행의 원칙의 조건적 의무가 되는 근거로 제시하였다. 또한, 밀은 '일부 선행의 원칙들이 도덕적 의무가 되는 근거는 무엇인가?'라는 이유에 대해서 선행의 의무가 효용의 원칙에서 나왔기 때문이라고 보았다.

(4) 정의의 원칙

의료현장에서 환자를 치료하는데 있어 해악을 피하고 선행을 제공하는 것이 항상 가능한 것이 아니다. 해악과 선행이 공존하는 상황이 발생하였을 경우 이때 윤리적 관심사는 어떻게 해악과 이득을 공평하게 분배하는가에 있다. 여기에서의 분배는 누가 얼마만큼의 피해를 입고 누가 얼마만큼의 이득을 보아야 하며 궁극적으로 이들 간의 분배가 얼마나 공정한가? 하는 문제이다. 이와 관련해서 생각해 보아야 할 생명윤리의 원칙을 정의의 원칙이라고 한다.

보건의료 자원의 공정한 분배는 여러 수준에서 논의될 수 있다. 정부의 자원이 보건의료에 분배되는 양, 이용 가능한 보건의료 자원이 다양한 보건의료서비스로 분배 되어지는 양, 그리고 환자 개인의 보건의료서비스에 대한 분배 등이 여기에 속한다.

만약 어느 대학병원에서 인공심장에 대한 연구가 성공적으로 진행되어 인공심장이 개발되었다고 한다면 이 인공심장을 어떤 환자에게 이식할 것인가? 원하는 사람마다 모두 이식시킬 만큼 인공심장이 충분히 마련된다면 이런 질문은 별 의미가 없겠지만 생산비용이 많이 들고 또 그 수량이 한정적일 경우에는 이 문제가 쉽게 간과될 수 없다. 이렇게 의료자원이 한정되어 있을 경우 환자를 선택하는 기준이 문제시 된다. 이것은 분배적 정의에 관한 물음이다. 분배적 정의는 재화나 서비스, 이 경우에는 의료 및 간호서비스를 공정하게 분배하는 것을 의미한다.

인간은 누구나 신분이나 경제적 능력과 상관없이 인간의 존엄성을 유지하기 위해 최소한의 의료권이 주어진다면 그 정도는 얼마만큼이라고 할 수 있는가?

이러한 물음의 배후에 '정의란 무엇인가?'라는 윤리학적 주제가 자리 잡고 있다.

정의란 공정함, 평등함, 적절함 등과 관련된 용어로 '각자에게 각자의 몫을 돌려주는 것'이라고 정의하고 있다. 또한, 의료윤리의 가장 중요한 기본적 원리 중에 하나로 윤리 이론으로 접근될 수 있다. 이러한 정의의 원칙을 적용하기 위해 필요로 하는 첫 번째 가정적 조건은 인간이 순수하게 이타적인 존재도 아니고 또 완전히 이기적인 존재도 아니라는 조건이다. 두 번째 전제는 사회의 자원이나 재화가 '적절히 부족한 상태'여야 한다는 것이다. 왜냐하면 사회의 재화가 모든 사람의 욕구를 충족시킬 만큼 풍부하다면 공정하게 분배할 것인가에 대한 정의의 문제는 발생하지 않을 수 있기 때문이다.

정의를 실현하기 원칙에 있어서는 아리스토텔레스가 주장한 '같은 것은 같게 취급하고 다른 것은 다르게 취급하라'라는 형식적 원칙이 가장 많이 언급되고 있다. 이 원칙에서 정의는 평등과 같은 것으로 이해가 되지만 그렇다고 같다는 것이 무엇이 어떻게 같은 것이고 같게 취급하는 것이 구체적으로 어떻게 취급하는 것인지에 대해서는 언급이 없기 때문에 같은 것과 다른 것에 대한 구분의 실질적 기준을 제시하지는 못하고 있다. 이러한 한계를 극복하기 위한 방안으로 정의를 적용하기 위한 실질적 원칙들이 요구된다.

전통적 분배의 실질적 기준은 다음과 같은 것들이 있다.

- 필요 및 성과에 따른 분배
- 획일적 분배
- 노력에 따른 분배
- 성과 및 공적에 따른 분배

모든 사회는 사람들에게 의료서비스를 평등하게 접근할 수 있는 이상적인 방법을 권장하지만 다른 한편으로는 자유 시장 경쟁을 유지하려고 이 둘 사이에 균형을 이루려는 시도가 계속 시도되고 있다.

분배적 정의에 대한 예를 들어보자.

어느 의료기관에 소속된 가정방문 간호사가 반드시 매일 여섯 명의 환자를 돌보아야 하고 하루종일 175km를 이동해야 한다면 환자와 가족에게 기울이는 시간뿐 아니라 이동시간도 고려되어져야 한다. 여섯 명의 환자들도 각각 주의를 요하는 환자들이긴 하지만 그 중에서 세 명은 간호에 대한 높은 요구도를 가지고 있다. 뇌종양으로 죽어가는 환자는 심한 통증이 있어 약에 대한 재처방이 필요하다. 또 다른 환자는 최근 근위축성 축삭 경화증으로 진단을 받아 매우 놀란 상태이며 그의 아내는 그의 분비물을 흡인해 내는 것을 배워야 한다. 세 번째 환자는 당뇨병인데 혈당을 통제할 수 없고 발에는 심한 상처가 감염되어 있다. 각각의 환자들은 간호사에게 자신을 간호해 달라는 정당한 요구가 있을 때 간호사는 어떻게 자신의 시간을 공정하게 분배할 수 있을까?

이용 가능한 자원보다 더 많은 양의 요구가 정당화 될 수 있을 경우, 자원 배정을 할 수 있는 추가적인 기준을 확인하는 것이 필요하다. 어떤 간호사는 의료적 개입으로 누가 최대의 혜택을 받는지를 검토하기 위해 분배의 원칙 및 공리주의적 전략을 사용하기도 한다. 또 다른 간호사는 그 자원이나 시간을 환자들 사이에 고르게 분배하기 위해(각자에게 동등하게) 또는 어느 사람이 가장 돌봄을 받을 만한 자격이 있는가를 결정하기 위해 자료를 수집하기도 한다.

간호사는 개인에게 의료자원을 배정할 때 다음과 같은 질문을 스스로에게 제기해야 한다.

- 이 사람에게 당연히 제공해야 하는 의무는 무엇인가?
- 이것이 이 사람을 다른 사람과 동등하게 대하는 것으로 그를 편애하거나 차별하는 것은 아닌가?
- 이것은 공정한 행위인가?

2) 생명윤리의 규칙

(1) 정직의 규칙

정직의 규칙은 진실을 말해야 하는 의무이다. 이때 진실을 말한다는 것은 '진실 전체'를 그리고 '진실만을' 말해야 한다는 뜻이다. 즉 정직의 원리가 포함해야 하는 것은 다른 사람을 존중하고 선을 위해서 진실을 말해야 한다는 것이다. 특히 보건의료인에게 있어서 거짓말이나 속임수를 쓰지 말아야 하는 것은 매우 중요한 일이다. 정직하기 위해서는 선한 것과 무해한 것의 정의와 같은 독립적인 원리가 함께 적용되어야 하며 또 이 원리는 인간존중의 원리와 성실의 규칙에도 부합되어야 한다.

(2) 신의의 규칙

'신의'는 보건의료 분야에서 '비밀보장'이라는 의미로 많이 사용되는 말이다. 나이팅게일 서약문에도 "간호하면서 알게 된 개인이나 가족의 사정은 비밀로 한다."는 내용이 있다. 환자의 개인차와 독자적인 인격을 존중해야 한다는 뜻이다. 또한, 간호하면서 알게 된 그들의 사생활이나 비밀을 보장해야 할 의무가 있다. 그러나 이 원칙은 자주 갈등 상황을 빚어낸다.

(3) 성실의 규칙

성실의 규칙이란 약속은 지켜야 한다는 의무이다. 이 규칙은 자율성의 원리와 독자성의 개념에서 나온 것으로 규칙 중에 가장 강한 특성을 지닌 것으로 인간 사회와 인격이 존재하는 한 가지 방법으로 표현된다. 특히 계약적 관계에서는 더욱 기본적인 윤리규칙이며 이것을 약속 이행과 동일하게 사용된다. 현대사회에서 보건의료인과 대상자와의 관계가 계약관계로 설명되는 점을 고려할 때 보건 의료인의 성실의 규칙은 특히 중요하다.

3 윤리적 의사결정

1) 윤리적 의사결정이란?

샤벨슨(Shavelson)은 윤리적 의사결정을 '주어진 정보의 복합적인 인지과정을 거친 후 양심과 사회의 도덕적 가치에 의거하여 하나의 안을 선택하는 것'이라고 정의하였다. 이러한 의미에서 윤리적 의사결정은 윤리원칙과 이론, 방법 등을 고려하는 과정으로 현실에서 나타나는 윤리적 문제 등에 의해 영향을 받는다. 윤리적 의사결정의 기준 틀은 개인이나 인구집단이 건강관리와 관련된 윤리적 의사결정을 내리는 방법이나 과정으로 이들은 의사결정자가 관련된 가치들, 의사결정에 포함된 전후 배경, 그 상황에 대한 개인의 책임에 대한 본질들을 파악하고 평가하는 데 도움을 준다.

2) 윤리적 의사결정을 내릴 때 고려해야 할 사항

윤리적 의사결정을 할 때 고려해야 할 필수적인 내용으로 다음과 같은 것들이 있다.

- 개인의 신념과 가치
- 간호실무를 위한 윤리적 개념
- 윤리적 접근방법
- 윤리적 행위의 기준

간호학에서 제시하고 있는 윤리적 의사결정의 틀은 대부분 윤리적 갈등과 연관되어 가치의 여러 차원을 분석하는 방법과 환자 간호 시 윤리적 의사결정을 체계적으로 내리는 방법이 있다. 이들 중 어떤 틀을 선택할 것인가는 틀에 함축된 가치와 이 가치가 의사결정자의 가치와 일치하는지의 여부에 따라서 달라진다는 것이다. 그러므로 윤리적 의사결정을 하는 데 오직한 가지 틀만이 모든 상황에 최선의 틀이라고 생각해서는 안 된다. 왜냐하면 의료와 간호를 제공하는 상황이 매번 다르고 그 상황에 관계된 사람들의 도덕적 가치와 신념이 매번 다양하기 때문에 윤리적 문제를 접근하는 방식도 달라지기 때문이다.

간호사들은 임상에서 다양한 상황의 윤리적 문제에 직면한다. 간호사들이 간호현장에서 직면하는 윤리적 상황들은 결국 일상적인 환경에서 가치에 대해 갈등을 느끼는 상황이라고 할 수 있다. 또한 이들이 느끼는 가치는 문화적 종교적인 신념들과 강하게 연관되어 있기 때문에 윤리적 의사결정의 틀을 선택하기가 힘들어진다. 그래서 간호사들이 자신들이 사용할 윤리적 의사결정의 틀을 선택하기 전에 다음의 내용을 고려해야 할 것이다.

(1) 가치 갈등의 구체적인 전후 내용이 무엇인가?

발생하는 윤리적 문제의 전후 관계를 이해하게 됨으로써 문제의 본질이 무엇인지를 파악하게 해주며 당사자들이 문제를 어떻게 규정하는지를 알게 된다. 이때 중요한 것은 개입된 당사자들의 눈을 통해 문제를 파악하고 모든 측면에서 이 문제를 이야기 할 수 있도록 해야 한다. 결과적으로 문제의 전모가 밝혀지고 문제에 대한 다양한 해석과 각자의 가치가 명백해짐으로써 가치 갈등이 명료하게 된다.

(2) 관련된 가치의 의미는 무엇인가?

문제의 중심이 되는 가치의 중요성을 탐구하게 해준다. 개입된 당사자들이 가지고 있는 가치의 의미를 파악하게 함으로써 가치의 도덕적, 비도덕적 특성과 종교적, 문화적, 의료적, 정치적 근원이 무엇인지에 대해 인식하게 한다. 어떠한 구체적인 상황에서 개인이 가지고 있는 가치의 의미를 밝혀내는 것은 매우 중요하다. 개입된 당사자들의 갈등하는 가치 간에 그 상황에서 가장 보존되고 보호되어야 하는 가치가 무엇이고 비교적 덜 보호되어도 되는 가치는 무엇인지를 결정할 필요가 있다.

(3) 개입된 당사자들 간의 갈등의 의미는 무엇인가?

대상자들이 갖고 있는 가치는 그들이 살아 온 삶의 흔적 즉 역사를 갖고 있으므로 나름대로 사회적, 경제적인 의미를 가지면서 자신의 삶에 영향을 미치는 의사결정을 한다. 이때 의료인들은 그들의 정서적, 정신적 스트레스에 많은 영향을 미치는 갈등의 의미를 면밀히 파악하고 이를 통하여 개입된 당사자들 간의 윤리적 문제의 의미를 모든 측면에서 평가할 수 있어야 한다.

(4) 그래서 무엇을 하여야 하는가?

의료인들은 가치갈등을 해결할 수 있는 모든 방법들을 찾아낼 수 있어서 대상자들이 무엇을 해야 할 지를 결정하게 해준다. 이때 그 시기에 따라 또 이용 가능한 정보의 양과 가치의 중요도에 따라, 집단의 윤리적 태도나 의사결정자의 판단에 근거하여 당사자들이 선택을 하게 된다.

3) 윤리적 사고단계

윤리적 판단과 행동을 할 때, 인간의 사고는 여러 단계를 거친다. 이러한 과정을 가리켜 윤리적 사고 또는 윤리적 추론이라고 한다. 보참(T. L. Beauchamp)과 칠드레스(J. F. Childress)는 우리가 실제 상황에서 윤리적 의사결정을 하거나 행동하는데 이용할 수 있는 윤리적 사고단계를 4단계로 제시하였다. [그림 3-4]에서 화살표는 정당화의 방향을 나타내는 것이라기보다는 일반화된 규범에 호소함으로써 보다 덜 일반적인 자신의 선택이나 주장이 정당화 될 수 있음을 보여주고 있다.

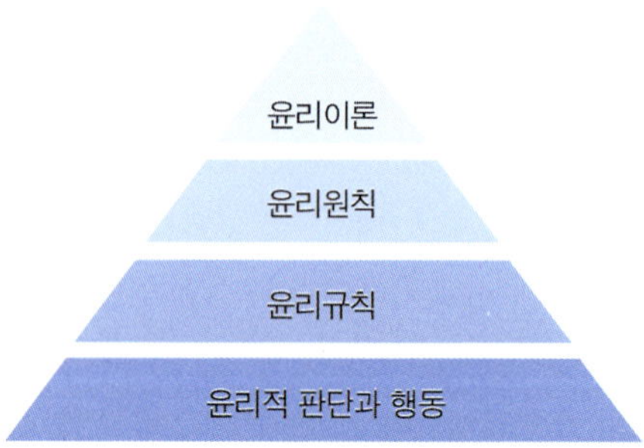

그림 3-4 윤리적 사고단계

(1) 윤리적 판단과 행동

특정한 상황에 처해서 내려야 할 의사결정과 선택해야 할 행동들을 의미하며 구체적이고 특수한 상황에서 윤리적 판단과 행동이 내려진다. 윤리적 판단과 행동에 영향을 미치는 규칙은 실제 규칙, 권한 규칙, 과정 규칙이 있다.

이러한 윤리규칙들은 행동을 위한 판단을 내리는데 옳고 그른 것을 구별하게 해주는 것으로 크고 보편적인 윤리원칙들로부터 나온다.

(2) 윤리규칙

윤리규칙은 우리들의 삶을 구성하며 행동을 위한 판단을 내리는데 옳고 그른 것을 분별케 하는 것으로 좀 더 크고 보편적인 윤리원칙들로부터 나온다. 현실세계에서는 한 가지 윤리 원칙에서 여러 가지 윤리 규칙들이 도출될 수 있다.

(3) 윤리원칙

윤리규칙에 비해 좀 더 일반적이고 기본적인 윤리원칙들로 이러한 윤리원칙들은 윤리 이론에서 유도된다. 이 원칙은 진리와 법칙이라는 공식으로 만들어 질 수 있으며 보편적이어서 누구나가 다 알고 있으면서 공공연하게 표현되는 것이다. 윤리원칙은 매우 포괄적인 규범으로 많은 사례에서 우리가 판단할 때 고려해야 할 기준이 되지만 각 상황마다 우리로 하여금 어떻게 결정하고 행동해야 할 것인지에 대한 정확한 지침을 제공하지는 못한다.

(4) 윤리이론

가장 이론적이고 보편적인 윤리적 판단과 사고의 틀 단계이다. 이 단계는 규칙과 원칙의 모체가 되며 개인이나 집단의 도덕규범과 규범 이론을 일깨워주는 것이다. 사람들이 윤리적 의사결정을 할 때는 매우 구체적이고 특정적인 상황에서 자신의 행동이나 결정을 정당화시킬 수 있는 좀 더 추상적이고 보편적인 것에 기준하여 결정을 하거나 선택을 한다.

4) 윤리적 의사결정과 간호과정

간호사가 내리는 윤리적 의사결정은 간호사들이 실무에서 익숙하게 사용하는 간호과정과 매우 비슷한 문제해결과정이다. 환자의 신체적, 정신적, 사회적, 영적인 문제를 해결하기 위해 사용하는 문제해결 과정이 간호과정이라면 간호사가 직면하는 윤리적 갈등이나 딜레마를 해결하기 위해 사용하는 문제해결 과정이 윤리적 의사결정이다.

다양한 윤리이론과 원칙들에 입각하여 적절히 내리는 윤리적 의사결정은 간호사의 전문직 특성 중 가장 중요한 것이고 전문직 간호사의 발전과 양질의 간호를 위해 매우 중요하다.

윤리적 의사결정을 간호과정에 비교하여 적용하였을 경우 확인해야 할 사항은 아래와 같다.

(1) 사정 단계 : 윤리적 문제의 규명과 자료수집

- 이 상황에서 특별한 이슈는 무엇이며 주어진 상황에서 윤리적 문제는 무엇인가?
- 윤리적 문제와 관련된 신념, 가치, 권리, 의무 등은 무엇이며 가장 중요한 사실은 무엇인가?

(2) 분석 단계 : 핵심 참여자 확인 및 선택사항 확인

- 이 딜레마에 누가 가장 영향을 받으며 어떻게 받는가?
- 이 결정에 대한 합법적 권한은 누구에게 있으며 가장 크게 영향을 받는 사람은 누구인가?
- 시정 과정에서 어떤 선택사항들이 제시되는가?
- 의사결정 참여자의 권리, 의무, 권위, 능력은 무엇인가?
- 당사자나 모든 사람에게 수용될 수 있는 대안은 무엇인가?

(3) 계획 단계 : 기대되는 결과 확인

기대되는 결과는 무엇이며 결과에 대한 각 분야의 의견은 어떠한가?

(4) 수행 단계 : 행동

힘든 결정을 수용할 수 있도록 격려한다.

(5) 평가 단계 : 평가

더 좋은 결과를 얻기 위해 다른 선택을 할 수 있는 여지는 없는지에 대해 알아보는 것과 함께 그 행위가 목적을 달성하였다면 윤리적 딜레마는 해결된 것으로 평가하고 만약 딜레마가 해결되지 않고 계속 남아 있다면 추가적인 과정이 요구된다.

Ⅲ 간호사 윤리강령

1 윤리강령의 개요

윤리강령은 전문가나 다른 집단의 구성원들이 따라야 하는 계획적이고 행동적인 요구사항을 일괄적으로 규정한 것으로 문서 자체로서의 의미보다 더 큰 의미를 가지고 있으며 규율의 기능과 행위변화까지 포함하고 있다.

전문직 윤리 강령은 사회가 전문직에 부여한 책임과 신뢰를 받아들인다는 것을 명백히 해야 하며 전문직에 속한 개인은 이러한 책임과 신뢰를 받아들여 이에 따른 의무를 다할 것을 대 사회적으로 천명하는 의미를 지닌다. 그리고 전문직 성립의 한 조건으로 전문직 단체가 중심으로 하는 가치관을 명문화한 것으로 스스로 나아가야 할 자아상이자 자기 책무, 최소한의 행동준칙을 뜻한다. 전문직 윤리강령은 전문직업적 자율을 행사하기 위한 하나의 수단이지 법은 아니다. 특히 인간의 생명을 다루는 의료인에게는 업무의 공공성으로 인해 전문직으로서의 권한, 책임감 등 일반 타 직업 종사자들과 달리 고도의 높은 직업윤리가 강조되어 왔다. 또한, 전문직 단체를 중심으로 전문직이 부여한 책임과 신뢰를 받아 이를 실천하고자 하는 사회적인 천명으로 윤리규약을 만들어 놓고 있다.

전문직 윤리강령은 단순성, 모호성, 보편성, 불완전성으로 전문가가 직면하는 윤리적 문제에 대한 최소한의 지침을 제공하고 어떤 행위가 도덕적으로 정당한가의 기준을 제시하고 행위를 촉구한다.

간호사 윤리강령은 간호직의 일차적 목표와 가치를 명백히 함으로써 간호직에 들어오려는 사람에게는 교육과 성찰의 자료가 되어 주며 간호직 내에 있는 사람에게는 자가평가와 동료평가의 기준이 되어준다. 또한 간호직 밖에서는 간호사의 윤리적 행위에 대한 기대수준의 지표를 제공한다.

2 한국간호사윤리강령

1) 한국 간호사의 윤리강령 제정 및 개정

대한간호협회는 1966년에 윤리위원회를 발족시켰고 1972년 한국간호사윤리강령을 제정, 공포하였다. 1983년 1차 개정, 1995년 2차 개정, 2006년 3차 개정, 2013년 4차 개정을 거쳐 현재까지 사용하고 있다.

한국간호사윤리강령은 전문과 각론으로 구성되어 있으며 서문에는 간호의 이념과 기본 임무, 간호의 대상, 간호의 전문적 역할, 윤리강령 제정의 목적 등이 서술되어 있다. 또한 각론은 3개의 분야, 즉 간호사와 대상자, 전문가로서의 간호사의 의무, 간호사와 협력자로 나누고 그 영역 속에 15개의 항목이 분류 삽입되어 있다.

(1) 한국간호사윤리강령 제정

- 1966년 대한간호협회 내 윤리위원회가 발족되어 국제간호협의회의 국제간호사윤리강령(Code for Nurses)에 대한 홍보와 윤리의 중요성을 강조하기 위한 윤리강조 주간의 설정 등을 전개하였다.

• 1972년 윤리위원회에서 한국 간호사의 윤리강령을 초안하여 총회에서 채택할 것을 합의하였다.
• 1972년 제39회 총회에서 15개 조항으로 구성된 한국간호사윤리강령이 채택, 국제간호사의 날인 5월 12일 기념식에서 정식으로 공포되었다.

(2) 한국간호사윤리강령 개정–1차 개정

• 1980년 사회적 변화에 따른 간호사의 역할과 기능변화로 새로운 간호사의 윤리강령의 필요성 인식, 윤리강령 개정을 계획하였다.
• 1981년 윤리강령 개정을 위한 소위원회를 구성하여 초안을 마련하고 1982년의 이사회를 거쳐 1983년에는 대표자회의의 최종 심의를 거쳐, 1983년 대의원 총회에서 통과되었다.
• 1983년 한국간호사윤리강령 1차 개정안을 채택한 뒤 윤리강령의 15개 조항 중 제1, 4, 9, 10, 13, 13, 14항은 삭제하였고, 제7항은 두 개의 항으로 분리하였으며 1개 조항은 신설하여 10개 조항으로 개정하고, 강령의 첫 부분에서 간호의 기본책임과 근본이념, 강령 제정의 구체적인 목적과 궁극목표, 목적에 이르는 방법을 다루었다.
• 내용에 있어서는 적극적 건강의 개념과 간호의 근본이념을 부각시켰고 간호전문직의 입장과 의무 및 책임을 강조하면서 적극적인 어휘를 나타내는 문구로 수정하였다. 대상자를 보호하기 위한 간호사의 적극적 자세를 규명하였다.

(3) 2차 개정

• 이전의 윤리강령은 국제간호사윤리강령을 따른 것으로, 보편성은 크나 한국의 문화와 전통을 반영하는 특수성이 부족함을 인식하고 제목과 실제로 포함되어 있는 각 항목의 내용의 명확한 의사소통을 위하여 내용이 모순되는 부분을 개정하고, 사회정치적 변화로 인하여 적합하지 않은 부분을 삭제하였으며 간호실무에서 핵심적인 역할을 하는 ‘연구’와 ‘환경’에 대한 언급을 추가할 필요성을 인식하였다.
• 대상자들의 주체적인 참여와 자율성이 점차 중요해지고 있어 이를 반영할 필요가 커졌으며, 한국사회의 권리의식 신장에 따라 새로운 간호사의 역할과 책임의 구체화가 필요하게 되어 의료지식과 기술의 발전에 따른 간호현장의 윤리적 문제를 해결하기 위한 새로운 교육구성이 필요하게 되었다.

- 간호사의 역할이 확대됨에 따라 책임의 범위가 확대되었고, 이로 인하여 간호사의 역할에 대한 명확한 답이 제시되지 않는 부분을 새로운 역할과 책임을 수용하여 변화하는 사회에 부응하는 내용을 포함시켜 개정하였다.
- 현대사회의 눈부신 발전에 따른 의료지식과 기술의 발달로 시험관 아기, 인공임신중절, 장기이식 등이 가능해짐으로 인하여 인위적으로 인간의 '탄생'과 '죽음'의 복합적인 문제가 발생하여 그 기준에 대한 재정의의 필요성이 대두되었다. 이러한 변화와 관련된 간호 현장의 윤리적인 문제가 기존의 도덕적 이론이나 윤리강령으로 해결하는 데에는 한계가 있었다.
- 1992년 대한간호협회 법제위원회가 간호법(안) 검토 및 간호윤리지침(안) 작성을 위한 연찬회를 개최하고 소위원회를 구성하여 한국간호사윤리강령을 검토하였다.
- 1994년 윤리강령 개정방향 검토를 위한 공개 토론회를 개최한 후 국제간호 윤리강령, 미국, 영국, 일본, 캐나다, 호주 등의 간호사윤리강령과 비교 검토한 결과 '생명의 존엄성에 대한 강조, 간호사의 역할, 자율성, 가족의 참여, 연구 활동 및 환경문제' 등이 필요한 것으로 종합하였다.
- 1994년 대한간호협회 법제위원회와 윤리강령 소위원회가 연석회의를 개최하여 개정안을 검토하여 추가되거나 삭제된 내용의 적절성과 표현의 적합성을 검토하였다. 이 개정안은 다시 제62회 정기총회에서 검토하고 소위원회에서 재검토하였다.
- 1995년 5월 25일 제4회 전국대회에서 2차 개정안을 채택하였다.

(4) 3차 개정

- 배경 : 인간의 생명을 다루는 의료인에게는 업무의 공공성으로 인해 전문직으로서의 권한, 책임감, 자율성, 전문성을 요구하면서 일반 직업종사자들과 달리 고도의 직업윤리가 강조되어 왔으며, 직업적 행동의 도덕성을 지키기 위하여 전문직 단체를 중심으로 법은 아니나 전문직이 부여한 책임과 신뢰를 받아 이를 실천하고자 하는 사회적인 천명으로 윤리규약을 갖추고 있었다. 그러나 2차 개정 이후 10년간 의료현장은 생명윤리, 인구특성의 변화, 취약계층의 확대, 가치관의 변화, 환경오염 등 사회 환경의 변화와 의료관련 법규들의 개정, 전문간호사 제도와 요양시설 확대 등에 따른 간호영역의 확장으로 실무현장에 적용되는 새로운 윤리원칙과 표준이 개발되어야 한다는 필요성이 높아져 개정

이 불가피하였다.

- 간호계에서도 1953년 국제간호협의회(International Congress of Nursing, ICN)에서 '간호사윤리강령(Code of Ethics for Nurses)'을 제정하여 공포한 이래 세계 각국에서 이를 기초로 한 윤리강령을 제정하여 간호윤리의 지침으로 삼아 왔다. 2000년 ICN의 재개정을 통해 간호사의 기본책임을 건강증진, 질병예방, 건강회복, 고통경감에 두고, 본연의 자세로 삶의 권리와 존엄성을 포함한 인간의 권리존중, 연령, 피부색, 신념, 문화, 불구와 질병, 성별, 국적, 정치, 인종 또는 사회적 신분에 의해 제한 받지 않도록 하며 간호대상으로 개인이나 가족, 지역사회, 그와 관련된 여러 단체들에게 보건사업을 제공한다고 명시하였다. 특히 개정된 내용에는 '특별히 약한 사람들을 위해 공공의 사회적 요구, 기본 책임과 지원 행동에 있어서의 사회와 공유', '자연환경의 고갈, 오염, 붕괴나 파괴로부터 보호, 유지하는 책임공유' 등 새로운 영역이 등장하여 변화된 의료 환경에 적합한 간호윤리 구현을 위해 노력하고 있음을 보여주었다.
- 실제 2003년도 실시된 간호사의 간호윤리지침 요구도 조사에서도 실무중심의 구체적이고 실질적인 윤리지침이 마련되어 활용되어야 한다고 보고하였다(대한간호협회). 그러나 당시의 윤리강령은 전문이 너무 길고 추상적이며 철학적이어서, 행사나 게시용으로 활용하는데 불편한 점이 있으며, 특히 지난 10년간 진보된 의료환경의 변화를 수용하지 못하는 한계를 지니고 있다. 그러므로 새롭게 추가될 개념과 수정될 내용을 중심으로 간호윤리를 재정비하여 간호전문직이 윤리표준을 가지고 윤리적 간호를 실천할 수 있도록 간호윤리선언-강령-지침으로 구성된 실용적인 틀이 마련되어야 할 필요가 있었다.
- 따라서, 3차 개정작업은 새로운 의료환경에 적합한 간호윤리의 구현을 위하여 국제적 변화추세와 국내환경 변화에 근거하여 한국간호사윤리강령 개정(안)을 제시함으로써 전문직 간호사의 기준이 되는 간호표준을 마련하고자 하였다.
- 3차 개정안의 구성형식 및 개정내용은 ICN의 구성 체계를 따라 서문과 3개 영역에 따른 15개의 각론으로 구성하였고 기존의 11개 항목에 시대를 반영하는 새로운 개념들인 취약계층 보호, 건강한 환경의 구현, 자신의 건강과 품위유지, 도덕적 간호제공, 생명과학 기술과 존엄성 보호 등을 추가하였다.
- 3차 개정작업의 구체적 목적

  첫째, 국제간 비교를 위하여 한국과 ICN, 미국, 캐나다, 일본, 호주 등 외국의 간호사

윤리강령을 비교 검토하고, 둘째, 우리나라의 다른 전문직 단체의 윤리강령과 비교 분석하며, 셋째, 우리나라 실정에 적합한 간호사윤리강령의 개정(안)을 제시하는데 있다.

(5) 4차 개정

- 2013년 제 80회 정기대의원총회에서 한국간호사윤리강령 4차 개정안을 상정해 심의했으며, 총회의 위임을 받아 수정 보완 후 중앙회 이사회를 거쳐 2013년 7월 23일 4차 개정을 채택하였다.
- 4차 개정은 급변하는 의료환경에 대처하고 사회적으로 간호사에게 요구되는 덕목을 명확하고 구체화하는 데 중점을 두었다.
- 4차 개정안은 3차 개정안과 마찬가지로 서문과 3개 영역에 따른 15개의 각론으로 구성되었으며, 간호사와 대상자 영역의 항목이 늘고, 전문가로서의 간호사 의무 영역 조항이 줄어들었다. 윤리강령의 15개 조항 중 제 3, 5, 6, 7, 8, 9, 10, 11, 13항이 개정되었으며, 대상자 참여 존중, 취약 계층 보호, 책무, 윤리적 간호제공, 협력 등을 추가하였다.

한국간호사윤리강령

(제정 1972. 5. 12, 개정 1983. 7. 21, 1995. 5. 25, 2006. 2. 23, 2013. 7. 23)

간호의 근본이념은 인간 생명의 존엄성과 기본권을 존중하고 옹호하는 것이다.
간호사의 책무는 인간 생명의 시작으로부터 끝에 이르기까지 건강을 증진하고, 질병을 예방하며, 건강을 회복하고, 고통을 경감하도록 돕는 것이다.
간호사는 간호대상자의 자기결정권을 존중하고, 간호대상자 스스로 건강을 증진하는 데 필요한 지식과 정보를 획득하여 최선의 선택을 할 수 있도록 돕는다.
이에 대한간호협회는 국민의 건강과 안녕에 이바지하는 전문인으로서 간호사의 위상과 긍지를 높이고, 윤리의식의 제고와 사회적 책무를 다하기 위하여 이 윤리강령을 제정한다.

Ⅰ. 간호사와 대상자

1. 평등한 간호 제공

간호사는 간호대상자의 국적, 인종, 종교, 사상, 연령, 성별, 정치적·사회적·경제적 지위, 성적 지향, 질병과 장애의 종류와 정도, 문화적 차이를 불문하고 차별 없는 간호를 제공한다.

2. 개별적 요구 존중

간호사는 간호대상자의 관습, 신념 및 가치관에 근거한 개인적 요구를 존중하여 간호를 제공한다.

3. 사생활 보호 및 비밀유지

간호사는 간호대상자의 사생활을 보호하고, 비밀을 유지하며 간호에 필요한 정보 공유만을 원칙으로 한다.

4. 알 권리 및 자기결정권 존중

간호사는 간호대상자를 간호의 전 과정에 참여시키며, 충분한 정보 제공과 설명으로 간호대상자가 스스로 의사결정을 하도록 돕는다.

5. 취약한 대상자 보호

간호사는 취약한 환경에 처해 있는 간호대상자를 보호하고 돌본다.

6. 건강 환경 구현

간호사는 건강을 위협하는 사회적 유해환경, 재해, 생태계의 오염으로부터 간호대상자를 보호하고, 건강한 환경을 보전·유지하는 데에 참여한다.

II. 전문가로서의 간호사 의무

7. 간호표준 준수

간호사는 모든 업무를 대한간호협회 업무 표준에 따라 수행하고 간호에 대한 판단과 행위에 책임을 진다.

8. 교육과 연구

간호사는 간호 수준의 향상과 근거기반 실무를 위한 교육과 훈련에 참여하고, 간호 표준 개발 및 연구에 기여한다.

9. 전문적 활동

간호사는 전문가로서의 활동을 통해 간호정책 및 관련제도의 개선과 발전에 참여한다.

10. 정의와 신뢰의 증진

간호사는 의료자원의 분배와 간호활동에 형평성과 공정성을 유지하여 사회의 공동선과 신뢰를 증진하는 데에 참여한다.

11. 안전한 간호 제공

간호사는 간호의 전 과정에서 인간의 존엄과 가치, 개인의 안전을 우선하여야 하며, 위험을 최소화하기 위한 조치를 취한다.

12. **건강 및 품위 유지**
간호사는 자신의 건강을 보호하고 전문가로서의 긍지와 품위를 유지한다.

Ⅲ. 간호사와 협력자

13. **관계윤리 준수**
간호사는 의료와 관련된 전문직·산업체 종사자와 협력할 때, 간호대상자 및 사회에 대한 윤리적 의무를 준수한다.

14. **대상자 보호**
간호사는 간호대상자의 건강과 안전이 위협받는 상황에서 적절한 조치를 취한다.

15. **생명과학기술과 존엄성 보호**
간호사는 인간생명의 존엄성과 안전에 위배되는 생명과학기술을 이용한 시술로부터 간호대상자를 보호한다.

3 국제간호사윤리강령

1) 국제간호사윤리강령의 제정과 개정의 배경

국제간호협의회는 1899년 창립 당시부터 법적 문제와 윤리 문제에 관심을 두고 있었고 1953년 브라질에서 개최된 제10차 총회에서 국제 간호윤리 규약이 제정 채택되어 전 세계 간호사들의 간호행위와 윤리적 바탕을 비롯해 전 세계 간호와 관련된 법적, 윤리적 바탕을 제공해 왔다.

1965년 일부 문구가 수정되었고 1969년 문구수정의 재요청이 있어 1972년 소위원회를 거쳐 잠정적 개정이 이루어졌다. 1차 개정내용으로는 서문과 전문을 '간호사와 대상자', '간호사와 업무', '간호사와 전문직', '간호사와 사회', '간호사와 협동자' 등으로 구성되었다.

이후 1973년 멕시코에서 개최된 회원국 대표자 회의(Council of National Representatives, CNR)에서 채택되었다. 2000년 급변하는 시대적 상황에서 윤리강령 개정의 필요성이 제기되어 간호사 자문그룹과 비간호사 그룹의 윤리학자 및 여러 나라 간호사 단체를 통해 간호사 윤리강령을 수정 보완하고 ICN 운영 위원회와 대표자 회의의 승인을 받아 현재 사용하고 있다.

그 후 2차 개정을 통해 '간호사와 대상자', '간호사와 사회'를 합쳐서 '간호사와 인간'으로 하여 전문을 4부분으로 수정하였다.

국제간호사윤리강령(ICN code of Ethics for nurses)

The ICN Code

The ICN Code of Ethics for Nurses has four principal elements that outline the standards of ethical conduct.

(Preamble)

Nurses have four fundamental responsibilities: to promote health, to prevent illness, to restore health and to alleviate suffering. The need for nursing is universal.

Inherent in nursing is respect for human rights, including the right to life, to dignity and to be treated with respec Nursing care is unrestricted by consideration of age, color, creed, culture, disability or illness, gender, nationally, politics, rare of social status.

Nurses render health services to the individual, the family and the community and cordinate their services with those of related groups

(서문)

간호사는 건강증진, 질병예방, 건강회복 및 고통경감을 위한 4가지 기본 책임을 가지고 있다. 간호 본연의 자세는 삶의 권리와 존엄성을 포함한 인간의 권리를 존중하는 것이며 또한 연령, 피부색, 문화, 불구와 질병, 성별, 국적, 정치, 인종 또는 사회적 신분에 이해 제한을 받지 않는다.

간호사는 개인이나 가족 또는 지역사회와 그와 관련된 여러 단체들에게 보건사업을 제공한다.

(The code)

1) Nurses and People

The nurse's primary professional responsibility is to people requiring nursing care. In providing care, In providing care, the nurse promotes and environment in which the human rights, values, customs and spiritual beliefs of the individual, family and community are respected.

- The nurse ensures that the individual receives sufficient information on which to base consent for care and related treatment.

- The nurse holds in confidence personal information and uses judgement in sharing this information.
- The nurse shares with society the responsibility for initiating and supporting action th meet the health and social needs of the public, in particular those of vulnerable populations.
- The nurse also shares responsibility to sustain and protect the natural environment from depletion, pollution, degradation and destruction.

2) Nurses and Practice

The nurse caries personal responsibility and account-ability for nursing practice, and for maintaining competence by continual learning.

The nurse maintains a standard of personal health such that the ability to provide care is not compromised.

- The nurse maintains a standard of personal health such that the ability to provide care is not compromised.
- The nurse uses judgement regarding individual competence when accepting and delegating responsibility.
- The nurse at all times maintains standards of personal conduct which reflect well on the profession and enhance public confidence.
- The nurse, in providing care, ensures that use of technology and scientific advances and compatible with the safety, dignity and rights of people.

3) Nurses and the profession

- The nurse assumes the major role in determining and implementing acceptable standards of clinical nursing practice, management, research and education.
- The nurse is active in developing a core of researchbased professional knowledge.
- The nurse, acting through the professional organization, participates in creating and maintaining safe, equitable social and economic working conditions in nursing.

4) Nurses and co-workers

- The nurse sustains a co-operative relationship with co-workers in nursing and other fields.
- The nurse takes appropriate action to safeguard individuals, families and communities when their health is en dangered by a co-worker or any other person.

(Used with permission from the International Council of Nurses. (2000). ICN code of Ethics for Nurses: Ethical concepts applied to nursing. Geneva: Imprimeries Populaires.)

(전문)

1) 간호사와 인간

- 간호사의 일차적이고 전문적인 책임을 간호가 필요한 사람으로 간호를 제공하는 간호사는 인간의 권리, 가치, 관습, 개인이 정신적 신념과 가족과 지역사회의 요구 등의 환경을 증진시킨다.
- 간호사는 개인이 간호와 치료에 기본적인 동의를 하는데 있어 충분한 정보를 받는 것을 확실히 하게 하며 간호하다가 알게 된 개인의 비밀을 간직해야 한다. 또한 그러한 비밀을 다른 사람에게 알려야 할 때는 판단을 해야 한다.
- 간호사는 특별히 약한 사람들의 공공의 요구를 지지하는 행동을 하는 데 있어 기본적인 책임과 지지하는 행동을 사회와 함께 공유해야 한다.
- 간호사는 환경의 고갈, 오염, 붕괴, 파괴되는 것으로부터 보호하고 유지하는 책임이 있다.

2) 간호사와 업무

- 간호사는 계속적인 연구로 간호행위의 자격을 보존하는 데 대한 자신의 책임을 수행하고 특수한 상황의 현실 속에서 가능한 한 최고 수준의 간호를 제공하도록 한다.
- 간호사는 책임을 맡거나 위험할 때 개인의 능력에 맞는 판단을 해야 한다. 간호사는 전문직업인의 자격으로 행동할 때 항상 전문직의 명예가 반영될 수 있는 개인행동의 규범을 준수한다.
- 간호를 제공하는 간호사는 기술의 사용과 과학적으로 진보된 행동을 할 때에선 안전, 존엄성, 인간의 권리를 확보해야 한다.

3) 간호사와 전문직

- 간호사는 간호업무와 간호교육의 바람직한 표준을 결정하고 실시하는데 주요한 역할을 한다. 간호사는 전문지식의 핵심적인 근원을 발전시키는 데 능동적이다.
- 전문직업의 단계를 통하여 활동하는 간호사는 사회적, 경제적으로 공평한 취업상태를 유지하는데 참여한다.

4) 간호사와 협동자

- 간호사는 간호학 분야나 다른 학문 분야에서 협동자와의 협동적인 관계를 유지한다.
- 간호사는 그의 간호가 협동자나 다른 사람에 의해서 위태롭게 될 때 개인을 보호하기 위한 적합한 행위를 취한다.

출처 : http://www.icn.ch/

4 간호사 윤리강령의 기능과 한계

전문직 윤리강령은 단순성, 모호성, 보편성 그리고 불완전성 때문에 간호사가 직면하는 모든 윤리적 문제에 대한 해결책을 명쾌하게 제시해줄 수는 없다. 그러나 최소한의 지침은 제공되며, 간호윤리 문제의 체계적인 탐구를 시작하기 위한 좋은 출발점을 제공한다는 데 그 의의가 있다.

의료인이나 법률가와 같은 전문직 종사자에게는 직업상 위상에 합당한 윤리강령들이 존재해 왔다. 의료인의 윤리관에도 개인차는 존재하기 때문에 사회는 일정 수준 이상의 윤리 기준에 따른 전문직의 의무와 책임을 정리하여 일련의 규칙으로 만들게 된 것이다. 윤리강령은 보통 사람들이 왜 그것에 따라 행동해야 하는지 그 이유는 설명하지 않는다. 단지 전문직은 윤리강령을 준수해야 한다고 말할 뿐이다. 그 결과 윤리강령은 마치 절대적이거나 결코 변하지 않는 것으로 잘못 인식되고 있지만 윤리강령은 바뀌면 안 되는 불변의 원칙은 아니다.

1) 간호사 윤리강령의 기능

- 간호사 윤리강령은 법이 아니라 간호실무를 통제하기 위한 윤리적 측면을 다루려는 것으로 법률적인 측면과도 무관하지 않으며 간호사가 법에 대한 인식을 하게 됨으로써 윤리적 책임을 다하게 하려는 것이다.
- 전문직 윤리강령은 신조와 계율의 혼합으로 구성된다. 신조로서의 강령은 전문직 업무의 서약과 같은 것으로 전문직 종사자들에게 대상자들에 대한 특별한 책임을 상기시킨다.
- 간호전문직은 간호사가 그들의 유리한 지위를 기만하지 않고 대중을 책임지기 위한 행동의 높은 이상을 차지하고 공식화할 필요가 있다.
- 계율로서의 강령은 보다 구체적인 상황에서 행위를 조정하기 위한 것으로 2가지 중요한 기능을 가진다.
  - 표준 이하에 속하는 자를 분명히 훈시하기 위해 전문직이 허용하는 최소한의 품위 있는 행동을 수행할 수 있는 표준을 제공한다.
  - 행동결정에 있어서 전문직이 참고해야 하는 윤리적 고려사항의 일반적 조건을 암시한다.
- 간호사 윤리강령은 간호사에게 있어 어떤 행위가 도덕적으로 정당한가의 기준을 제시하고 이런 정당한 행위를 촉구하는 역할도 할 수 있다.

• 간호사 윤리강령은 전문직업적 자율을 행사하기 위한 한 수단이면서 동시에 사회와 전문직이 부여한 책임과 신뢰를 받아들이고 이에 따른 의무를 다할 것을 대사회적으로 천명하는 것이다.
• 또한 윤리강령은 간호사 개인에게 강요된 외적인 규율이라기보다 간호양심과 철학의 집단적 표현으로 간호행위를 안내하고 평가하기 위한 일반적인 원칙을 제공한다.
• 대상자와 다른 건강요원들과 전문직을 위해 책임을 수행할 수 있도록 기본적인 틀을 제공한다.
• 간호사 윤리강령은 간호행위를 안내하고 평가하기 위한 일반적인 원칙을 제공하고 간호사들이 윤리적 의사결정을 할 때 기본 지침을 제공한다. 그러나 간호업무 수행 중 일어나는 도덕적 딜레마를 해결하는 것은 아니다. 전문직 윤리강령은 간호의 도덕 문제의 체계적인 탐구를 시작하기 좋은 출발점을 제공한다.

2) 간호사 윤리강령의 한계

대부분의 전문직이 구성원 간의 의사소통을 위해 윤리강령을 간결하게 제정하는데 이러한 간결성으로 인해 아래와 같은 한계성을 지닌다.

• 윤리강령은 도덕 문제를 해결하기 위한 답을 제공하는 것이 아니며 최소한의 지침을 주는 것이다.
• 규약은 상반되는 지침을 피할 수 없으며 그에 따라 광범위한 수용을 하게 된다.
• 의무와 금지사항에 대하여 불명확하고 의무에 대해 불완전한 부분이 있다.
• 자율적 통제와 동료강화에 대해 불명확하다.
• 국제간호사 윤리강령에서 제시한 간호사의 네 가지 기본 책임을 볼 때, 고통을 경감시키기 위해서는 건강증진을 위한 노력을 포기하는 것이 되거나 생명을 유지하기 위해서는 고단위 마취제 사용으로 겪는 고통을 완화시킬 수는 없는 모순에 빠지게도 한다.
• 간호사가 임상에서 겪는 윤리적 딜레마에 대한 명쾌한 극복방안을 제시해 줄 수 없다.
• 간호사가 간호현장에서 따라야 할 윤리규칙이나 함양해야 할 품성이 시대와 환경에 따라 달라질 수밖에 없으므로 윤리강령은 절대적인 지침이 될 수 없다.

5 환자의 권리

환자의 권리는 최근에 만들어진 윤리 기준으로 여기서는 환자와 의료진의 관계가 계약 모델에 가깝다고 전제한다. 이 계약 관계는 기술을 사용해서 돈을 받기를 원하는 사람(의료서비스 제공자)과 그 기술이 필요하면서 돈이 있는 사람(의료소비자) 사이의 동등한 계약이 되는 것이다. 히포크라테스의 선서는 고대로부터 현재까지 변치 않고 지켜야 할 윤리강령이 존재함을 보여주고 있다. 하지만 환자의 권리와 관련된 환자의 동의나 진실을 말해야 한다는 것과 같은 현대 의료윤리의 중요한 강령이 빠져 있으며, 비교적 최근에 나타난 윤리기준으로 인해 환자의 권리에 강조점을 두기 시작하였다.

1) 의료기관에서 선포한 환자의 권리선언

국내 의료기관에서는 1993년 연세의료원에서 최초로 환자의 권리선언을 발표하였으며, 그 내용은 다음과 같다.

> 연세의료원은 환자에게 도움을 주는 원칙, 환자에게 불이익이 없도록 하는 원칙, 환자의 자율을 최대한 존중하는 원칙, 그리고 사회정의를 실천하는 원칙에 따라 진료함을 선언하며 다음과 같은 환자의 권리를 존중한다.
>
> 첫째. 모든 환자는 인간으로서의 관심과 존경을 받을 권리가 있다.
>
> 둘째. 모든 환자는 의료진의 성실한 대우를 받을 권리가 있다.
>
> 셋째. 모든 환자는 담당 의료진의 전문분야에 대하여 알 권리가 있다.
>
> 넷째. 모든 환자는 담당 의료진으로부터 자신의 질병, 현재의 상태, 치료계획 및 예후에 대한 설명을 들을 권리가 있다.
>
> 다섯째. 모든 환자는 자신의 질병 치료를 위한 새로운 의학적 시도나 교육의 참여 여부를 선택할 권리가 있다.
>
> 여섯째. 모든 환자는 치료, 검사, 수술, 입원 등의 의료행위에 대한 설명을 듣고 시행 여부를 선택할 권리가 있다.
>
> 일곱째. 모든 환자는 담당 의료진이나 법적으로 허용된 사람을 제외하고는 개인의 의무기록 열람을 금함으로써 진료상의 비밀을 보장 받을 권리가 있다.
>
> 여덟째. 모든 환자는 진료에 관하여 알려진 사생활의 비밀을 보장 받을 권리가 있다.
>
> 아홉째. 모든 환자는 진료 목적으로 탈의하더라도 신체의 비밀을 보장 받을 권리가 있다.
>
> 열째. 모든 환자는 진료비 내역에 대하여 알 권리가 있다.
>
> <1993년 3월 8일 국내 최초 선포>

2) 법률상의 환자의 권리

국내에서 법률상 환자의 권리가 명시된 것은 2012년으로, 의료법 시행규칙 제1조에 환자의 권리에 대한 사항을 환자나 보호자가 쉽게 볼 수 있는 장소에 게시하도록 규정하였다(2012. 8. 2.).

환자의 권리와 의무(의료법시행규칙 제1조의3제1항 관련)

1. 환자의 권리

가. 진료받을 권리

환자는 자신의 건강보호와 증진을 위하여 적절한 보건의료서비스를 받을 권리를 갖고, 성별·나이·종교·신분 및 경제적 사정 등을 이유로 건강에 관한 권리를 침해받지 아니하며, 의료인은 정당한 사유 없이 진료를 거부하지 못한다.

나. 알권리 및 자기결정권

환자는 담당 의사·간호사 등으로부터 질병 상태, 치료 방법, 의학적 연구 대상 여부, 장기이식 여부, 부작용 등 예상 결과 및 진료 비용에 관하여 충분한 설명을 듣고 자세히 물어볼 수 있으며, 이에 관한 동의 여부를 결정할 권리를 가진다.

다. 비밀을 보호받을 권리

환자는 진료와 관련된 신체상·건강상의 비밀과 사생활의 비밀을 침해받지 아니하며, 의료인과 의료기관은 환자의 동의를 받거나 범죄 수사 등 법률에서 정한 경우 외에는 비밀을 누설·발표하지 못한다.

라. 상담·조정을 신청할 권리

환자는 의료서비스 관련 분쟁이 발생한 경우, 한국의료분쟁조정중재원 등에 상담 및 조정 신청을 할 수 있다.

2. 환자의 의무

가. 의료인에 대한 신뢰·존중 의무

환자는 자신의 건강 관련 정보를 의료인에게 정확히 알리고, 의료인의 치료계획을 신뢰하고 존중하여야 한다.

나. 부정한 방법으로 진료를 받지 않을 의무

환자는 진료 전에 본인의 신분을 밝혀야 하고, 다른 사람의 명의로 진료를 받는 등 거짓이나 부정한 방법으로 진료를 받지 아니한다.

의료법 시행규칙 [별표 1] <개정 2016. 10. 6.>

Ⅳ 간호 실무에서의 윤리문제

1 간호사와 협조자 간의 윤리문제

1) 간호사와 의사가 관련된 상황에서의 윤리문제

일반적으로 의료행위는 의료인 한 사람의 힘으로는 그 책임을 완수할 수 없는 종합예술적인 성격을 지니고 있기 때문에 하나의 작은 의료행위에도 다수의 의료인 사이 혹은 의료인과 준 의료인 사이의 협력이 절실히 필요한 행위이다.

간호사와 의사 두 전문직 간의 관계의 문제는 전문가적 판단의 불일치, 윤리적 판단 등의 불일치로 일어난다. 즉, 간호사의 판단과 의사의 판단이 일치하지 않을 경우 윤리적인 문제가 발생하며, 이를 이해하는 데는 두 전문직 간의 많은 사회학적인 탐구가 필요하다. 두 전문직 간의 내면 갈등에는 다른 역사적 배경과 주로 남성으로 구성된 의사와 주로 여성으로 구성된 간호직에 대한 사회에서의 성적 불평등 견해와 두 직종 간의 불분명한 역할이 복합적으로 엉켜서 생성된 문제가 존재한다고 볼 수 있다.

모든 종류의 의료인 단체 혹은 준 의료인 단체의 윤리선언 및 윤리강령에는 협력의 의무와 필요성에 대한 규정을 담고 있다.

한국간호사윤리선언의 “우리는 간호의 질 향상을 위해 노력하고 모든 보건의료종사자의 고유한 역할을 존중하며 국민 건강을 위해 상호 협력한다.”와 “우리는 인간 존엄성에 영향을 줄 수 있는 생명과학 기술을 포함한 첨단 과학시술의 적용에 대해 윤리적 판단을 견지하며, 부당하고 비윤리적인 의료행위에는 일체 참여하지 않는다.”

한국 간호사윤리강령의 13. 「협력」 “간호사는 대상자의 간호와 관련된 사람들의 고유한 역할을 존중하며 협력한다.”와 11. 「윤리적 간호 제공」 간호사는 윤리적으로 온당하지 못한 의료 및 간호 행위에 참여하지 않는다.” 및 14. 「대상자 보호」 “간호사는 협력자에 의해 대상자의 건강과 안전에 위협이 예상될 때 적절한 조치를 취한다.”

그리고 한국간호사윤리지침의 제31조 「존중과 협력」 “① 간호사는 보건의료인으로서의 고유한 역할과 직무가치를 이해하고 존중하며 직무상 상호협력적인 관계를 유지하여야 한다. ② 간호사가 다른 보건의료인에게 업무를 위임할 때에는 서로 협력하며 책임 한계를 명확히 하여야 한다. ③ 간호사는 다른 보건의료인들과 상호 비방, 모함, 사생활 공개, 폭력 등의 언행을 삼가야 한다. ④ 간호사는 보건의료인 등 협력자와 갈등이 있을 때 대상자의 안전을 최우선으로 여겨야 한다."와 제24조「비윤리적 행위 거부」"간호사는 안락사, 치료 및 간호 중단, 뇌사와 장기이식, 말기환자의 치료 및 간호, 인공임신중절 등과 관련하여 의사결정이 도덕적으로 정당하지 못하다고 판단되면 참여를 거부하여야 한다.", 제25조「비윤리적 행위 보고」"① 간호사는 보건의료인으로부터 불법행위 또는 비윤리적 행위에 대한 협조 요청이 있을 경우 이를 해당 부서에 보고하여야 한다. ② 간호사는 보건의료인의 부적절한 행위로 인하여 대상자의 안녕이 위협받거나 위협받을 우려가 있는 경우, 정해진 절차에 따라 관련부서나 기관에 보고하여야 한다." 및 제32조「의사처방 확인」"간호사는 의사의 처방을 수행하기 전에 처방이 대상자에게 최선의 이익을 줄 수 있는 것인지를 확인해야 하며, 부적절하다고 판단될 때 이를 의사에게 알려야 한다." 등은 생명 윤리를 근본이념으로 하는 의사와 간호사라는 두 전문 의료인 간의 협력을 보장하고 상호간에 전문 직역에서의 윤리적 실천을 확인하고 견제하는 체계를 보여주는 규정이라고 볼 수 있다.

간호사는 의사와의 관계를 환자에 대한 정보를 나누고 전문가적 판단에 의해 상호 협력하여 의사결정을 하는 동료적인 관계로 표현되어 왔다. 그러나 실상은 그러지 못한 경우가 많다. 간호사들은 치료행위의 최종판단과 책임은 의사들에 있기에 잘못된 처치명령이라도 따라야 한다는 일종의 규범적 압박감을 가지고 조직생활을 한다. 물론 의학적 판단에 있어서는 의사가 간호사보다 전문가이고 그들의 치료계획이 일차적으로 존중되어야 하지만 예외적인 경우 예를 들면 의사의 지시를 따르는 것이 환자에게 명백하게 해가 될 경우 간호사는 의사의 지시에 따르기에 앞서 환자의 건강과 복지를 보호해야 하는 옹호자로서의 의무를 지녀야 한다.

또한 의사와 간호사가 하는 일은 환자에게 최상의 치료와 간호를 제공하는 것이 궁극적인 목표이면서 공통사항이기 때문에 업무가 중복되고 역할의 범위가 애매모호한 경우가 실제로 많다. 정맥주사를 놓는 것이 누구의 권한이고 책임인가, 혹은 검사목적의 채혈을 할 경우 누가 해야 하는가, 환자가 진료에 비협조적일 경우에 이를 설득하는 것은 누구의 임무인가 등 수없이 많은 일들이 임상현장에서 역할 갈등으로 존재하고 있으며 간호사의 영역이 확장됨에 따라 의사와의 갈등은 더욱더 빈번하게 발생하는 사례가 종종 있다. 이러한 갈등 요소들이 의사와 간호사의 관계에 있어 다양한 알력을 일으키는 주요소로 작용하고 있는 것이다.

그렇다면 간호사와 의사와의 관계가 어떻게 변화하는 것이 바람직한가를 생각해 보면 다음과 같은 방안을 제시할 수 있을 것이다.

첫째, 의사와 간호사의 관계는 병원의 어떤 직종과의 관계보다 중요하고 상호존중과 협력이 요구되는 관계라는 것을 명심할 필요성이 있다. 실제로 임상에서 의사가 환자에 대해 최종적인 의학적 판단을 내릴 때 간호사의 의견이나 권유는 아주 중요한 역할을 한다.

둘째, 의사와 간호사는 '환자 최선의 이익'이라는 명제 앞에 이견이 있을 수 없는 관계이므로 환자에게 최대한의 효과적인 치료와 간호를 제공하기 위해서는 의사-간호사가 열린 마음으로 대화하고 상호존중하며 신뢰를 바탕으로 한 동료관계여야 한다.

셋째, 의료인 사이의 분업, 협력 및 견제의 역동이 두드러지는 현실을 간호사와 의사 사이에서 그들 간의 관계 재정립을 위해 간호사들의 노력만으로는 한정할 수 없다. 그러므로 오늘날의 변화하고 있는 간호사와 의사의 역동관계를 기존의 지배와 종속 사이의 권력적 갈등으로 보거나 다양한 사회적 현상과 역사적 연혁을 내포하고 있는 전문 직역으로서의 간호사와 의사 사이의 복합적인 문제를 남성과 여성이라는 이분법적인 대립된 구도에서 평가하려는 여성학의 시각으로 본다거나 하는 등의 극단적인 이해의 방법은 피해야 한다. 해체와 재구성을 통해 새로운 질서를 만들어 나가는 전 세계적 철학의 흐름 속에서 적극적으로 수용하여 평등한 인간관계에서 출발하여 생산적이고 상생, 보완적인 전문 직역 간의 조화로운 협력 관계로 보아야 할 것이다.

넷째, 의사에 비해 간호사는 환자와 함께 하는 시간이 절대적으로 많으며 환자와 더 밀접한 관계를 맺고 있는 간호사가 환자의 가치관이나 윤리를 더 잘 알 수 있다. 그러므로 의료 및 간호행위와 관련된 윤리적 물음을 논할 수 있는 제도적 장치를 마련할 필요가 있다. 또한 중복될 수 있는 업무는 업무와 책임에 대한 명확한 기술과 협력이 필요하다.

2) 간호사와 타 직종 간의 윤리문제

병원은 의사와 간호사뿐 아니라 약사, 의료기사, 원무과 직원을 비롯한 여러 행정직원, 사회사업가 등 많은 직종의 사람들이 노동집약적으로 일하고 있는 특수 환경이다. 더욱이 오늘날 새로운 직종이 많이 늘어나고 더 비대해지는 조직구조가 형성되는 곳이 바로 병원환경이다. 특히 간호사는 병원 전체 인력의 50%를 차지하고 있다.

의사가 진단과 치료의 주역이면 여러 임상검사와 다양한 요법 등은 의사의 진료를 협조하고 보조해준다. 이러한 업무 처리 과정에서 간호사는 타 부서 직원들과 많은 접촉을 하게 된다. 그 과정에서 발생되는 갈등(예 : 원무과 직원, 약국의 약사와의 충돌과 갈등, 식당 조리원과의 갈등, 청소 용역간의 마찰, 나이 많은 조무사와 나이 어린 간호사와의 갈등, 야간 근무 중의 비협조와 무시(예를 들어 야간 근무 중 이동용 산소탱크에 산소가 없어 의료 용역과에 신청했을 때 자고 있는데 깨웠다며 전화수화기를 내려놓고 답이 없는 일방적인 무시 등)은 수없이 존재하고 일어나고 있다.

그러므로 간호사는 먼저 조직 내 관련 부서 간 업무를 이해하고 존중하는 분위기 조성이 필요하고 서로 고객의 차원에서 업무가 진행되도록 한다면 많은 문제의 발생을 줄일 수 있다.

3) 간호사와 간호사 간의 윤리문제

간호사들은 간호업무 중에 다른 간호사들과 긴밀한 관계를 맺고 일한다. 간호사의 업무는 일반적으로 다른 간호사들의 업무와 중복되는 것이 많기 때문에 각자의 업무를 통해 영향을 주고받는다. 이 상황에서 많은 간호사들이 윤리적 딜레마를 경험하게 되고 갈등을 일으키게 된다. 예를 들어 동료 간호사의 투약오류를 발견했을 때 어떻게 대처할 것인가? 한국간호사 윤리강령에는 '간호사는 협력자에 의해 대상자의 건강과 안전에 위협이 예상될 때 적절한 조치를 취한다'라고 밝혀 있으므로, 인격존중의 원칙에 입각하여 윤리적으로 문제를 해결해야 할 것이다. 이외에도 간호사 간의 개인적 차이나 의료기관의 구조적 문제들이 간호사 간의 윤리적 문제를 발생시키기도 한다.

간호사 간의 개인적 차이가 나는 이유는 다음과 같다.

- 간호경험의 질과 유용성의 차이

  간호사들은 간호교육 배경과 간호경험의 각기 다양한 실무경력이 있어 각자 간호에 대해 갖고 있는 관점의 차이가 존재한다. 간호실무 경력에서 보면 어떤 특정한 상황에서 경험있고 숙련된 간호사는 미숙한 의사가 모르고 있는 지식을 갖고 있는 경우가 있는데 이러한 간호경험의 다양성으로 간호사들이 자신들의 간호에 대해 갖는 관점에도 명백한 차이가 있는 것이다.

- 간호활동에 대한 중요성의 인식 차이

  간호는 무엇인가에 대한 신념을 공유하고, 간호사들이 간호에 대해 일반적인 역사적 관점을 공유하지만 다양한 간호의 이론적 모형과 간호과정에 관련된 다양한 활동에 대한 중요도에도 차이가 존재한다.

- 간호사들의 직업적 목적의 차이
  일부 간호사들은 간호를 평생 직업으로 추구하나 다른 간호사들은 그냥 그 시간만 채우면 된다는 파트타임으로 생각하는 간호사들도 있어 이 두 목적 사이에 차이와 갈등이 존재할 수 있다.
- 의료기관의 구조적인 문제점도 간호사간의 윤리적 딜레마를 야기시킨다.
- 부적절한 간호사 인력공급
  특히, 중소병원의 경우 간호사의 인력난이 심각하여 원하는 근무를 신청하지 못하고 간호사들끼리 다투는 사례가 발생하고 있으며, 고된 근무로 인하여 긴장이 더해지고, 근무 중 주의의무 태만과 같은 의료사고로 연결될 가능성이 높다.
- 간호사의 개인적 변수를 고려하지 않는 병원의 입금체계
  간호사의 교육기간이나 수준차이를 고려하지 않는 임금체계가 간호사의 사기를 저하시키고, 간호사들 간의 윤리문제를 발생시키기도 한다.

따라서 간호사들 간의 윤리적 딜레마를 분석할 때는 문제 저변에 있는 다양한 변수들을 인식하는 것이 문제 해결에 도움이 된다.

2 건강관리 측면에서의 간호윤리문제

1) 업무량 과중과 관련된 문제

최근 지방중소병원을 포함해서 간호사 부족문제가 사회문제로 급부상되고 있다. 전체 의료인의 60% 이상을 차지하고 있는 간호사의 부족문제는 의료서비스의 질 저하로 연결되는 중대한 문제이다.

이 문제는 많은 수의 간호사가 의료현장을 떠나고 있는 점에 주목할 필요가 있다. 2018년 말 현재 간호사 면허등록자 수는 총 394,662명이나, 실제 의료기관 종사자는 195,314명(2018년 말 건강보험심사평가원 신고 기준; 2018년 보건복지백서)이고, 의료기관 및 여타 직장에 근무하지 않는 20~60대 간호사 수는 20만 명에 이르는 것으로 추정되고 있다.

현재 전국의 대학 간호(학)과는 인기가 많아 입시경쟁이 치열하고 취업률도 매우 높은 수

준이다. 그럼에도 유휴간호사가 20만여 명에 이르고 있는 현실은 간호사의 근무형태 및 근로조건에 근본적인 원인이 있다고 할 수 있다. 간호사의 노동 강도는 획일화된 3교대 및 야간근무로 인한 긴장감 때문에 가중된다. 유휴 간호사의 비율을 낮추기 위해 직무특성을 고려한 적정 노동시간과 임금이 보장되어야 한다. 하지만 지방 중소규모 병원의 임금은 수도권 대형병원의 60% 수준에 불과하고 노동시간 등 근로조건도 열악하다. 또한 병원급 의료기관의 80% 이상이 의료법에 규정된 간호사 법정 인력 기준을 지키지 않고 있다.

이러한 높은 노동 강도와 임금 양극화, 육아 부담 등으로 인해 의료현장을 떠나고 있다. 그만큼 남아 있는 간호사의 노동 강도가 더욱 높아지고 의료서비스의 질이 낮아지는 악순환이 계속될 수밖에 없어 그 피해는 다시 환자, 즉 국민에게 전가되고 있다. 이런 문제를 해결하기 위해서는 근본적인 대책이 필요하다.

예를 들면 정규직을 전제로 한 단시간 근무제와 야간·휴일전담제'를 도입하여 이직률 감소와 초과근무시간 감소를 실시하고 간호사의 직업적 특성을 고려한 적정 근로시간 및 최저임금 가이드라인이 필요하다. 또한, 간호사 대부분이 여성이기에 육아를 위해 직장을 떠나야만 하는 것이 현실이므로 육아부담 완화를 위한 단시간 근무제도를 시행해야 한다.

이러한 병원의 현실 속에서 많은 간호사들은 업무량 과중과 간호사의 업무 사이에 윤리적 갈등을 일으키는 환경에 노출될 수밖에 없다. 그러므로 위의 대책이 시급히 이루어지는 것이 바람직한 방법이나 현실적으로 이루어지려면 많은 시간과 노력이 투자되어야 한다. 따라서 일단 간호사의 업무를 우선순위와 집중도에 따라 순서가 나눠져야 할 것이다. 어떤 환자든지 자신이 24시간 집중적으로 간호받기 원하겠지만 현실의 여건상 우선순위와 집중도를 구분하는 일은 불가피한 사항이므로 간호의 우선순위와 집중도를 결정하는 일은 윤리적이며 합리적인 행동이 된다.

2) 물자와 관련된 문제

간호사들은 자신이 속한 부서에 필요한 물자들을 점검하고 환자의 요구가 발생 했을 때 바로 적용할 수 있도록 준비하여야 한다. 다만 병원 상황에 따라 모든 부서가 동일한 물품을 구비하지 못하므로 부서 간 물자, 물품의 이동이 때때로 발생할 수 있다. 예를 들어 고가 기계인 심전도가 남아 있을 경우 옆 병동에서 1주일 동안 빌려달라고 할 경우 응급환자가 자주 발생하는 자신이 근무하는 병동 특수성 상 심전도를 과연 빌려주어야 하는지에 대해 갈등이 오게 된다.

3) 영리 목적의 진료와 관련된 문제

과거의 의료기관은 이미 발생한 질병의 치료에 중점을 두었다면, 현재의 의료기관은 치료뿐만 아니라 질병의 예방에도 주력하고 있다. 하지만 일부 병원에서는 예방이라는 미명하에 보험 수가 적용이 되지 않는 추가적인 처치를 시행하기도 한다. 현행 의료보험제도와 수가의 미비로 말미암아 의료기관들이 부당청구/허위청구나 진료상의 왜곡을 하게 되는 경우가 얼마나 있다고 생각하느냐는 질문에 대부분의 간호사들이 '있다'고 응답하였다. 이 결과를 볼 때 간호사들이 인식하기에 현 의료계의 부당청구, 과잉진료 문제가 상당히 심각함을 알 수 있다.

3 도덕적인 측면에서의 윤리문제

1) 치료거부 – 의료인의 집단행동(파업)

임금과 처우 개선에 대한 노사 협상에 간호사들이 노조원의 한 사람으로 참가할 경우 최소인원만 남겨두고 일하는 병동과 모두 농성장에서 같이 투쟁해야 한다는 노조 임원들의 압박 사이에 갈등이 존재할 수 있다. 또한 의료인들이 환자의 생명을 담보로 노조 활동을 한다는 편견도 작용하게 된다.

예를 들어 간호는 인간과 사회의 안녕을 위한 봉사로서, 소명의식을 가지는 인간과 사회에 헌신하고자 하는 이타적 동기에 따라 선택되는 전문직인데 이러한 전문성을 경제적인 이슈와 뒤엉켜 고용주들이 간호사를 착취하는 요인으로 작용하는 경우도 있다. 대상자에게 제공한 서비스에 합당한 보수를 받는 것이 전문직의 권리라는 것에 대한 의문을 갖는 사람은 아무도 없으면서 간호사들이 더 많은 임금을 받기 원한다면, 사람들은 간호사들에게 이타주의를 요구하며 의문을 제기하곤 한다.

간호사들은 자신들의 경제적인 안녕뿐만 아니라 전문직의 건강을 책임져야 하며 간호를 직업으로 선택하려는 사람들을 계속 유지하기 위해서는 간호사가 정당한 보수를 받아야 한다. 그러므로 간호사의 임금인상에 대한 이슈는 간호사의 이타주의나 전문직의 본질을 결코 저하시키는 것이 아니라고 볼 수 있다.

이러한 견해와 편견 속에 간호사들이 택하는 집단행동이 대상자들의 치료거부라는 행위로 이어질 경우 깊은 윤리적 고민에 빠질 수밖에 없다.

2) 정보제공 불이행 – 환자에 대한 불친절

병원에 입원한 대부분의 환자는 의료 정보의 비대칭성으로 인해 자신의 질병과 관련된 치료과정에 대해 잘 알지 못한다. 물론 과거에 비해 환자들의 정보 수집 능력이 높아진 것은 사실이지만 의료를 수행하는 전문인에 비해서는 정보가 많이 결핍되어 있는 실정이다. 주치의나 전담의에게 설명을 일차적으로 듣지만 여러 치료를 수행하는 과정에서 환자는 늘 불안하고 궁금하기 때문에 간호사들에게 많은 질문을 하게 된다. 환자들에게 자세하게 설명하면서 친절하기보다는 우선순위가 아니라고 바쁘다는 이유로 설명의 의무를 저버리고 불친절하다는 인상을 받는 간호사들이 전혀 없다고는 말하지 못할 것이다.

의료인은 의료행위에 앞서 의료의 의의, 범위 및 위험성에 대하여 설명할 설명 의무가 법적 의무로 되어 있기 때문에 간호사는 대상자의 입장에서 충분히 이해할 만큼 설명할 의무가 있다는 것을 명심하여야 한다.

또한 높아진 전문성에 답하는 책임감과 도덕성으로 간호윤리를 재정립해야 한다. 간호사를 만나는 대상자들은 의사를 비롯한 다른 사람들이 시켜서 간호사가 검사의 절차나 부작용, 목적 등을 설명한다고 생각하지 않을 것이다. 그들은 그런 설명을 할 '자격이 있는' 간호사가 '책임감을 가지고' 말하고 있다고 생각할 것이다. 간호사는 보건의료현장에서 대상자를 직접 만나는 시간이 다른 어느 직종보다도 많다. 이 만남의 시간 자체가 우리의 간호현장이다. 우리 간호사의 역할의 전문성이 예전에 비해 점점 높아지고 있는 것도 사실이며, 대상자들도 그렇게 생각하고 있다. 우리 자신이 간호현장의 주체라는 것을 인정하고 마음 속 깊이 인식해야만, 대상자들의 권리와 인격도 존중하는 것이 가능하다. 손님을 접대하려면, 주인이어야 하며, 주인이 주인임을 인정해야 가능해지기 때문이다.

지금까지 간호사들이 간호실무에서 직면할 수 있는 윤리적 갈등에 대해서 알아보았다.

간호는 본질적으로 환자와의 상호작용 속에서 도덕적 감정이 개입되는 인간 돌봄의 과정이므로 간호사는 도덕적 성격으로 인해 많은 임상 실무 현장에서 여러 가지 윤리적 어려움을 겪는다.

간호사들이 임상에서 보편적으로 경험하는 윤리적 문제의 유형은 윤리적 상황판단의 능력부족, 윤리적 요구에 대한 무관심, 도덕적 관념이 없는 상태, 도덕적 맹신, 윤리적 판단 불일치, 간호사의 역할 제한, 병원의 제도적 관행, 환자의 경제적 문제, 치료 우선순위의 모호함, 지식 및 경험부족 등의 어려움으로 간호수행 시 자기 합리화, 실수 묵인 등의 윤리적 갈등을 경험하게 된다. 이처럼 실무상에서의 윤리적 갈등이란 자신이 해야 할 옳은 일을 알고 있음에도 불구하고 기관의 제약이나 상사로 인해 선택할 수 없을 때 많이 발생하게 된다. 간호사는 해야 할 일(should), 마땅히 해야 할 일(ought)과 같은 윤리적인 판단을 요구하는 상황에 직면하게 되었을 때 환자, 보호자, 간호사, 의사 등의 권리와 가치사이에서 윤리적 어려움을 경험한다. 이러한 윤리적 스트레스로 인해 간호사들은 상실감, 분노, 소외감, 자책감을 경험하게 된다.

그렇다면 임상 실무에서 간호사들이 합리적으로 윤리적 의사결정을 하려고 할 때, 어떤 해결 방법이 가장 시급한 것인가 심사숙고할 필요가 있다. 우선적으로 기관의 정책과 제도의 변화도 중요하다. 하지만 가장 먼저 시급한 것은 다음과 같다.

첫째, 윤리적 문제 해결에 도움이 되는 윤리적 간호행위지침서를 마련하는 것이다. 또한 윤리적 의사결정에 관한 보수교육을 실시하고 간호사들이 윤리적 문제를 어떻게 해결해 나가는지에 대한 윤리적 의사결정 과정을 연구하고, 합리적인 의사결정 능력을 평가할 수 있는 평가 도구를 개발할 필요가 있다.

둘째, 윤리적 갈등으로 인해 간호사들이 휴식이나 상담이 필요할 경우 전문적인 치료를 받을 수 있는 기관이 필요하다. 우리나라의 의료 현실은 윤리적 문제를 전문적으로 상담할 수 있는 기관이 매우 부족한 실정이어서 적절한 해결을 하지 못하고 있다. 그러므로 철학, 윤리학, 법학 등의 다 학제적인 접근을 통한 상담기관을 병원 내에 설립하여 간호사들이 편안하게 윤리적 관심을 제시하고 함께 윤리적 주제에 토론할 수 있는 환경을 제공해주어야 한다.

4 연구와 윤리문제

1) 임상연구의 역사

임상연구는 인간을 대상으로 의약품과 이상검사의 임상시험, 기기의 임상적용 또는 임상시술 연구를 시행하는 것을 말한다. 즉, 병원에서 의료진이 상업적 또는 순수학술연구를 위해 인간 피험자를 대상으로 새로운 의약품, 시술법, 의료기기 등을 시험하는 일체의 행위를 지칭한다.

인간을 대상으로 하는 실험에서 처음부터 인간에 대한 윤리적 문제가 제기되지는 않았다. 초기 연구들은 비록 연구 대상자가 인간이지만 연구 대상자 소수의 희생으로 인류에 기여하는 귀중한 지식이나 정보를 얻을 수 있다고 생각하였다. 그 결과 연구자들은 연구 과정이나 결과에는 많은 주의를 기울이면서도, 연구 대상자인 피험자의 복지와 권리에 대해서는 관심을 기울이지 않았다.

(1) 제2차 세계대전과 인체 실험

제2차 세계 대전 중 나치와 일본군은 전쟁포로군, 불구자, 정신이상자, 노인 등을 상대로 비극적인 생체시험을 자행하였다. 이들이 실시한 생체실험은 너무나 잔인하고 비인간적이어서 실험에 참여한 사람들은 비참하게 죽음을 맞이하거나 영구적인 손상을 입었다. 여기에 참가한 피험자들은 아무런 보호 장구 없이 극도의 환경에 노출되거나 세균이나 독극물 등이 주입되기도 하였으며 마취제 없이 신체의 일부를 절단하거나 수술을 받는 경우도 있었다. 그러나 실험을 하는 연구자들은 인류를 위해 매우 중요한 실험이라고 자신들의 행동을 정당화하였다.

(2) 터스키기 매독 연구

1932년부터 미국 공중 보건국은 터스키기 연구소의 본거지인 엘라배마 주에서 메이콘 군의 아프리카 계 미국인 남자들을 매독의 발생 경로에 대한 연구에 참여시켰다. 그 장소를 선택한 이유는 메이콘 군이 전국에서 가장 높은 매독 발생률을 가졌기 때문이었다. 대략 623명의 남자들이 무료 건강진단 및 혈액검사를 제공한다는 빌미로 모집되었다. 그들 중 절반은 연구시작부터 매독에 걸려 있었으나 누구도 그러한 사실을 듣지 못했다. 군의 빈곤과 부족한 의료시설로 인하여 이 남자들이 어떻게든 치료를 받을 수 있을 가능성은 없었다. 연구가 진행되는 동안 대조군에 있던 남자들 중 일부도 매독에 걸렸다.

당시에는 아프리카계 미국인에 대한 매독의 영향이 의학적으로 불확실했으며 다른 집단들에 대해서는 연구되었지만 그 질병이 인종에 따라 다르게 진행하는지에 대한 관심이 생겨났다. 아프리카계 미국인에게는 매독이 중추신경계통보다는 심장 혈관계통에 더 많은 영향을 준다고 생각되었기 때문이다. 연구자들은 그 남자들이 죽을 때까지 눈여겨보다가 결정적인 자료를 마련하기 위해 부검을 행하고 싶었다. 이후 수십 년 동안 그 남자들은 여러 시점에서 연구되었고 그 질병의 신경학적 양상들을 평가하기 위해 건강진단, 혈액검사, 요추천자를 받았다. 그들은 이러한 중재 시술들을 무료로 제공받았고, 건강진단 장소에 오는 무료 교통수단을 제공받았고, 가벼운 병에 대해서는 치료를 받았다. 그리고 그들 가족은 소정의 매장 비용을 받았다. 연구자들은 다양한 조사결과들을 출판했으며 1940년대 후반에서 1950년대 초반까지 매독에 대한 효과적인 치료법인 페니실린이 널리 가용되었다. 그러나 어느 치료법도 연구에 참여한 남자들에게는 제공되지 않았다.

1969년 비판이 제기되기 시작했고 공중보건국 위원회가 연구의 계속 여부를 결정하기 위해 모였다. 일부 피험자들이 개별적으로 치료를 받을 수 있도록 지시하기도 했지만 이 위원회는 연구를 계속할 것을 권했다. 1972년 이 결과에 만족하지 못한 한 비판가가 연합통신 기자인 진 헬러로 하여금 그 연구에 주목하게 했고 그 연구는 결국 1972년 11월에 공식적으로 종결되었다.

(3) 그 외 인체실험

뉴질랜드 오클랜드 국립 여성 병원의 허버트 그린(Herbert Green)박사는 전이되지 않은 자궁경부암 환자들을 치료하지 않고 질병의 자연 경과를 알기 위해 연구하였으며 1960년대 브루클린의 유대인 만성질병 병원에서 노인환자들에게 간암세포를 주입한 사례도 있었다.

또한 솔 크러그먼(Saul Krugman)은 정신 지체아 시설의 어린이들에게 간염 바이러스를 고의적으로 주사하기도 하였고 펜실바니아 주립 정신병원에서는 수용된 환자들에게 독감, 뇌막염, 폐렴 등을 연구하기 위해 인체 실험을 하였다. 이 외에도 다른 인체실험이 자행되었는데 대부분 피험자들은 가난하고 무지하거나 지능이 낮거나 교도소에 수감된 자들 혹은 노인이나 고아 등이었다.

2) 임상연구와 관련된 국제 규약

(1) 뉘른베르크 강령

제2차 세계대전 직후인 1946년 12월 9일 독일 뉘른베르크 전범 재판소는 스물 세명의 독일군 지휘관, 의사, 보건행정 공무원들이 과학 연구라는 미명 하에 전쟁 중 자행한 살인, 고문 등의 범죄 행위가 유죄임을 인정하고 이들에게 유죄판결을 선고해서 일곱 명을 사형시키고 아홉 명에게 무기징역을 선고했다. 이들이 한 연구에는 세균전, 화학전에 관련된 실험과 압력, 추위 등 물리적 요인에 관련된 실험들이 있었다.

재판부는 오랜 숙고와 논의 끝에 판결문 외에 강령 10개 조항도 함께 발표하기로 결정하였다. 이는 나치 전범들의 단죄뿐만 아니라 앞으로 비슷한 일이 재발되지 않도록 예방차원의 결정이었다. <허용 가능한 의학실험>이라는 제목의 이 10개 조항이 뉘른베르크 강령으로 불리게 되었다.

(2) 헬싱키 선언

세계의사회 윤리위원회는 활동을 계속하여 1954년의 5개 조항을 수정하고 발전시켜서 <헬싱키 선언>을 발표하였다.

인간을 대상으로 하는 연구와 관련하여 의료인에게 지침이 되는 권고 사항을 담은 헬싱키 선언은 1964년 핀란드 헬싱키에서 열린 세계의사회 제18차 총회에서 채택되었다. 헬싱키 선언의 주요한 개정은 1983년부터 1989년 사이에 이루어졌는데 이를 통해 윤리성 심사를 위한 위원회(IRB)에 관한 규정이 추가되었다. 또한, 동의 여부를 판단하기 어려운 피험자의 경우 법적 대리인의 동의만을 인정하도록 했다. 2004년 도쿄에서 개최된 세계의사회 제56차 총회에 이르기까지 7차례에 걸쳐 보완된 헬싱키 선언의 주요 원칙은 총 32개 조항으로 구성되어 있다.

(3) 벨몬트 보고서

1974년 7월 12일 미국에서는 국가연구법이 국회를 통과한다. 이 법은 1972년 미 공중보건원의 한 직원이 1932년 이후 약 40년간 미국 정부가 강행한 이른바 터스키기 매독연구를 폭로하면서 촉발된 연구윤리 강화를 위한 국가적 노력의 산물이었다. 1979년 '국가위원회'는 벨몬트 보고서를 발간하였다. 벨몬트 보고서는 모든 임상연구의 기초가 되는 세 가지 기본 윤리원칙들을 제시하고 있다. 이 원칙들은 보통 벨몬트 원칙이라고 불리는 데 인간존중, 선행, 그리고 정의를 포함하고 있다.

3) 임상연구 시 윤리적 쟁점

(1) 임상연구 시 간호사의 윤리적 딜레마

간호사는 나날이 급변하는 의료환경 속에서 의학적 기술과 생명공학, 과학적 탐구와 윤리적 논증을 요구하는 다양한 환경에 접하고 있다. 특히 위에서 언급한 대상자를 중심으로 연구가 진행될 때 간호사는 환자의 옹호자, 대변자로서의 역할을 성실히 수행하여야 하는 책임과 함께 또 다른 윤리적 딜레마를 경험하게 된다.

① 대상자의 의사결정

대상자의 나이가 어리거나 의식상태가 모호하거나 스스로 의사를 결정하기 어려운 상태에 있을 경우 본인 스스로 연구의 목적을 이해하고 판단할 수 없어 자율성 존중의 원칙이 적용

될 수 없는 경우에는 과연 누가 대상자를 대신하여 의사결정을 할 수 있는가?

미성년자의 경우에는 부모가 대신 하지만 만약 부모가 없는 고아인 경우 누가 대상자의 옹호자가 되어 결정할 수 있는가가 문제가 된다.

② 동료 의료인의 도움 요청

동료 의료인이 환자를 대상으로 연구를 할 때 도움을 요청한다면 과연 그 요청에 응해야 하는가? 더구나 환자의 상태가 좋지 않아 대상자가 연구에 응하기 어렵다고 판단될 경우 간호사는 환자의 옹호자로서의 입장을 취해야 하는지 아니면 동료의 입장을 받아들여야 하는지의 윤리적 딜레마가 작용할 수 있다.

③ 환자의 경제적 사정으로 인한 치료의 중단

환자들이 경제적 사정으로 인해 환자의 치료나 간호를 중단해야 하는 상황이 발생하였을 때 많은 갈등이 유발된다고 한다.

그 외 진실 말하기, 투약 과오, 환자의 자율성 존중, 간호실무와 관련된 적절성, 심폐소생술 금지, 간호 실무와 관련된 정직성, 인공임신중절술 등이 간호사들의 많은 갈등을 유발시켰다.

④ 간호사들의 의사결정 참여 제한

현실적으로 가족들이 환자 치료를 결정할 때 간호사의 의견을 참고하지 않는다는 연구가 있다. 의사결정 과정에서 의사가 먼저 권유하고 가족들이 이에 합의를 하거나 수용을 하는 형태로 진행이 되는데 이 과정에서 환자와 간호사의 의견은 고려되지 않는 것으로 나타났다. 그러나 환자 옹호자로서의 간호사의 역할이 증대되고 있는 현실에 비추어 볼 때 간호사의 윤리적 의사결정은 매우 중요하다. 간호사의 지위가 향상되었고 사회적 기대감 역시 높아졌기 때문에 간호사의 독자적인 의사결정의 폭과 깊이가 커졌음을 알 수 있다.

4) 연구윤리심의위원회

임상시험의 윤리성을 확보하는 데 있어서 가장 중요한 역할을 담당하는 것이 임상시험심사위원회(기관생명윤리위원회)이다. 흔히 IRB(Institutional Review Board)라고 부르는 이 위원회는 연구 시 계획서 또는 변경계획서, 피험자로부터 서면 동의를 얻기 위해 사용하는 방법이나 제공되는 정보를 검토하고 지속적으로 이를 확인함으로써 임상시험에 참여하는 피험자의 권리, 안전, 복지를 보호하기 위해 시험기관 내에 독립적으로 설치한 상설위원회를 말한다.

이 위원회는 기관 내에서 실시되는 임상연구에 대해 그 연구계획의 타당성 및 윤리적 건전성을 심사하여 승인하고, 연구진행을 감독하며 연구결과를 보고받는 등 막강한 권한을 가짐과 동시에 막중한 책임을 진다.

IRB의 유래는 1997년 미국에서 인간을 대상으로 하는 연구의 윤리성을 보장하기 위해 기관 내에 연구윤리위원회를 조직하여 연구에 대해 검토하도록 법령화시켰는데 이렇게 하여 각 기관마다 기관의 특성을 살린 연구윤리위원회가 조직되었다. 미국에서는 IRB라고 하고 캐나다에서는 Research Ethics Boards(REBs), 유럽에서는 Independent Ethics Committee(IEC)라 하며 우리나라에서는 기관생명윤리위원회, 임상시험심사위원회 또는 사전심의위원회 등으로 불리고 있다.

생·각·더·하·기

1. 자신의 윤리적 관점에 영향을 받은 책 혹은 영화가 있다면 그것에 관해 토의해봅시다.

2. 터스키기 매독 연구(Tuskegee Syphillis Study)에 대해 찾아보고 다음 사항을 생각해봅시다.
   - 이 연구에서 위반한 생명윤리 원칙은 무엇인가?
   - 이 경우와 같은 비윤리적 연구를 막기 위해 오늘 날 어떤 법적, 윤리적 정책들이 있는가?
   - 이 연구가 의료 현장에 어떤 영향을 미쳤는가?

3. 임상실습 현장에서 경험한 윤리적 딜레마의 대상과 상황의 사례를 들고, 그것을 해결하기 위한 과정을 윤리적 의사결정 방법에 의해 생각해봅시다.

4. 의사의 처방에 의한 주사를 간호사가 간호학생에게 실습을 시켰고, 이로 인하여 환자가 사망한 경우에, 의사는 이 사고에 대한 책임을 져야하는가?

참 | 고 | 문 | 헌

- 고명숙 외(2017). 간호학개론. 수문사.
- 공병혜(2002). 돌봄의 윤리를 위한 미감적-윤리적 패러다임. 대한간호학회지. 32(3), pp.362~372.
- 공병혜(2018). 간호윤리. 현문사.
- 김장한(2016). 의료과오소송으로 배우는 임상의학. 정담미디어.
- 서강대학교 생명문화연구소(2012). 생명과학과 생명윤리. 한국학술정보.
- 서양근대철학회(2010). 서양근대윤리학. 창비출판사.
- 손영수(2007). 의사입장에서 본 간호사의 윤리. 한국의료윤리교육학회지. 10(2), pp.125~133.
- 이동익(2009). 연명치료 행위의 중단에 관한 윤리적 고찰(서울서부지방법원 민사 제12부의 2008년 11월 28일 판결을 중심으로). 한국의료윤리학회지. 12(1), pp.43~60.
- 장금성 외(2015). 간호윤리학과 전문직. 현문사.

- Beauchamp, T. L., & Childress, J. F.(2001). Principles of biomedical ethics(5th ed.). Newyork:Oxford University Press.
- Carmeron, M. E.(2000). Value, Be, Do: Guidelines for resolving ethical conflict. Journal of Nursing Law, 6(4), pp.15~24.
- J. B. Butts, K. l. Rich 원저(김혜옥 등 역)(2016). 간호윤리학(Nursing Ethics(4th Ed.). JMK: 서울.
- Verena Tschudin(2003). Ethics in Nursing, Butterworth-Heinman.

❋ 참고사이트

- 국가생명윤리정책원 www.nibp.kr
- 보건복지부 www.mohw.go.kr
- 위키백과 en.wikipedia.org/wiki/Bioethics
- 한국생명윤리학회 www.koreabioethics.kr
- 한국의료윤리학회 www.medicalethics.or.kr

04 장

간호와 법

학·습·목·표

1. 법의 개념에 대해 설명한다.
2. 간호대상자의 법적 권리를 정의한다.
3. 간호업무 시 대상자의 법적 권리 보호 방안을 설명한다.
4. 간호사의 법적 지위와 간호업무의 법적 근거를 설명한다.
5. 간호사의 법적 권리와 의무를 설명한다.
6. 간호사고와 법적 책임을 설명한다.

주요용어 이해

- **간호실무표준** : 바람직하고 성취 가능한 업무수준, 업무수행의 질을 측정하는데 사용되는 간호실무의 기준
- **과실** : 주의의무를 태만히 한 경우
- **과오** : 전문가에게 요구되는 주의의무를 태만히 한 경우
- **책무** : 직무에 따른 의무와 책임까지를 말하며 간호사가 자율적으로 수행한 의사결정과 행동에 대해 설명하고 그 결과에 대한 사회적 평가를 수용하는 것
- **법적책임** : 고의 과실 등으로 다른 사람에게 가한 위해나 재산상의 손실에 대한 법적인 책임

I 간호와 법

1 법의 이해

1) 법의 개념

인간은 일정한 질서가 전제된 사회에서 스스로 행동을 규제하고 상호간의 협조를 이루면서 개인과 공동체를 규율하기 위한 사회규범을 가지는데 종교, 관습, 법, 윤리, 도덕 등이 인간의 사회규범이다. 이 중 법은 사회 질서를 유지하고 정의를 실현하기 위해 국가 권력에 의하여 강제되는 사회규범을 말한다. 법은 '해야 한다' 혹은 '해서는 안 된다.' 등의 당위를 내용으로 하며, 합법성에 기초한 타율적이고 외형적인 규범이다. 이와 달리 윤리, 도덕은 행위의 내면성에 관한 것으로 인간의 양심과 확신에 따라 행동하는 기준이다. 법은 국가의 법이념에 따라 다르게 정의되는데 자유민주주의형 국가에서는 법을 사회질서를 유지하기 위하여 인간이 지켜야 하는 최소한의 수준으로 정의한다. 오늘날 복지형 국가에서의 법은 국민의 최소한의 생존권을 담보하고 이를 촉진하고 증진하는 수단으로 정의하고 있다.

2) 보건의료법규의 체계

국민의 기본권인 보건에 관한 권리 내지 건강권은 법률의 규정에 의하여 그 구체적인 내용이 정해지고 국민보건사업에 관한 법률의 제정은 국민의 건강에 관한 권리를 구체화시킨다는 점에서 중요하다.

보건의료와 관련된 법률의 종류는 매우 다양하고 범위가 넓다. 보건의료관련 법규의 통일성을 기하기 위해 제정된 보건의료기본법에서는 국가 보건의료 정책의 목표 및 기본 이념을 제시하고, 국민과 보건의료 제공자의 보건의료에 관한 권리와 의무를 구체화하고 있으며, 보건의료제공 체계에 따른 원칙 등을 규정함으로써 우리나라 보건의료관련법의 모법으로 기능할 수 있도록 하고 있다.

현재 우리나라 보건의료법규체계를 헌법 및 보건의료기본법과의 관계에서 체계적으로 정리하면 [그림 4-1]과 같이 분류할 수 있다.

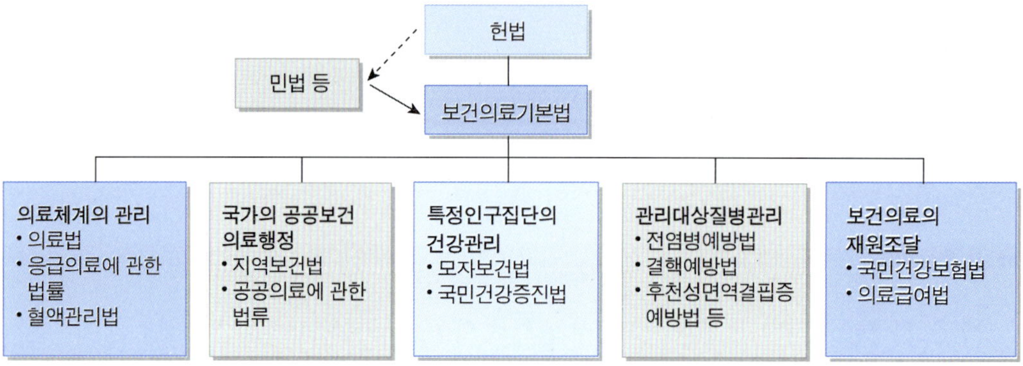

그림 4-1 보건의료법규체계

2 대상자의 법적 권리와 의무

1) 대상자의 법적 권리

보건에 관한 권리는 국민이 건강을 유지하는데 필요한 국가적 급부와 배려를 요구할 수 있는 권리를 말하며 헌법상 근거는 직접적으로 제36조 제3항에서 유래한다. 그밖에도 인간의 존엄과 가치 및 행복추구권(헌법 제10조)과 인간다운 생활을 할 권리(헌법 제34조)와 불가분의 상호관계에 있으며, 인신에 관한 실체적 권리를 비롯한 자유권 실현의 전제조건이 된다.

국가의 국민건강보호의무의 측면에서 보건에 관한 권리는 국가에 의한 건강생활침해 금지와 국가의 적극적인 건강생활보호 의무를 그 내용으로 한다. 또한, 모든 국민은 보건에 관한 권리와 밀접하게 관련되는 다른 기본권들도 가지게 되는데 이는 보건의료인 스스로도 이러한 기본권의 주체가 된다. 보건에 관한 권리의 주체가 가지게 되는 기본권은 다음과 같다.

(1) 인간의 존엄과 가치

우리나라 헌법 제10조에서는 “모든 국민은 인간으로서의 존엄과 가치를 가지며”라고 하여, 인간으로서의 존엄과 가치의 소유자임을 말하고 있다. 이러한 인간의 존엄성 존중은 모든 기본권 보장의 궁극적 목적이고 모든 기본권의 본질적 내용이다.

(2) 생명권

생명권에 관해서는 우리 헌법에 명문 규정이 없지만 생명권은 신체적 완전성 및 신체활동의 임의성을 보장하는 신체의 자유의 당연한 전제일 뿐만 아니라 인간의 존엄성을 그 가치적 핵으로 하는 우리나라 기본권 질서의 논리적인 기초이다.

(3) 알권리

알권리는 일반적으로 접근할 수 있는 정보원으로부터 의사형성에 필요한 정보를 수집하고, 수집된 정보를 취사선택할 수 있는 자유를 말한다. 의료에 있어서는 의료인에게 환자의 진료와 관련하여 설명의무를 인정함으로서 환자가 자신의 진료와 관련하여 요구하는 정보뿐만 아니라 적극적으로 환자 및 그 가족들에게 환자의 진료에 관해 알려줄 것을 요구하고 있다.

(4) 자기결정권

인간은 누구나 자신이 스스로 원하는 방법과 범위 내에서 다루어질 기본권을 가지고 있다. 헌법 제10조는 “모든 국민은 인간으로서의 존엄과 가치를 가지며, 행복을 추구할 권리를 가진다. 국가는 국민이 가지는 불가침의 기본적 인권을 확인하고 이를 보장할 의무를 진다”로 규정하고 있다.

종래 의료는 의사 주권적 개념에서 환자는 치료의 객체로 보는 경향이 있었다. 그러나 20세기 들어 시민의 권리의식이 성장하게 되면서 환자의 권리는 자연스럽게 발전되어 왔고, 환자도 의료인과 더불어 치료의 주체라는 인식이 자리 잡게 되었다. 이러한 환자의 권리에서는 의료인의 설명의 의무를 상대적으로 강조하게 되었고, 설명의무는 단순히 환자에게 알권리를 충족시키는 소극적 의무가 아니라, 진단결과나 치료방법, 예후, 부작용, 수술의 위험성 등을 충분히 설명하고 환자가 이를 제대로 이해한 후에 자율적인 자기결정을 내리도록 해야 할 적극적인 의무이다.

(5) 사생활의 비밀과 자유

헌법 제17조에서는 “모든 국민은 사생활의 비밀과 자유를 침해받지 아니한다.”라고 명시하고 있다.

인간은 누구나 자기 스스로의 뜻에 따라 삶을 영위해가면서 자신만의 영역을 갖기를 바란다. 그렇기 때문에 사생활의 내용에 대한 외부적인 간섭을 원치 않을 뿐 아니라, 다른 사람에게 알리고 싶지 않은 자신의 영역을 자신의 의사에 반하여 남에게 알려지는 것을 원치 않는다. 특히 의료의 경우에는 자신의 신체, 건강상의 비밀로서 외부에 알려지기를 원치 않는 경우가 많다. 따라서 환자 누구나 자신의 의무기록이 제3자에게 부당하게 노출되는 것을 원치 않고 국가에서는 의료인이 환자의 비밀을 유지할 것을 법으로 규정하고 있다.

2) 대상자의 의무

의료법에 명시된 대상자의 의무는 다음과 같다(의료법 시행규칙 제1조의2 제1항).

(1) 의료인에 대한 신뢰·존중의 의무

환자는 자신의 건강관련 정보를 의료인에게 정확하게 알리고 의료인의 치료계획을 신뢰하고 존중하여야 한다.

(2) 부정한 방법으로 진료를 받지 않을 의무

환자는 진료 전에 본인의 신분을 밝혀야 하고, 다른 사람의 명의로 지료를 받는 등 거짓이나 부정한 방법으로 진료 받지 아니한다.

대상자는 병원과 체결된 재정적 의무에 대한 책임을 가지며, 의료진의 치료계획을 준수하고 이에 불응하고 진료를 받지 않거나 중단하여 발생한 결과에 대한 책임을 진다. 또한 의료기관의 규정 및 공공질서를 준수하고 병원 직원 및 다른 환자를 존중해야 한다.

3) 대상자의 법적 권리 보호방안

대상자의 법적 권리를 보호하기 위하여 중요한 것은 의료진과 대상자 모두 주도적으로 법적 권리와 의무에 대한 지식을 갖고 이를 행사하고 준수하는 것이다.

우리나라 의료기관 인증제도에서는 의료기관이 환자가 진료를 받는 모든 과정에서 환자의 권리를 존중하고 사생활을 보호하며, 동의서를 받도록 평가 기준에 제시하고 있다. 구체적으로 환자의 권리 보호에 대한 기준은 '의료기관에 환자의 권리와 의무에 대한 규정이 있다.', '환자의 권리와 의무를 직원들이 알고 있다.', '환자는 환자의 권리와 의무에 대하여 알고 있다.', '환자의 신체 노출을 보호한다.', '환자의 개인정보를 보호한다.' 등으로 구성되어 있다.

- 의료인은 대상자에게 진료를 제공하는 과정에서 대상자가 스스로의 권리(알권리, 자기결정권)를 잘 행사할 수 있도록 충분한 설명을 제공해야 하고, 특히 수술 등 침습적 의료행위에 대해서는 반드시 동의를 구하고 서면화해야 한다.
- 의료인은 법률로 허용된 경우가 아니라면 대상자의 사생활과 비밀을 보호해야 한다.
- 대상자에게 심폐소생술을 비롯한 연명치료 여부에 대한 사전의료의향서 작성 권리에 대하여 설명함으로써 대상자가 삶을 마감하는 순간에 자신의 존엄성을 추구하도록 도울 수 있다.

- 환자의 불만 및 고충을 관리할 수 있는 체계를 갖추어야 하며, 학대 및 폭력피해자 보고 및 지원체계, 신생아와 소아 환자 유괴 예방 절차, 의사소통이 어려운 환자를 위한 지원체계, 장애 환자의 편의를 위한 지원체계 등 취약 환자의 권리와 안전을 보호하도록 취약 환자 권리보장 규정을 갖추고 직원은 이를 알고 있어야 한다.
- 의료사고로 인한 분쟁이 발생한 경우, 피해자에 대한 신속하고 공정한 구제에 노력해야 하며, 한국의료분쟁조정중재원에 조정을 신청하도록 조언을 할 수 있다.

3 간호사와 법

간호사는 보건의료 영역의 전문직 종사자로서 국가로부터 면허와 자격을 인정받아 법이 정하는 범위 내에서 법적 지위를 갖게 된다.

1) 간호사의 면허와 자격

우리나라 근대 법규에서 간호를 포함하는 최초의 규정은 1907년 '대한의원관제'로서 대한의원에서 간호교육을 실시하도록 규정한 것이다. 당시 간호부 수가 증가하면서 간호부에 대한 규정을 세워 자격을 한정하고 1914년 '간호부규칙'을 제정하고 간호사의 면허자격과 업무범위를 규정하였다.

현재 간호사는 의료법 제7조(간호사 면허)에 근거하여 일정한 요건을 갖추고 보건복지부장관으로부터 간호사 면허를 받는다. 또한 의료법 제78조(전문간호사) 및 전문간호사 자격 인정 등에 관한 규칙에 근거하여 보건복지부장관이 인정하는 기관에서 2년 이상 전문간호과정을 이수한 후 자격시험을 거쳐 자격증을 받게 되며 전문간호사 자격은 보건, 마취, 정신, 가정, 감염관리, 산업, 응급, 노인, 중환자, 호스피스, 종양, 임상 및 아동 등 13개 분야로 구분한다.

2) 간호행위의 범위

(1) 보건의료법규에 의한 간호행위의 범위

간호사의 임무에 대해 의료법 제2조 제2항 5호는 다음 각 목의 업무를 임무로 한다고 되어 있다.

가. 환자의 간호요구에 대한 관찰, 자료수집, 간호판단 및 요양을 위한 간호

나. 의사, 치과의사, 한의사의 지도하에 시행하는 진료의 보조

다. 간호 요구자에 대한 교육·상담 및 건강증진을 위한 활동의 기획과 수행, 그 밖의 대통령령으로 정하는 보건활동

라. 제80조 간호조무사가 수행하는 가목부터 다목까지의 업무보조에 대한 지도

이러한 내용은 간호사의 간호전문지식을 기초한 범위 내에서 독자적 판단으로서의 관찰, 자료수집, 간호판단 및 요양을 위한 간호와 간호요구자에 대한 교육, 상담 및 건강증진을 위한 간호와 간호업무 보조에 대한 지도 등 독자적인 업무와 의사의 지도 아래 이루어지는 진료 보조업무가 있다.

대통령령이 정하는 보건활동이라 함은 농어촌 등 보건의료를 위한 특별조치법 제19조에 따라 보건진료원으로서 하는 보건활동, 모자보건법 제2조 제10호에 따른 모자보건요원으로서 행하는 모자보건 및 가족계획 활동, 결핵예방법 제18조에 따라 하는 보건활동, 산업안전보건법 제16조에 따른 보건관리자로서의 직무, 학교보건법 제15조에 따른 보건 교사로서의 직무 등이다.

또한 의료법 제12조(의료기술 등에 대한 보호)에는 "의료인이 하는 의료·조산·간호 등 의료기술의 시행(이하 "의료행위"라 한다)에 대하여는 이 법이나 다른 법령에 따로 규정된 경우 외에는 누구든지 간섭하지 못한다."고 규정되어 있다.

(2) 대법원 판례를 통한 간호행위의 범위

판례는 하나하나의 재판의 결과인 판결에 의하여 밝혀진 이론, 법칙 또는 규범을 말하며, 판례를 법원(法源)으로 인정하는 경우를 판례법이라 한다. 판례는 의료행위를 "의료인이 의학의 전문적 지식을 기초로 하여 경험과 기능으로써 진찰, 검안, 처방, 투약 또는 외과수술 등 질병의 예방이나 치료행위를 하는 것(대법원 1987. 11. 24. 선고 87도1942 판결)"이라고 정의하였다. 최근의 판례에서는 의료행위의 범위를 보다 넓게 인정하고 "의료행위라 함은 반복계속의 의사로, 의료인이 아닌 자가 행하는 의료행위를 가리켜 뜻한다'거나 '그 범죄의 구성요건의 성질상, 동종행위의 반복이 예상되는 것'이라고 하여 포괄일죄의 성립을 인정하였다(대법원 2010. 5. 13. 선고 2010도2468 판결).

(3) 보건복지부의 유권해석에 의한 간호행위의 범위

의료인 개인 또는 단체가 일정한 절차에 의하여 보건복지부에 질의하는 경우, 보건복지부는 관련 법령과 판례를 기초로 유권해석을 하고 이를 회신한다. 이와 같은 행정부의 유권해석

은 법의 범위 내에서 제한적으로 이루어지며 법원의 판결에 의해서 번복될 수 있지만 실무의 기준을 제시한다는 측면에서 중요하다. 특히 법 규정이 모호하거나 관련된 판례가 없는 경우 실무의료인에게는 중요한 지침이 될 수 있다. 다음의 내용은 정부의 유권해석 중 간호와 관련된 내용들이다.

- 간호사의 혈맥주사는 의사의 지도 하에 시행되어야 한다.
- 조산소에서의 약품 구매행위 및 주사 투약행위는 적법하다.
- 마취간호사의 업무한계는 '의사의 지시에 따라 의료행위(마취)를 보조하는 것이며 의사의 지시 없이는 마취행위를 할 수 없다.'
- 사업장의 보건관리자로서 의사와 간호사는 필요한 의료행위를 할 수 있다.

- 간호사 또는 간호조무사가 의료기관에서 진료보조행위로서 의약품의 조제행위가 가능한지 여부에 대하여 의료기관에서 의약품의 조제는 의사·치과의사 또는 한의사만이 할 수 있으며, 간호사 또는 간호조무사는 의약품의 조제 또는 환자에게 투약하는 행위를 보조할 수 있을 것임(의정 65507-1213, 94. 10. 8.)
- 간호사는 단독으로 주사행위를 할 수 없음. 간호사는 내원한 환자에 대하여 의사의 직접진찰에 의하지 않고 전화상의 구두처방만으로 주사 및 투약을 할 수 없음(의제 1420-33668, 79. 2. 19.)
- 간호사의 혈맥주사는 의사의 지도 하에 시행되어야 함. 혈맥주사행위는 의사의 업무범위에 해당되며 간호사는 진료의 보조업무로서 의사의 지도하에 혈맥주사행위를 할 수 있을 것임(의제 01254-67779, 85. 8. 29.)
- 간호조무사가 비록 재진환자라도 의사의 직접 진찰에 의하지 않고 사전구두처방으로 환자에게 주사 및 투약행위를 하는 것은 의료법 제25조제1항의 규정에 의한 면허된 이외의 의료행위에 해당하며 동 의료행위를 하게 한 의사는 의료관계행정처분기준에 의한 행정처분의 대상이 됨(의정 65507-447, 93. 4. 15.)

Ⅱ 간호사의 법적 의무

1 간호사의 의무

간호사의 법적 의무는 간호사 면허범위 내에서 간호대상자에게 간호를 직업적 정신과 법적 근거 아래 수행해야 할 의무로 주의의무, 설명의무, 확인의무 등이 이에 해당한다.

1) 주의의무

(1) 법적 근거

환자와 간호사 또는 의료기관과의 관계를 계약의 관계로 본다면, 간호사 또는 의료기관은 민법 제681조에 의해 선량한 관리자의 주의의무가 발생하게 되며 주의의무를 다 하지 않는 경우에는 민사상 책임 또는 형사상 책임을 지게 된다.

의료인의 주의의무란 의료행위자가 사전에 주의력을 집중하여 구체적인 의료행위로부터 발생할 수 있는 보호법익에 대한 위험을 인식하고 결과 발생을 예방하기 위하여 적절한 방어 조치를 취할 것을 말한다. 따라서 간호사의 주의의무는 의료행위 당시, 일반 간호학적 지식 정도의 능력을 갖춘 간호사가 통상 베풀어야 할 주의의무를 가리키는 것으로서, 통상인의 주의의무가 아니라 간호전문가로서의 주의의무를 의미한다. 간호행위에 있어서, 간호사는 일반인보다 예견 가능성이 크기 때문에 주의력을 집중하여 의료행위과정에서 주의의무를 다하고 나쁜 결과를 회피하기 위한 조치를 강구할 의무가 있다.

(2) 주의의무의 내용

주의의무란 유해한 결과가 발생하지 않도록 의식을 집중할 의무로서, 이를 게을리 하여 타인의 생명 또는 건강에 위해를 초래하게 되면, 민·형사상 법적 책임을 추궁 받게 된다. 주의의무의 내용은 결과 예견의무와 결과 회피의무로 구성된다.

① 결과 예견의무

결과 예견의무란, 예견 가능성이 있는 범위 내에서만 추궁이 되며, 예견 가능성이란, 일반인(특정된 영역의 통상인)이라면 행위 시 결과 발생을 예견할 수 있는 것을 말한다.

따라서 간호에 있어서의 주의의무의 기준은 통상적인 일반 간호사를 의미하는 것이며, 그 능력의 정도는 당해 시대의 간호사로서 요구받는 일반적인 지식이다.

현재의 간호학적 수준에 비추어 볼 때 통상 다음과 같은 경우에는 간호사에게 예견의무가 인정된다.

- 발생 가능성이 매우 낮은 경우라 할지라도 객관적으로 보아 일반간호사에게 알려진 상태의 것이다.
- 일반간호사에게는 알려지지 않은 단계라고 할지라도 당해 간호사가 이를 알 수 있는 위치에 있는 경우이다.

② 결과 회피의무

결과 회피의무란 예견 가능한 위험이 발생하는 경우에는 이를 회피할 수 있는 수단을 강구하여야 할 의무이다.

결과 회피의무의 위반 여부를 판단함에 있어서 종종 문제가 되는 것은 임상상의 관례와 이 의무가 경합하는 경우이다. 하지만 법의 태도는 결코 임상적 관례라는 이유로 의료인의 주의의무를 경감하지는 않는다. 비록 그것이 널리 알려진 현실적인 사정이라고 할지라도, 역시 의무위반으로 취급 된다. 실제로 이 문제와 관련하여서 아래의 경우는 과실판단에 어려움이 있다.

- 첫째, 위험회피를 위하여 일정한 조치를 취하였으나 예기하지 못한 유해한 결과가 야기된 경우
- 둘째, 위험을 예견하였으나 의료인의 어떤 사정(능력, 시설, 장비 또는 약물)으로 이를 회피할 수 없었던 경우
- 셋째, 위험의 성질상 이를 회피하는 조치를 취하는 것이 불가능하거나 불완전한 경우이다. 이 경우들은 간호사가 위험의 회피를 위하여 최선의 주의를 다하였으나 현실적으로 회피가 불가능한 경우들이다.

(3) 주의의무의 판단기준

주의의무란 일정한 나쁜 결과의 발생을 예견하고 이러한 예견 가능한 나쁜 결과를 회피하기 위해 주의를 다할 의무를 말하며, 주의의무를 태만히 한 경우 이를 과실이라 한다.

① 일반적·객관적 기준

주의의 능력은 사람마다 동일하지 않으므로 간호행위에 있어서 주의의무는 당해 상황에서의 통상의 간호사에게 요구되는 평균 간호사의 주의능력을 기준으로 설정된다. 즉, 간호사가 기울여야 할 주의의무의 기준은 객관적으로 정하여지는 것이다. 객관적 기준은 의료(간호) 수준과 의료인(간호사)의 재량성으로 구분하여 설명된다.

가. 간호학의 수준

간호사는 당시의 간호학 수준에 적합한 행위를 할 주의의무가 있다. 이때 객관적 기준으로서 요구되는 간호학 수준은 최첨단의 간호학이나 일부에게만 알려진 사항은 아니다. 간호사라면 누구나 할 수 있는 주의의 정도를 표준으로 하여 과실 유무를 판단해야 하며, 사고 당시의 일반적인 간호학 수준과 간호환경 간호행위의 특수성 등을 고려하여 판단해야 할 것이다. 또한 그 간호수준은 규범적으로 요구되는 수준이지 당해 간호사나 의료기관의 구체적 상황에 따르는 것이 아니다. 따라서 당해 의료행위가 이러한 의료수준에 의하여 허용되는 범위를 벗어난 경우 간호사에게 요구되는 주의의무를 위반한 것으로서 간호사의 과실이 인정된다.

나. 재량성

의료행위의 재량성은 생명현상 및 이를 기반으로 한 의학현상으로 대단히 복잡, 다양한 것이고 미해명의 부분이 많기 때문에 이것에 대응하는 의료방법 또한 쉽게 규격화하기 어렵다는 점이다.

그러므로 간호행위를 행함에 있어 실제로 환자에게 동등한 효과를 지닌 여러 간호방법 중 시술자가 판단하기에 가장 적합한 방법을 우선적으로 취하거나, 자신의 경험이 많은 방법을 취하는 것은 무방하다고 할 것이다. 그러나 재량성의 합리적인 한계와 시술자의 판단이 객관적으로 타당해야 간호과오 발생 시 과실 책임을 면할 수 있을 것이다.

② 주관적·구체적 기준

주의의무의 주관적·구체적 기준으로는 지역성과 전문성, 긴급성과 치료요법의 유일성이 있다. 특히 전문성의 경우, 정신과 병동에 근무하는 간호사에게 일반병동에 근무하는 간호사와 정신과 환자 간에 있어 동일한 정도의 주의의무를 요구하는 것은 현실적인 판단기준이 될 수 없다. 따라서 일반간호사의 경우 그 주의의무의 정도가 전문간호사에 비하여 경감되어야 한다.

그리고 환자의 상황이 급박하거나 중대하여 즉각적으로 일정한 진료 및 간호를 실행해야 하는 경우를 긴급 상황이라고 하는데, 이 상황에서는 어떤 의사나 간호사든 평상시와 같이 의학수준에 적합한 모든 진단과 치료 방법을 동원하고 시설을 이용하며 진료관행상의 기술적 주의를 다하는 등의 행동하는 것이 곤란하고, 사회통념상으로도 그렇게 기대하지 않는다. 그러므로 환자의 이익을 도모하고 의사의 갈등을 해소하기 위해 과실판단에 관해 여러 가지 긴급 상황의 적극적 참작이 요청된다.

③ 주의의무 적용의 실례

형사상 주의의무의 실례(대법원 2007. 2. 22. 2005도8980 판결[업무상과실치상])

정형외과와 성형외과 협진으로 종양제거 및 피부이식 수술환자의 수술 후 회복 과정에서, 간호사가 인턴에 의해 잘못 처방된 근이완제(베큐로니움)를 병동에서 환자에게 정맥주사하였고, 이로 인하여 환자는 호흡근 마비로 인하여 호흡이 멈추면서 의식불명에 빠지게 되었으며, 이후 합병증으로 사망하였다.
재판부는 종합병원의 간호사로서 그 직무 수행을 위하여 처방 약제의 투약 전에 미리 그 기본적인 약효나 부작용 및 주사투약에 따르는 주의사항 등을 확인, 숙지하여야 할 의무가 있다고 보아 주의의무를 위반한 과실을 인정하여 업무상과실치상의 형사책임을 인정하였다.

2) 설명 의무

(1) 법적 근거

설명 의무는 의료행위에 대한 환자의 자기결정권을 보호하는 취지로 우리나라에서는 인간의 존엄성과 행복추구권에 근거를 두고 있다.

설명의무란 수술 등 침습을 하는 과정과 그 후에 나쁜 결과가 발생할 개연성이 있는 의료행위를 하는 경우 또는 사망 등의 중대한 결과 발생이 예측되는 의료행위 등과 같이 환자의 자기결정이 요구되는 경우, 환자에게 의료행위를 받을 것인지 여부를 결정하는 데 필요한 정보를 제공하고 동의를 구하여야 할 의무를 말한다.

설명의무는 의료행위에 대한 환자의 자기결정권을 보호하고자 하는 취지로서, 환자에게 위험이 수반되는 의료행위를 시행할 때 대상자에게 의료행위의 목적과 방법, 기대되는 결과와 이에 수반되는 위험성, 다른 치료방법 등을 사전에 알려야 한다.

의사의 설명은 모든 의료과정 전반을 대상으로 하는 것이 아니라 수술 등 침습을 가하는 과정 및 그 후에 나쁜 결과 발생의 개연성이 있는 의료행위를 하는 경우 또는 사망 등의 중대한 결과발생이 예측되는 의료행위를 하는 경우 등과 같이 환자에게 자기결정에 의한 선택이 요구되는 경우만을 대상으로 하여야 한다(대법원 1995. 4. 25. 선고, 94다27151).

(2) 설명의무의 간호 임상적 의미

환자로부터 서면 동의서를 받는 일은 간호사의 직접적인 역할이 아니다. 환자로부터 서면 동의를 받는 책임은 그 시술을 수행할 시술자에게 있으며, 미국의 경우 법원은 서면 동의서를 받는 책임은 간호사나 간호사를 고용하고 있는 병원 측이 아닌 의사에게 있다고 일관성 있게 판결하고 있다.

(3) 설명의 내용

설명의무의 범위는 고지설명, 조언설명, 지도설명의 세부분으로 구분할 수 있다.

첫째, 환자의 알 권리에 기여하는 것으로서 고지 설명이 있다. 이는 환자의 진단과 치료에 관한 정보를 제공하는 것이며 환자의 결정에 도움을 주는 의미는 없다. 고지 설명은 동의를 구하는 것이 아니라 동의가 없는 경우에도 최소한의 설명을 해야 하는 것으로 환자의 알권리 충족에 기여한다.

둘째, 조언 설명은 환자의 자기결정권 행사에 기여하며, 자기결정권자인 동의능력이 있는 환자본인에게 해야 함이 원칙이다. 동의 능력은 의사의 설명 내용과 동의 또는 거부의 의미를 이해할 수 있는 능력이며, 다만 환자의 친권자 또는 후견인은 고유의 권한으로서 동의권이 있으며 동의권을 수여받은 제3자도 조언으로서 설명의 상대방에 포함된다.

셋째, 지도 설명은 환자의 알권리나 자기결정권과는 관계없이 환자가 질병의 치료나 부작용의 예방을 위하여 지키거나 조심해야 할 내용을 설명하는 것이다.

담당의사는 원칙적으로 ① 환자의 병의 상태, ② 의사가 필요하다고 생각되는 의료행위와 그 내용, ③ 의료행위로 인하여 기대되는 결과 및 그에 수반하는 위험성, ④ 당해 의료행위를 실시하지 않을 경우 예견되는 결과, ⑤ 대체가능한 다른 치료방법 등에 관하여 환자에게 설명하여야 한다(서울지법 1992. 3. 13. 선고, 90가합45545).

(4) 설명의 정도

설명은 기본적으로 상대방이 이해할 수 있는 언어로, 결정에 대한 시간적 여유가 있는 시점에서, 심리적으로 자유로운 상태에서 이루어져야 한다.

(5) 설명의무의 면제 상황

다음의 경우 설명의무가 면제된다.

- 응급환자인 경우
- 알 권리자가 설명청취를 포기한 경우
- 설명이 환자의 심신에 중대한 영향을 미칠 것이 우려될 경우
- 설명을 하지 않았다고 하더라도 환자가 승낙할 것임을 입증할 경우
- 환자에게 발생할 위험이 매우 비전형적이고 발생개연성이 적을 경우
- 환자가 이미 위험을 알고 있었을 경우

한 환자가 동맥조영술을 받기 위해 병원에 입원 후 두 명의 간호사가 환자에게 동의서를 주고 서명을 받았다. 그때 간호사는 입회인(witness)란에 서명하였으나 두 간호사는 환자에게 동맥촬영술 시술에 대해 설명도 안하고 또한 그 환자는 다른 누구로부터 설명을 들었는지도 알지 못했다.
그 환자는 양측 경동맥조영술 칸에 서명을 하였고 의사는 척추 동맥조영술시술을 하였다. 이 시술 과정에서 환자는 사지에 마비가 왔으며 결국 영구적인 손상으로 남게 되었다.
법원에서 병원은 책임이 없고 그 시술을 한 의사가 책임을 져야 한다며 약 24억 원의 손해배상을 하라고 판결하였다. 법원은 간호사가 환자로부터 이 시술에 동의한다는 서명을 받기는 하였지만 이것이 간호사나 간호사를 고용하고 있는 병원이 책임을 져야 할 근거는 될 수 없다고 판단한 것이다. –Trapp v. Cayson, 471(Miss, 1985)

(6) 설명의무의 효과

의료인이 설명을 하지 않고 치료한 경우 이는 환자의 자기결정권(인격권)의 침해로서, 이때 피해자는 그 설명이 없었음을 입증하면 그것만으로 자기결정권 침해에 따른 정신적 고통에 대한 위자료를 청구할 수 있다. 하지만 발생한 모든 손해에 대해 설명 위반에 따른 배상청구를 하기 위해서는 설명의무 위반이 환자의 생명, 신체에 대한 구체적 치료 과정에서 요구되는 의사의 주의의무 위반과 동일시 할 정도의 것이어야 하고, 따라서 그 손해와 설명의무 위반 사이에 인과관계가 있어야 한다.

3) 확인의무

간호사의 확인의무는 동료 의료인과 간호보조인력 그리고 의료장비 및 의료용 재료·의약품의 사용과정에 있어서 문제가 된다. 간호사와 간호조무사 업무관계에서도 과실이 간호조무

사의 행위에 기인하고 간호사에게는 구체적 과실이 없었다 할지라도, 간호사는 이들을 지도·감독하고 그 행위를 확인하여야 할 의무를 지기 때문에, 그 과실에 대하여 확인을 태만히 한 책임을 추궁 받는다. 즉, 간호 자체는 간호사의 책임 아래 이루어져야 한다는 국민감정과 법률 규정, 즉, 민법상의 사용자 책임, 형법상의 지휘·감독의무 등 간호행위에 대해서는 간호사의 주체성이 강조된다.

이외에도 간호사는 의약품 및 기자재 사용에 있어 의약품 및 재료의 변질 여부, 수혈용 보존 혈의 오염 여부, 의료기구와 장비의 사용 전 확인의무 등이 있다. 특히 의약품 및 재료의 변질 여부에는, 피 투여자의 확인, 투여 또는 사용의 필요성 및 시기의 확인, 의약품의 확인(용량, 부위, 방법) 그리고 의약품 재료의 변질 여부가 포함된다.

4) 비밀누설 금지의무

(1) 사생활 보호의무

인간의 비밀과 사생활 보호는 헌법이 보장하는 기본 권리이다. 사생활보호권은 개인의 사생활의 평온과 비밀을 타인이나 공권력으로부터 지킬 수 있는 권리를 의미하며, 여기에는 자기의 비밀을 간직할 수 있고 이를 함부로 공개하거나 침해받지 않을 권리 외에도 자기에 대한 정보를 통제할 수 있는 권리도 포함된다. 특히 건강관리서비스를 받고 있는 대상자들의 경우 다양한 서비스 제공자들로부터 종합적 서비스를 받아야 하는 특성으로 인해 사생활 보호 측면에서 매우 취약한 상황에 놓여 있는 것이 사실이다.

사생활 침해는 개인의 사생활 비밀을 알아내기 위해 사적인 대화내용을 본인도 모르게 녹음하는 행위, 개인의 사사로운 일기내용을 본인의 허락 없이 미디어를 통해 보도하는 행위, 타인의 사진을 원치 않는 목적을 위해 사용하는 행위, 개인의 신상정보를 권한 없이 공표하는 행위 등이 이에 해당된다.

(2) 업무상 비밀 유지 의무

개인의 비밀을 침해하는 범죄의 하나로 형법 제317조 제1항은 업무상 비밀누설죄를 규정하고 있다. 의사, 변호사, 치과의사, 조산사, 변리사, 공인회계사와 그 직무상 보조자 등이 직무 처리 중 알게 된 타인의 비밀을 누설한 경우를 말하며, 이는 개인의 비밀을 이야기하고 신뢰하는 직업에 종사하는 사람에 의해 개인의 비밀이 침해되어서는 안 된다는 것이다. 여기서 말하는 비밀이란 특정인 또는 일정한 범위의 사람에게만 알려져 있는 사실로서 타인에게 알려지지 않아야 본인의 이익이 있는 사실을 말하며, 누설이란 비밀에 속하는 사실에 대해 이를 모르는 사람에게 알게 하는 행위로서 그 방법에 제한은 없다.

의료법 제19조에는 대상자들이 침해받기 쉬운 사생활보호를 위해 의료인들에게 비밀누설 금지의무를 규정해 놓고 있다. 그러므로 간호사가 대상자의 비밀을 누설할 경우 간호윤리에 어긋나는 비전문적 행동이면서 동시에 민사 형사상의 책임을 야기한다.

업무상 비밀유지의무가 면제되는 경우는 피해자의 동의, 긴급피난(성병환자를 치료한 의사가 감염을 방지하기 위해 배우자에게 사실을 고지한 경우, 운전자의 간질병을 치료한 의사가 사고를 방지하기 위해 관계 관청에 신고한 경우)과 정당행위(감염병 예방법상 신고) 등이다.

피의자 이씨는 음주운전으로 만취한 상태에서 교통사고를 낸 후 A 의료원으로 후송되어 응급치료를 받았으며, 당시 이씨는 전혀 의식이 없었고 가족도 현장에 없었다. 담당 경찰관은 피해자측으로부터 이씨의 음주운전 여부에 대한 조사를 요구받았으나, 당시 피의자가 의식이 없는 상태로 본인 동의하에 혈액을 채취하기 어려운 상황이었다. 이때 담당 간호사가 병원에서 치료를 목적으로 피의자의 혈액을 채취하였으며, 담당 경찰관은 이 간호사에게 부탁하여 채혈된 혈액 중 일부를 받아 교통사고처리반에 인계하여 혈중알코올 농도의 감정용으로 사용하였다(대법원 1999. 9. 3. 선고, 98도968).

2 간호사고

1) 간호사고와 간호과오, 과실

의료사고는 소비자가 의료기관으로부터 의료서비스를 제공받는 과정에서 당초 의학적인 기대와는 달리 유해한 결과가 발생하는 것을 말한다. 따라서 간호사고라 하면 간호서비스를 제공받는 과정에서 기대하지 않은 나쁜 결과가 발생하는 것이다. 이는 의료기관의 시설 불량, 원인불명 등에 의해 환자의 증상이 악화되거나 사상에 이른 경우나 환자에게 손해가 발생한 경우도 포함된다[표 4-1].

간호과오라 함은 '간호사가 간호행위를 행함에 있어서 평균수준의 간호사에게 요구되는 업무상의 주의의무를 게을리 하여 환자에게 인신 상의 손해를 발생하게 한 것'이다. 간호과오와 간호과실의 개념을 살펴보면, 간호과오는 타인에게 유해한 결과가 발생되지 않도록 정신을 집중할 의무를 태만히 함으로써 타인에게 손해를 입게 한 것을 말하며, 간호과실은 간호과오가 있었다는 것이 객관적으로 인정되었을 때, 즉 법적 판단을 받았을 때 간호과실이 된다.

표 4-1 간호사고의 원인

구분	발생요인	발생원인
인적 요인	간호사	• 간호학 지식과 기술 부족 • 간호사의 주의의무태만으로 인한 간호과실 • 간호사의 의료법학에 대한 무지 • 간호사의 정신적, 육체적 피로 • 각종 의료기기의 관리 불량과 간호사의 조작 미숙 • 간호사의 정직하지 못한 행동 • 간호사의 대상자(환자, 보호자)에 대한 불친절과 부적절한 의사소통
	환자	• 환자 및 보호자가 의료인에게 잘못된 정보 제공 • 의료인의 지시, 교육 등에 따르지 않고 환자 측의 자의적인 행동 • 의료인의 설명에 대한 이해 부족 및 확인 미실시
물리적 요인	환경	• 병원 건물 또는 병동 구조상의 결함 • 병실, 병동, 병원 환경의 무질서 • 잘못된 간호부서조직으로 인한 명령체계의 혼선 • 안전관리시설의 결핍 또는 부재
과정적 요인	의료팀	• 잘못된 인간관계에서 오는 개인, 집단, 조직, 상호간의 갈등 • 병원 내 부서 간의 의사소통 실패 • 의사 처방전이 불명확해 오인 유발 • 약사의 조제잘못 • 간호부 조직과 명령체계의 비효율성
	불가항력	• 의약품의 불가항력적인 부작용 • 환자의 특이체질 • 현대의학의 한계

과실의 판단기준은 주의의무이며, 간호과실로 타인의 생명, 신체 또는 재산에 대한 법익을 침해한 경우 간호사에게는 형사책임과 더불어 신체적, 재산적 손해를 배상하고 정신적 고통에 대한 위자료를 지불하여야 하는 민사책임이 발생한다.

간호 과정에서 과실로 인하여 환자에게 손해를 끼친 경우, 간호사는 형사 및 민사 양면으로 그 책임을 추궁 받으며, 특히 형사책임을 지는 자는 형벌과 동시에 민사책임 추궁의 대상이 된다.

환자자살로 인한 간호과실 사례(대법원 1991. 5. 10. 선고 91다5396)

1987. 7. 1.환자는 대학병원 신경정신과에 입원하여 진찰을 받은 결과 전환장애로 진단되어 치료를 받던 중 같은 달 31일 보호병동에서 병원직원의 감시가 소홀한 틈을 타 자해행위로 부상을 당한 왼쪽 손목부위의 봉합부위를 감싸기 위하여 병원직원이 감아 둔 탄력 붕대를 창문 철망에 묶고 목을 매달아 자살을 하려다가 병원직원에 발견되어 생명은 구조되었으나 이로 인하여 저산소성 뇌손상을 입었다. 이에 대해 대법원은 전환장애 환자인 환자의 자살기도를 미리 방지하여야 할 의무가 있음에도 이를 게을리한 과실이 있다고 판시하였다.

3 간호사고 예방

간호사고 예방을 위해서는 간호사 각자의 개인적인 차원에서의 예방과 간호부서의 조직적인 차원에서의 예방이 체계적으로 이루어져야 한다.

개인적 차원에서 사고의 예방을 위해서는 간호실무표준을 기초로 최선의 간호를 수행해야 하며, 대상자와의 좋은 인간관계와 신뢰관계를 형성한다. 근거기반으로 충분히 설명하고, 사소한 내용이라도 환자 및 보호자의 호소를 가볍게 넘기지 말아야 한다. 또한 자신이 속한 기관의 정책과 관련 규정, 지침을 숙지하고 있어야 한다.

조직적 차원에서의 예방방안은 다음과 같다.

- 간호실무 표준과 지침을 마련한다. 간호실무표준은 간호사 주의의무를 판단하는 기준이 되며 간호실무지침은 간호업무의 기준이 된다.
- 간호사의 실무와 관련한 법적 의무에 대한 교육을 강화한다.
- 효과적인 사건보고 및 의사소통체계를 마련한다.
- 조직적 위험관리를 제도화한다. 능력을 갖춘 위험관리전담자를 양성하여 과학적이고 체계적으로 위험을 분석하고 예방 전략을 구축하도록 한다.
- 사고발생자 보다는 사고의 근본원인을 분석한다.
- 간호사고의 근본적 원인 해결을 위하여 필요하다면 병원의 구조적 변화와 시스템의 개선을 추진한다.
- 사건보고 활동이 병원의 오류개선 및 질 향상에 효과가 있음을 알린다.

4 간호사고의 법적 책임

1) 민사책임

간호과오의 피해자에 대한 민사상의 손해배상 책임은 채무불이행 책임과 불법행위 책임이 있다. 간호 과오에 있어 그 책임구성을 채무불이행으로 구성하든 불법행위로 구성하든 문제되는 것은 주의의무위반 혹은 과실이다. 불법행위에 있어서는 피해자가 가해자의 과실을 입증해야 하나, 채무불이행 책임에 있어서는 채무자에게 입증책임이 있다는 것이 법학자들의 통설과 판례의 입장이다.

(1) 채무불이행 책임

① 의의

간호계약에 의한 채무불이행 책임을 지게 하려면 간호사의 간호행위가 불완전한 것이었음이 전제되어야 한다. 따라서 평균적 간호지식과 기술 있는 간호사로서 하여야 할 간호를 다하지 못한 것은 과실이 인정되어 불법행위를 구성하게 되고, 반면 전문간호사와 환자 사이의 계약관계를 기초로 할 때에는 채무불이행의 하나인 불완전이행의 책임을 지게 된다.

② 성립요건

불완전이행으로 민사책임이 발생하기 위해서는 ㉠ 고의·과실로 인한 ㉡ 불완전한 이행으로 인하여 ㉢ 손해를 가하고 ㉣ 위 불완전한 이행과 손해 발생과의 인과관계가 있어야 한다.

③ 입증 책임

간호과오를 채무불이행으로 보는 견해를 취하면, 간호과오의 귀책사유에 대한 입증 책임을 채무자인 간호사 측이 져야 하는데, 이 경우 환자 측에는 유리하다.

④ 이행보조자의 과실에 대한 책임

이행보조자의 과실에 대하여는 주 채무자의 고의나 과실로 본다. 왜냐하면 채무자는 자신의 채무를 이행하기 위하여 피용자를 사용하여 이익을 얻으므로 그로 인한 위험은 이익을 얻는 채무자에 지우는 것이 채권자 보호를 위해 필요하기 때문이다. 의료기관에 종사하는 간호사는 이행보조자이므로 간호사의 과실은 의료기관 측의 과실로 여겨지고, 그 결과 병원 측이 채무불이행 책임을 진다.

급성폐렴증세로 6인실에 입원한 A씨는 침대 옆의 잠금장치가 없는 사물함에 예금통장, 신용카드 등이 들어 있는 핸드백을 넣어두었다. 그런데 며칠 후 새벽에 검사를 받기 위해 입원실을 비운 사이에 도둑이 들어 사물함에서 핸드백을 훔쳐 신용카드로 현금을 인출하고 물품을 구입하였으며 예금통장에서 예금을 인출하여 A씨는 많은 손해를 입었다. 법원은 환자가 병원에 입원하여 치료를 받고자 하는 경우 병원은 진료뿐만 아니라 환자에 대한 숙식의 제공을 비롯하여 간호, 보호 등 입원에 따른 포괄적 채무를 지는 것인 만큼, 병원은 병실에의 출입자를 통제·감독하든가 그것이 불가능하면 최소한 입원환자에게 휴대품을 안전하게 보관할 수 있는 시건장치가 있는 사물함을 제공하는 등 도난을 방지함에 필요한 적절한 조치를 강구하여 줄 신의 성실의 원칙상 보호의무가 있다고 판단하였다(대법원 2003. 4. 11. 선고, 2002다63275).

(2) 불법행위 책임

① 의의

불법행위 책임은 민법 제750조에 의해 아무런 특별한 관계가 없는 사람 사이의 가해행위에 대해 정의를 확립하기 위한 측면에서 피해자가 입은 손해를 전보한다는 점에서 채무불이행 책임과 차이가 있다.

의료과오 소송에서는 간호 과오를 주로 불법행위 책임으로 구성하여 오다가, 최근 채무불이행 책임으로 구성하는 경향이 두드러지고 있는데, 이는 입증 책임상 환자 측에게 보다 유리할 수 있다는 근거에 의한 것이었으나 한편으로는 반론도 있다. 불법행위로 보는 견해는, 간호사의 간호과오를 계약 책임으로 물을 경우 현재의 의료현장을 볼 때 계약의 당사자가 애매하다는 것과, 의사 또는 간호사의 과실로 계약 당사자 이외의 자가 손해를 입었을 경우, 계약 책임으로 다루는 것보다 불법행위 책임으로 다루는 것이 합당하다는 것과, 기타 신체에 대한 침해가 불법행위라는 인식 그리고 진료채무가 수단채무인데 따른 채무내용의 불특정 등을 그 근거로 내세우고 있다.

② 성립요건

불법행위로 인한 손해배상책임의 발생 요건은 ㉠ 고의·과실로 인한 ㉡ 위법한 행위로 ㉢ 타인에게 손해를 가하고 ㉣ 위 위법한 행위와 발생된 손해와의 사이에 인과관계가 있어야 한다. 간호과오의 경우 고의에 의한 불법행위는 찾아보기 어렵다. 왜냐하면 고의로 인한 간호과오는 통상 범죄행위가 되므로 극히 예외적 현상이기 때문이다.

불법행위 책임의 구성요건을 정리하면 다음과 같다.

- 가해자의 고의 또는 과실이 있어야 하며, 이때 자기 행위의 결과가 위법한 것이어서 법률상 비난 받는 것임을 인식하는 정신능력, 즉, 책임능력이 있어야 한다.
- 가해자의 행위가 사회가 보호하는 권리를 침해하는 것이어야 한다. 이때 정당행위와 정당방위, 긴급피난, 자력구제, 피해자의 승낙 등의 경우는 위법성이 인정되지 않는다.
- 손해가 발생해야 한다.
- 가해행위와 손해발생 간의 인과관계가 존재하여야 한다.

③ 입증 책임

가해자에게 고의나 과실이 있었다는 귀책사유에 대한 입증 책임이 환자에게 있으므로 환자 측은 매우 불리하다. 과실의 경우는 의료 및 간호행위의 전문성, 밀폐성, 폐쇄성 등으로 말미암아 그 과실점을 찾아내기가 매우 어렵다.

④ 사용자 배상 책임

타인을 사용하여 사무에 종사하게 하는 고용자는 피고용자의 가해행위로 인하여 제3자가 입은 손해에 대하여 직접 배상할 책임이 있다. 고용자는 민법 제756조의 사용자 책임을 지며, 피고용자 자신도 불법행위 책임을 진다. 피해자는 보통 고용자에게 배상을 청구하며, 이때 고용자는 피고용자에 대하여 구상권(求償權)을 행사 할 수 있다(제756조 제3항). 고용자의 책임이 보상책임 원리에 그 근거를 두고 있다는 점을 감안하면 고용자가 무조건 피고용자에게 구상권을 행사할 수 있는 것은 아니며, 이런 취지에서 최근 판례는 그 구상권(求償權)을 합리적으로 제한하고 있다. 반면 외국의 경우 간호사의 명백한 과오의 경우 고용자와 별도로 개인적인 배상의 책임을 지우고 있다.

사용자는 그 사업의 성격과 규모, 시설의 현황, 피고용자의 업무내용과 근로조건 및 근무태도, 가해행위의 발생원인과 성격, 가해행위의 예방이나 손실의 분산에 관한 고용자의 배려의 정도, 기타 제반사정에 비추어 손해의 공평한 분담이라는 견지에서 신의 성실의 원칙상 상당하다고 인정되는 한도 내에서만 피고용자에 대하여 손해배상을 청구하거나, 그 구상권을 행사할 수 있다(대법원 1994. 12. 13. 선고 94다17246, 대법원 1996. 4. 9. 선고 95다52611).

(3) 기타 책임

① 공동불법행위 책임

의료행위는 일련의 과정을 거치므로 각 과정에서 여러 사람이 관련되어 의료사고가 발생하는 경우가 있다. 복수의 사람이 손해 발생의 원인에 공동으로 관여된 경우에는 공동불법행위 책임을 부담하여야 한다.

공동불법행위가 성립하기 위한 조건으로는 첫째, 각자가 독립하여 불법행위의 요건을 갖추어야 하고, 둘째, 불법행위자 간의 행위의 관련성이 필요하다. 관련성은 행위자 간의 공모나 공동인식이 반드시 필요한 것은 아니고 그 행위가 객관적으로 관련하고 있으면 된다.

예를 들어 환자에게 영양제를 혈관주사 하도록 의사가 간호사에게 지시하였는데, 간호사가 약제를 혼동하여 다른 약제를 환자에게 주입하여 부작용이 발생하였다면, 의사에게는 약제의 재확인을 하지 않고 혈관주사를 간호사에게 주사하게 한 과실이 있고, 간호사는 약제를 확인하지 않은 과실이 경합하게 된다. 그러나 의료기관에 속한 의사 간 또는 의사와 간호사 등에 의해 공동불법행위가 문제시될 경우 대개의 경우 의료기관 개설자에게 사용자 책임을 묻기 때문에 의사나 간호사 어느 누구의 과실행위에 의하여 손해가 발생했느냐 여부를 정확히 밝힐 필요는 없다.

② 국가의 손해배상 책임

국가의 손해배상 책임에는 3가지가 있다.

- 공무원의 직무상 불법행위로 인한 손해배상 책임
- 공공의 시설 및 그 관리의 하자로 인한 책임
- 약해로 인한 책임

국공립의료기관 소속의 의료인에 의한 의료사고나 보건의료법규에서 국민에게 공법상 수진의무(예 : 예방접종)를 강제하는 경우에 발생한 의료사고에 대해 국가배상법이나 민법 제756조의 규정에 의하여 피해자 측은 국가 또는 지방자치단체를 상대로 손해배상을 청구할 수 있다. 또한 감염병의 예방 및 관리에 관한 법률의 강제접종 규정은 의료인 입장에서 볼 때 일종의 행정상 강제처분이 되므로, 이에 불응하는 경우에 의료인은 일정한 벌금 또는 과태료에 의한 제재를 받게 되고, 예방접종 이후 접종약품의 이상으로 인한 사고 발생 시 피해자에게 국가배상이 이루어지며, 의료인의 과실로 인한 경우 손해를 배상한 국가나 공공단체는 해당 의료인에게 배상한 손해를 구상(求償) 할 수 있고 해당 의료인은 업무상 과실로 인한 형사적 책임을 진다.

2) 형사책임

의료과오에 대하여 형사책임으로 문책하기 위해서는 그 의료행위가 위법한 행위이어야 한다. 의료행위는 본질적으로 신체의 완전성에 대한 침해행위로써 상해죄와 유사한 구조를 갖는다. 그러나 의료행위가 상해죄에 해당되지 않는 것은 정당행위로 인정되기 때문이다. 범죄란 법이 보호하려는 보호법익의 침해이며 동시에 의무위반이다.

(1) 범죄구성요건

범죄가 성립되는 조건은 구성요건 해당성, 위법성, 책임이다. 첫째, 구성요건 해당성이란 구체적인 사실이 범죄의 구성요건에 해당하는 것을 의미한다. 죄형법정주의 원칙에 입각하여 아무리 반사회적·반도덕적 행위라 할지라도 구성요건에 해당하지 않으면 범죄가 아니다. 둘째, 위법성은 위 구성요건에 해당하는 행위가 법률상 허용되지 않는 성질을 말한다. 그러나 형법상 위법성이 없는 것으로 되는 경우에는 정당행위, 정당방위, 긴급피난, 피해자의 승낙, 자구행위 등이 있다. 그러므로 인간의 신체에 침습을 가하는 특정 의료행위는 생명보존에 필요한 정당행위이므로 상해죄에 해당하지 않는다. 셋째, 책임이란 당해 행위자에 대한 비난 가능성으로, 행위자가 형사미성년자나 심신상실자의 행위 또는 강요된 행위는 책임이 없어 범죄가 성립되지 않는다.

간호사고의 경우 범죄구성요건은 인식했으나 그 결과는 발생되지 않을 것이라고 믿고 행동한 결과가 대부분이고, 따라서 행위자인 간호사가 그 사실의 발생을 의도한 것은 아니기 때문에 고의범을 형성할 수 없어 주로 과실의 범주에 속하고, 간호행위와 관련된 범죄는 주로 업무상 과실치사상죄에 해당한다. 한편, 업무상 과실의 책임추궁에 있어 주의의무를 민사보다 형사에서 더 엄격히 다루는데, 이는 비교적 개연성이 높은 위험에 대해서만 형사상 주의의무를 부과하기 때문이다.

(2) 주의의무 제한 원리

기술적 위험이 상존하는 현대사회는 예견 가능성과 회피 가능성에 기초를 둔 일반적인 주의의무(위험금지의무)를 무제한적으로 적용할 수 없는 한계가 있어 허용된 위험과 신뢰의 원칙이 적용된다.

① 허용된 위험의 원칙

허용된 위험이란 일정한 생활범위에서 예견하고 회피할 수 있는 위험이라고 할지라도 전적으로 금지할 수 없는 것을 말하며, 이 법리를 의료행위에 적용할 경우에는 다음의 요건이 충족되어야 한다.

첫째, 위험한 행위가 다른 법익의 구제관계에서만 허용되어야 한다. 예컨대 위험한 외과수술을 할 경우에는, 수술에 수반하는 신체상의 위험과 수술을 하지 않을 때 초래될 수 있는 위험을 비교하여, 수술하는 것이 환자에게 이익이 되는 경우에만 허용된다.

둘째, 허용된 위험은 환자의 이익을 위해 인정되는 것이지만, 불행하게도 위험이 실현된 경우 실질적인 손해는 환자 자신이 부담하는 것이기 때문에 원칙적으로 그러한 위험을 인수하는 환자의 동의가 필요하다.

이와 같이 허용된 위험의 내용은 매우 상대적인 가치평가의 결과에 기인하는 것이므로, 이를 부당하게 확대 해석해서는 안 된다.

② 신뢰의 원칙

신뢰의 원칙은 의료과오의 영역에서 그 적용의 빈도가 높아지고 있고, 주의의무와 관련하여 중요한 쟁점이다.

의료행위에 있어서 신뢰의 원칙은 사회적 상당성이 인정되는 범위 내에서 제한적으로 적용된다. 이 원칙이 적용되기 위해서는 스스로 주의의무를 위반하지 않을 것, 타인의 주의의무위반에 대한 고도의 개연성이 인정될 수 있는 특별사정이 존재할 것의 요건이 충족되어야 하고, 의료행위에 대하여 감독의무를 지고 있는 자에게는 그 적용을 배제해야 할 것이다.

만약 간호과오로 인한 손해 발생이나 확대 원인에 환자 측의 거짓말·침묵·비협력 등 과실이 개재되었다면 그 손해에 대해 합리적으로 분담시키는 과실상계를 고려해야 한다. 그 이유는 간호행위가 환자 측의 협력이 없으면 충분한 효과를 거둘 수 없는 경우가 많기 때문이다. 신의의 원칙 또는 피해부담의 공평이라는 피해배상제도의 이념에 비추어 불법행위의 피해자에게는 그로 인한 피해의 확대를 방지하거나 경감하기 위하여 노력할 일반적인 의무가 있다.

(3) 업무상과실치사상죄

업무상의 과실로 인하여 사람을 사상에 이르게 함으로써 성립하는 범죄이다. 이 죄는 생명이나 신체를 보호하기 위하여 이와 관련된 업무자에 대하여 무겁게 벌한다.

대법원 1994. 12. 22. 선고 93도3030 판결

갑상선아전절제술 및 전경부 림프절 청소술을 받은 환자가 기도부종으로 인한 호흡장애로 뇌기능 부분손상상태에 이르게 된 경우, 환자의 호흡곤란을 알고도 00:30경부터 09:00경까지 환자의 상태를 확인하지 아니한 주치의 겸 당직의사와 그의 활력체크지시를 제대로 이행하지 아니하고 의사를 불러달라는 환자 보호자의 요청을 듣지 아니한 담당간호사들을 유죄(업무상과실치상죄) 판결함

앞 판례는 의사와 간호사 모두에게 업무상 과실치상죄를 인정하였다. 간호대상자에 대한 경과관찰은 전문직 간호사에게 주어진 독특한 임무이다. 전문직 간호사에게 주어진 중요한 의무임과 동시에 간호사의 주요 활동인 경과관찰의무는 간호사의 법적 의무로 강조되고 있기에 큰 의미가 있다.

생·각·더·하·기

1. 법제처 법령전보센터(http://www.law.go.kr)에서 의료법 등 간호와 관련된 법령을 찾아보고 다음 내용에 대해 답을 구해봅시다.
   1) 대상자(환자, 지역사회)에 대한 간호사의 책임과 의무
   2) 같이 일하는 동료들에 대한 간호사의 책임

2. 다음의 각 홈페이지를 방문하여 간호사 또는 간호실무와 관련된 판례를 검색한다.
   - 대법원(http://www.scourt.go.kr)
   - 헌법재판소(http://www.ccourt.go.kr)

3. 위에서 찾은 판례에 나타나는 간호사의 책임과 의무에 대해 토의해봅시다.

4. 우리 사회에서 대상자의 법적권리를 보호하기 위한 구체적 방안이 어떻게 실현되는지 사례를 찾아봅시다.

참고문헌

- 김민중(2011). 의료의법률학. 신론사.
- 김인경, 문숙자, 이경희, 정연옥, 황지원 외(2020). 최신 간호관리학. 퍼시픽북.
- 김장한(2016). 의료과오소송으로 배우는 임상의학. 정담미디어.
- 노태헌, 이승덕(2010). 의료행위에 관한 용어정리 및 판례분석, 대한의료법학, 11(2).
- 대한간호협회(2012). 간호사를 위한 의료법 및 관련 판례 해설집. 대한간호협회.
- 이병숙, 강성례, 김병수, 안혜경, 이은주 외(2016). 간호관리학(3판). 정담미디어.
- 한국의료법학회(2002). 보건의료법학. 동림사.
- Annas, G. D. (2004). The rights of patents. New York: New York University Press.

❃ 참고사이트

- 국가법령정보센터 www.law.go.kr
- 대법원 www.scourt.go.kr
- 헌법재판소 www.ccourt.go.kr

❃ 그림 출처

- [그림 4-1] 한국의료법학회(2002), 보건의료법학

05 장

간호전문직

학·습·목·표

1. 전문직의 일반적 특성을 열거한다.
2. 전문직의 일반적 기준을 설명한다.
3. 간호전문직의 개념을 이해한다.
4. 간호전문직의 특성을 열거한다.
5. 간호전문직 사회화를 이해한다.
6. 간호전문직 사회화 과정을 설명한다.
7. 간호전문직 사회화 근간 이론을 이해한다.
8. 간호전문직관 정립의 필요성을 설명한다.
9. 간호전문직의 사회적 인식을 탐색한다.
10. 간호전문직 성장을 저해하는 요인을 탐색한다.
11. 간호전문직 성장을 위한 방안을 제시한다.
12. 간호전문직의 진로를 탐색한다.

주요용어 이해

- **전문직** : 높은 학문적 지식체계를 바탕으로 전문적 기술을 보유함으로써 상당한 사회적 권한과 높은 사회적 지위를 가지며 실제적인 공헌을 하는 직업
- **간호전문직** : 간호에 대한 높은 학문적 지식체계를 바탕으로 전문적 기술을 보유함으로써 사회적 권한과 높은 사회적 지위를 가지며 실제적인 공헌을 하는 직업
- **사회화** : 같은 역할을 수행하는 다른 사람들과 비슷한 방법으로 보고, 느끼고, 행동하는 것을 배우는 상호작용 과정
- **전문직 사회화** : 성인사회화 또는 직업사회화의 한 형태로서, 특정 전문직의 실천과 관련된 지식, 기술, 가치, 역할, 태도 등을 습득하는 과정
- **간호전문직관** : 간호사가 갖고 있는 간호전문직에 대한 관점으로, 간호가치관에 직업관을 결합시킨 개념

I 전문직의 이해

1 전문직의 정의

전문직(profession)은 대중의 합의 하에 사회·규범적 접근으로 규정된다는 점에서 그 기준과 정의가 매우 다양하다. 대중의 인정을 엄격하게 규정짓기 어렵고, 대중의 인식은 역동적이며 가변적이기 때문이다. 그러나 일반적으로 전문직은 전문가(expert), 자율성(autonomy), 권한, 책임감의 특징을 갖추고 인류와 사회에 봉사하는 직업을 의미하며, 흔히 '생계를 위해 일상적으로 하는 일'로 정의되는 직업(occupation)과는 다르다. 전문직은 높은 수준의 교육과 훈련 등을 필요로 하며 고도의 지식 및 기술적 차원의 능력을 갖춘 전문인들이 합리성에 근거하여 업무를 수행하며 사회적으로 중요한 공헌을 하는 직업이라 할 수 있다.

전문직화(professionalize)란 하나의 직업(occupation)이 전문적인 직업성(professionalism)을 획득해 가는 과정으로 특정한 업무영역에 대한 시장에서의 독점을 가능하게 하는 전문적 권위와 자율성을 확립해 나가는 과정을 말한다. 따라서 어떤 직업이 전문직으로 인정받는다는 것은 그 직업에 종사하는 사람에 의해서라기보다 그 직업에 종사하지 않는 사람들의 인식에 의한 경향이 크다고 할 수 있다.

전문직은 높은 수준의 사회경제적 보상 때문에 매력 있는 직업으로 인식되어 왔고, 일반 직업과는 달리 고도의 지식과 기술을 사용하여 업무를 수행하고 업무의 자율성이 보장되는 장점을 가지고 있기 때문에 많은 직업들이 전문직으로의 발전을 추구해 왔다.

2 전문직의 특성

1900년대 초부터 많은 학자가 전문직의 특성에 대해 연구해 왔으며, 이는 다양한 직업의 전문직에 대한 현 위치를 평가하고 결정하는 준거로 사용되어 왔다. 전문직의 특성과 학자들이 제시한 전문직의 특성은 다음과 같다.

- 오랜 기간에 걸쳐 수립된 체계적인 지식체를 가진다.
- 지식에 근거한 권위가 사회로부터 인정받는다.
- 직업의 자율성이 보장된다. 즉, 전문직에 종사할 사람의 임용, 수련 및 평가와 통제 등에 자율성을 부여하는 것이다.

• 전문성 습득을 위한 장기간의 교육이 요구된다.

• 윤리강령 및 전문직으로서의 행위규범을 가진다.

참·고·하·세·요

❋ 플렉스너(A. Flexner)

• 이론적이면서도 실용적이다.
• 지식체를 끊임없이 확장해 나간다.
• 전문화된 교육과정에 의해 교육이 이루어진다.
• 연구를 통해 정련되고 발굴되는 지식을 바탕으로 업무를 수행한다.
• 신체적인 업무보다는 정신적인 업무를 수행하며 고도의 책임감을 수반한다.
• 이타주의에 의해 동기가 부여되고 대중의 기대를 충족시키기 위해 노력한다.
• 전문가와 대상자간의 관계를 규정짓는 윤리강령에 의해 지도받는다.

❋ 파발코(P. M. Pavalko)

• 이론이나 지적 기술이 있다.
• 기본적으로 사회가치와 관련성이 있다.
• 훈련 또는 교육기간이 장기적이다.
• 선택 동기가 이타적이다.
• 전문적 활동을 스스로 통제할 수 있는 자율성이 있다.
• 공동체 의식이 있다.
• 윤리강령이 있다.
• 구성원은 직업에 대한 헌신이 강하여 평생 또는 장기간 종사한다.

❋ 빅슬러(G. K. Bixlers)

• 대학에서 교육이 이루어진다.
• 고도의 학습을 통해 습득될 수 있는 잘 정의되고 조직화된 전문지식을 실무에 활용한다.
• 과학적 방법을 통해 지속적으로 지식체를 확대하고 교육과 서비스의 기술을 향상시킨다.
• 자율적으로 전문직에 대한 정책을 수립하고 활동을 통제한다.
• 행위의 자유, 지속적인 성장기회, 경제적 안정을 통해서 보상받는다.
• 개인적 이득보다 봉사를 고귀하게 여기며, 지적 성향을 가진 사람들이 평생직으로 선택한다.
• 인간과 사회복지에 필수적인 서비스를 수행하기 위해 전문지식을 활용한다.

❋ 켈리(L. Kelly)

• 연구를 통해 지속적으로 확장되는 전문 지식체가 있다.
• 실무자를 위한 교육은 고등교육기관인 대학에서 이루어진다.
• 인류와 사회복지를 위해 필수적인 서비스를 제공한다.
• 실무자들은 이타적 봉사에 의해 동기가 부여되고 자신의 업무를 생의 중요한 요소로 인식한다.
• 개인적 책임을 수반하는 지적인 활동을 수행한다.
• 실무자들은 비교적 독립적으로 업무를 수행하며, 자신들의 정책과 활동을 스스로 통제한다.

3 전문직의 기준

전문직에 대한 다양한 접근방법에도 불구하고 여러 정의들의 공통점은 전문직은 고유한 지식체계를 중심으로 조직되어 있다는 것이다. 플렉스너(A. Flexner)가 제시한 전문직 기준의 궁극적인 목적은 이타적이고 사회 봉사적이어야 하며, 강한 윤리적 요소가 중요시되어야 하고, 건전한 직업의식을 가지고 정당한 보수를 받으면서 안전성 있는 직업인으로 자타가 인정해야 한다는 것이다. 전문직의 기준을 정리하면 다음과 같다.

1) 지식

전문직은 수준이 높고 정교하게 체계화된 이론에 근거하여 업무활동을 한다. 그 지식은 이론적 지식이면서도 고객에게 서비스의 형태로 제공되는 응용지식이기도 하다. 이러한 지식은 장기간에 걸친 교육훈련의 결과로 습득되고 문외한인 일반인의 문제해결에 필요한 것이 된다.

2) 전문적 권위

전문직은 전문적 지식을 바탕으로 의뢰해 오는 고객의 문제를 해결해 주는 역할을 하게 된다. 고객은 전문가에 대한 신념을 가지고 전문가에게 의존하게 되고 이 과정에서 전문직은 고객으로부터 전문가로서의 권위를 인정받게 된다. 전문가는 고객이 제공한 자신의 비밀스러운 생활영역에 대한 정보를 보호해야 할 책임을 지고, 이는 전문가의 권위를 재확인시켜주기도 한다.

3) 비표준화된 업무

전문직의 업무는 사회생활에서 쉽게 표준화하거나 기계화할 수 없다. 표준화된 업무는 누구나 행할 수 있기 때문이다. 전문직의 개입이 요구되는 문제가 발생되면 전문가는 상황에 따라 전문가적 지식과 경험에 근거한 개별적인 사례 접근을 하게 되고 따라서 이것은 전문가에게 고유의 자율성을 부여하는 근거가 된다.

4) 윤리규범

전문직의 업무활동은 사회의 공익을 위하여 사용되도록 전문직의 행동기준을 결정하고, 전문직 성원들이 이를 준수하도록 전문직 스스로 자율적으로 규제한다. 또한 전문가의 고객 또는 동료에 대한 적절한 행위를 성문화하여 윤리헌장을 규정한다. 이 윤리헌장은 공식적으로나 비공식적으로 강제적인 성격을 갖는다.

5) 전문직 문화

전문직은 장기간의 교육과정에서 성인사회화 과정을 거치게 된다. 이 과정에서 전문직 스스로 성원 간에 사용하는 언어나 행동방식이 독특해지고 전문 조직에 대한 귀속성이 강화되고 성원들의 태도의 동질성도 증가하게 된다. 전문직 문화에는 전문직만이 갖는 언어와 상징들이 포함된다. 전문직 문화는 전문직에 속한 내부인들 만이 그들의 언어와 상징의 의미를 알기 때문에 전문가와 일반인을 구별해 주는 수단이 된다. 이러한 전문직 문화는 성원들에게 다른 직업으로 전환하기 어렵게 하여 대부분 전문직이 최종 직업이 되도록 한다.

6) 전문직 특권에 대한 사회의 인정

전문직은 성원들의 자격기준을 설정하고 새로운 성원을 충원하기 위한 교육훈련의 내용과 방식을 스스로 결정하는 권한을 갖고 자신들의 전문직 기준에 따라 업무범주에 대한 규정을 하거나 업무수행에 자율성을 갖는 등의 많은 지배적 특권을 가진다. 이는 전문직의 지식이나 업무가 사회의 공익을 위해서 중요하다고 합의되기 때문에 사회적으로 인정된 것이다. 사회나 국가에서는 전문직의 업무와 관련된 정책은 전문직의 주장대로 인정해 주기도 하고 정책 자체가 전문직에서 제안되기도 하며 전문영역에 대한 독점적 활동을 인정하는 면허를 부여하기도 한다.

Ⅱ 간호전문직의 이해

1 간호전문직의 개념

'간호가 전문직인가?'에 대한 논의는 계속 문제로 제기되어 왔으며, 모든 간호학자나 간호사들이 간호가 전문직이라는 의견에 동의하지는 않는다. 이것은 자기헌신과 대상자의 요구를 최우선으로 하는 간호정신과 물질적인 재화와 이익을 성공의 척도로 보는 현대사회의 충돌 때문일 수도 있고, 법적인 통제로 인해 간호사들의 자율성이 억압당하고 고착되는 상황이 이유일 수도 있다. 그러나 간호는 전문직으로의 발전을 끊임없이 추구해왔으며, 이는 인류의 건강에 기여하고자 하는 사명감과 독립된 지식 개발 및 간호 행위의 자율성을 보장하기 위함이다.

간호는 역사적으로 사회사업가, 교사, 상담가 등과 더불어 대상자를 돕는 전문직으로 간주되어 왔으며, 실제로 전문지식의 개발과 축적, 책임감, 자율성, 자격 규제, 사회봉사 및 헌신 등 전문직으로서 요구되는 특성들을 많이 보인다. 전문직으로서 간호사는 대상자들과 상호작용을 통해 변화하고, 다양한 대상자들을 돕기 위해 필요한 지식과 기술 및 가치를 이용하며 긍정적인 간호전문직관을 가지고 있는 간호사가 많을수록 조직에 더 몰입하게 되고 스스로 업무에 만족하게 된다.

2 간호전문직의 특성

1) 자격의 규제

전문직은 자격을 엄격하게 규제하는 면허제도가 있어야 한다. 우리나라의 간호사 면허제도는 일제의 압력으로 1914년부터 시작되었으며 1962년부터는 국가시험을 거쳐 면허증을 부여하고 있다. 의료법 제7조에 '간호사가 되려는 자는 간호학을 전공하는 대학이나 전문대학을 졸업한자로서 간호사 국가시험에 합격한 후 보건복지부 장관의 면허를 받은 자 혹은 보건복지부 장관이 인정하는 외국에서 해당하는 학교를 졸업하고 외국의 간호사 면허를 받은 자'로 규정하고 있다.

간호사 국가시험은 간호사로서 업무수행에 필요한 간호지식과 능력을 갖추었는지를 평가하며, 국가시험에 합격한 자에게만 간호사 면허를 부여한다. 다시 말해 간호사 국가시험에 합격한 면허 소지자는 간호사의 명칭을 사용할 수 있고 합법적으로 간호행위를 할 수 있는 자격이 주어진다.

이 시험의 주관은 한국보건의료인국가시험원(국시원)에서 주관하고 있으며 대한간호협회와 한국간호교육평가원에서 간호사 국가시험의 개선과 질적 향상을 위해 지속적인 노력을 기울이고 있다.

2) 자율성

자율성이란 업무수행에서 의사결정과 판단에 대한 자유재량을 의미하며 스스로 업무를 통제하는 것을 뜻한다.

전문직은 비교적 독립적으로 실무를 수행하며, 정책과 활동을 자율적으로 통제해야 한다. 미국간호사협회나 대한 간호협회 등과 같은 간호사의 전문단체는 간호업무 범위를 정의하는 책임을 가지고 있으며, 간호사의 활동을 자율적으로 통제하고 조절하는 기능을 가지고 있어서 간호의 업무범위를 정의하고, 특정역할과 기능을 기술하며, 목적과 책임을 정할 뿐 아니라 간호사의 법적 권한을 인정받기 위해 많은 노력을 기울이고 있다.

간호실무에서 간호사가 수행하는 많은 간호행위가 독립적이긴 하지만, 아직도 많은 간호활동들이 의사들의 권한위임이나 감독이 필요하기 때문에 간호의 자율성에 대한 논쟁이 계속되고 있다. 간호의 자율성을 증진시키려는 간호 전문단체들의 지속적인 노력과 더불어 간호 분야가 세분화되는 간호전문화가 진행됨에 따라 건강증진과 질병예방과 관련된 간호사의 역할이 확대되고 전문간호사가 점점 더 활성화되고 있다.

3) 종사기간

전문직은 직업에 대해 헌신하며 평생 동안 종사해야 하고, 연구자 파발코(R. M. Pavalko)에 따르면 일반 직업과는 달리 전문직은 이직의 빈도가 상대적으로 낮은 특성을 보여야 한다. 하지만 다른 전문직에 비해 간호사들의 종사 기간은 짧거나 다양한 편이다. 많은 간호사들이 가족의 기대나 경제적 필요, 근무환경, 직업적 자율성 침해 등 다양한 원인에 따라 일정기간 간호직에 종사하다가 이직을 하고 있으며, 특히 경력 간호사의 높은 이직률은 간호의 질적 수준을 낮추고 간호가 전문직으로서 발전하는 데에 지연 요인이 되고 있다.

일반적으로 간호는 사회적 가치와의 관련성, 공익에 대한 기여라는 직업 선택 동기, 고도로 개발된 윤리강령 등 전문직으로서의 특성을 잘 충족시키고 있다. 그러나 많은 간호사들이 간호직에 평생 헌신하기 보다는 이직이나 사직을 선택하고 있고, 지역사회와의 결속이 아직까지 완전히 이루어지지 않았다는 점에서 전문직으로서의 정체성을 비판받기도 한다. 이는 간호를 아직 확립된 전문직이 아닌 ‘장기간의 지식 연마와 기술적 능력을 갖춘 수준 높은 준 전문직’에 그친다고 말하는 주장을 뒷받침하기도 한다.

이에 따라 많은 간호계 연구자들이 이를 해결하기 위해 간호사 이직 및 사직 원인과 그 양상을 확인하기 위한 연구들을 수행하고 있다. 그러나 앞으로 간호가 전문적이고도 독립적인 직업으로서의 정체성을 확립하기 위해서는 추가적 연구가 활발히 시행되고, 그 원인을 해결하고자 하는 실제적이고도 구체적인 노력이 수행되어야 할 것이다.

4) 사회봉사

전문직은 인류와 사회복지에 필수적인 서비스를 제공해야 한다. 사회봉사활동은 인간의 기본적인 요구 그 자체이자, 또 그 가치를 충족시키는 방법의 일환이다. 전문 인력의 사회봉사활동은 인간적, 사회적 문제에 대한 해결을 열망하는 지역사회를 위해 인간적 재능과 에너지를 공급할 수 있는 근원이 되며, 전문성을 구비한 사람들로 구성되어 자발적인 의지로 참여하는 봉사를 제공함으로써 지역사회의 발전에도 이바지할 수 있다.

간호는 개인, 집단 그리고 지역사회의 건강유지와 회복을 증진하는 데에 가장 궁극적인 목적을 두고 있다는 점에서 전문직의 조건을 충족시키고 있다. 즉 대상자가 수용할 수 있는 가장 높은 수준의 건강상태에 도달하도록 하기 위해서 대상자를 돕고 필요한 자원을 제공하는 것이 간호의 본질이며, 이타와 봉사, 헌신을 기본적인 이상으로서 추구한다.

이것은 전문직 종사자, 또는 간호사가 대상자에게 서비스를 제공한 뒤, 합당한 보상과 보수를 요구하는 것이 바람직하지 못하다는 것을 의미하는 것이 아니다. 오히려 대상자에게 제공한 서비스에 대해 합당한 보수를 받는 것이 전문직의 권리이지만 간호사들이 더 많은 임금과 합당한 보상을 요구하면 되레 이타주의와 헌신을 요구하며 의문을 제기하는 경우가 있다. 그러나 간호사들의 간호 대상자는 지역사회와 타인, 개인과 집단뿐만 아니라 자신과 같은 직종의 종사자를 포함한다. 간호사들은 사회·경제적 안녕뿐만 아니라 전문직으로서의 건강을 책임질 수 있어야 한다. 간호사가 보상과 근무 환경 대상에 대해 자신의 권리를 주장하는 것은 이타주의나 전문직으로서의 본질을 저하시키는 것이 결코 아니며, 본인들의 권리를 지켜나갈 수 있는 역량이 필요하다.

5) 전문지식과 기술

전문직은 실무수행의 기초가 되는 전문지식이 있어야 하며, 이러한 전문지식은 연구를 통해 지속적으로 확장되고 축적되어야 한다. 플렉스너(A. Flexner)는 연구를 통해 정련되고 발굴되는 지식체에 기초하며, 고도로 전문화된 전문교육과정을 통해서 교육할 수 있다고 전문직의 특성을 규정하였다. 또한 빅슬러(G. K. Bixlers)와 켈리(L. Kelly) 또한 전문직은 연구와 과학적 방법을 통해 확장을 지속하는 전문지식체가 있으며 이를 스스로 통제한다고 주장하였다. 단순히 숙련된 일반적 기능인과 전문직을 판가름하는 특성이자 기준이 바로 직무수행에 기초가 되는 확고한 이론적 전문지식의 유무라는 점을 알 수 있다.

과거 간호는 물리학, 사회과학, 의학 등 다른 학문에서 차용한 원리들을 기초로 하기도 하였으며, 더 이상 시행착오와 경험적 지식에 의존하기도 하였다. 그러나 시간이 흐르고 많은 간호계 지도자들의 노력에 따라 간호는 점차 고유의 전문 지식을 과학적 방법으로 개발하고 발전시켜 축적해왔다. 이제 간호는 고유 지식을 바탕으로 하여 간호업무를 수행하고 있으며, 전문직으로서의 정체성을 확고하게 구축하기 위해 많은 학문적 노력을 기울이고 있다. 학문과 실무 간 괴리를 지양하기 위하여 근거기반의 간호 실무(Evidence Based Nursing Practice)라는 개념이 대두되고, 전문직으로서의 자율적 간호 행위를 과학적 근거와 전문적 지식에 기반 하여 수행하려는 노력 또한 지속해왔다. 간호 전문지식의 구축, 정련 및 확대는 간호연구 활동을 통해서 이루어지며 간호연구는 급속하게 발전해 왔고, 간호이론의 발달 또한 빠르게 진행되고 있다. 간호의 전문 지식과 기술은 어떤 간호상황에서 어떤 간호를 해야 할 것인지를 결정하는 합리적인 판단 근거가 되고 있다.

6) 교육기간

전문직은 학문적이면서 실제적이어야 하며 새로운 사실을 위해 계속적으로 연구하고 배워야 한다. 또한 높은 교육과 훈련을 통하여 전달될 수 있어야 하고, 참여의식을 가져야 한다. 전문직에 대한 교육은 대학에서 이루어져야 한다. 우리나라의 간호교육은 3년제와 4년제로 이원화되어 있었는데 최근 간호계의 오랜 숙원인 4년제의 일원화가 드디어 결실을 맺었다. 따라서 현재 대부분의 3년제 간호과가 4년제 학사과정으로 개편되었다.

이외에도 3년제 출신 간호사의 계속 교육을 통해 학사 학위를 취득할 수 있는 길이 다양하게 열린 상태이다. 1991년 한국방송통신대학 보건위생과 내에 간호학 전공과정이 신설되었고, 2003년부터 간호학과로 개칭되었다. 또한 간호사 면허증을 소지한 3년제 졸업자에 한해서 3학년에 편입하여 학사학위를 취득할 수 있는 RN-BSN과정이 개설되어 있다. 그리고 정부에서도 독학사 제도와 학점은행제도를 도입하여 과거 3년제 졸업생들의 학사과정 및 다른 전문직과 학제 간 협력 체제를 구축하는데 동반자적 역할을 하는데 많은 도움을 주고 있다.

7) 전문단체

전문직은 높은 수준의 실무표준을 유지하고 발전시키며, 자신들의 정책과 활동을 스스로 통제할 수 있는 전문단체가 있어야 한다. 이미 간호계는 자율적으로 정책을 수립하고 활동을 통제하기 위한 전문단체가 다양하게 확립되어 있다는 점에서 이러한 전문직의 특성을 충족하고 있다.

세계적인 간호전문단체는 국제간호협회(International Council of Nurses)로 가입을 원하는 국가가 인정하는 자치적이고 자율적인 간호단체로서 간호교육의 수준과 간호업무의 상황을 검토하고 한 나라의 한 단체에 한해 회원자격을 부여하여 국제적인 정치, 경제, 의료 및 보건단체들과 횡적인 교류를 하기 위한 집단이다.

우리나라의 대표적인 간호전문단체에는 대한간호협회(Korean Nurses Association, KNA)로 국민의 보건 향상과 간호사업의 발전을 목적으로 설립되었으며, 회원의 질적 향상과 직업의 권익 보장, 행정부를 위시한 각 보건의료 단체 및 여성단체와의 상호협조, 국제간호협회와의 교류 등의 업무를 수행하고 있다.

이와 같이 전문단체가 스스로의 정책과 활동을 통제한다는 전문직의 특성을 간호는 잘 충족시키고 있는 것을 확인할 수 있다.

8) 윤리강령

전문직은 실무자들의 결정과 행위의 지침이 되는 윤리강령이 있어야 한다. 윤리강령은 특정 상황에서 개인이 어떻게 행동해야 하는지를 규정하지는 않으나, 전문직 표준과 의사결정을 위한 기본 틀을 제공한다.

전문직 윤리강령은 사회가 그 전문직에 부여한 책임과 신뢰를 받아들인다는 것을 명백히 하는 것이며, 전문직에 속한 개인은 이에 따른 의무를 다할 것을 대사회적으로 천명하는 의미를 지닌다.

국제 간호협의회(ICN)와 대한간호협회는 간호사 윤리강령을 제정하여 이를 통해 간호실무 표준을 정련시켜 왔다. 그러므로 간호에서는 이미 오래전부터 간호사의 행동지침이 되는 윤리강령을 제정하여 활용해왔기 때문에 윤리강령이 있어야 한다는 전문직 기준을 잘 충족시키고 있다.

Ⅲ 간호전문직 사회화

1 간호전문직 사회화의 이해

사회화란 같은 역할을 수행하는 다른 사람들과 비슷한 방법으로 보고, 느끼고, 행동하는 것을 배우는 상호작용 과정이다. 즉, 사회화는 사람들이 사회의 일원이 되는 것을 배우는 과정과 사람과의 관계를 정의하는 사회적 역할을 배우는 과정이다. 그러므로 전문직의 사회화 과정은 전문직 역할을 수행하기 위해 구체화된 지식, 기술, 태도, 규범을 내면화하고 발달시키는 과정이다.

전문직의 사회화는 공식적 사회화와 비공식적 사회화를 통해 습득된다. 공식적 사회화는 교수가 의도적으로 가르치는 내용이 포함되며 비공식적 사회화는 우발적으로 일어나는 일로부터 배운다. 예를 들면 간호직에서 간호사가 미숙아의 부모에게 미숙아를 돌보는 방법을 가르치는 것을 우연히 봄으로써 배우게 되는 것을 의미한다.

전문직의 사회화에 영향을 미치는 요인으로는 개인의 가치와 신념, 가족의 가치와 신념이 영향을 미친다.

개인의 신념이나 가치는 사회화 과정에 많은 영향을 미치기 때문에 간호전문직의 가치와도 상충될 수 있다. 자신과 가치나 신념이 다른 환자를 간호할 경우 심리적 불편감을 경험하게 되고 개인적 편견을 가질 수 있다. 예를 들면, 약물남용, 임신중절, 유전자 조작 등 이러한 것을 보게 되는 간호학생의 경우 그 학생의 가치와 사고가 간호의 전문직 사회화 과정에 영향을 미치게 된다.

가족의 가치 또한 간호전문직 사회화 과정에 많은 영향을 미치는데 사람은 성장할 때 가족과 주변의 의미 있는 어른의 행동, 신념과 가치에 의해 영향을 받지만, 후에는 또래 친구들의 영향을 더 많이 받게 된다. 이러한 과정을 통해 간호학생이나 간호사의 사고도 형성된다. 즉, 가족의 가치와 신념은 간호학생이나 간호사의 개인적 편견에 영향을 줄 수 있으므로 간호대상자에게 나쁜 영향을 끼치지 않도록 노력하고 주의해야 한다. 간호학생이 대학을 졸업하면 전문직 사회화 과정이 끝나는 것이 아니고 학습과 같이 평생 동안 이루어지는 활동이다. 신규간호사는 직장에서 일하면서 또 다른 전문직 사회화 과정을 경험하게 된다.

간호에서의 전문직 사회화는 일차적으로 간호학생이 대학에서 정규교육을 받을 때 일어나고, 이차적으로는 신규간호사로서 일하게 되는 과정에서 일어난다.

2 간호전문직의 사회화 과정

일반적으로 인간이 새로운 역할을 학습하고 습득하는 과정에서는 공식적 사회화 과정과 비공식적 사회화 과정이 혼합되어 발생하는데, 이 과정에서 학생은 불안과 실망 또는 좌절을 경험할 수 있다. 이것은 학습에 대한 기대가 실제 교육에서 충족되지 못하였거나 기존 인식과 실제 교육 간 괴리감을 경험하였을 때에 발생할 수 있다. 간호에서의 전문직 사회화는 일차적으로 간호학생이 대학에서 정규교육을 받을 때 일어나고, 이차적으로는 신규간호사로서 일하게 되는 과정에서 일어난다. 학생이 교육을 받고 전문직으로 사회화되는 과정에서 실망과 좌절을 경험할 수 있다는 것을 이해하고 예견할 수 있다면 이를 효과적으로 다루고 대처할 수 있을 것이다.

1) 일차적 사회화 과정(교육적 측면 사회화 : 힌소(Hinshaw))

이 모델은 교육적 측면의 전문직 사회화를 나타낸 것으로, 비현실적 기대, 불일치 단계, 동일시 단계, 역할모방 단계, 동요 단계, 내면화 단계 등의 여섯 단계로 제시하고 있다.

(1) 비현실적 기대 : 1단계

학생들이 '어떻게 행동하고 무엇이 되느냐'에 이미지를 갖지만 기대한 것과는 다른 방향으로 행동하도록 기대한다.

(2) 불일치 : 2단계

학생들이 갖는 일차적 이미지와 교육적 기대 사이의 불일치가 확인되고 표현을 하도록 분석하며 교육과정을 중단할 것인지 아니면 계속할 것인지에 대해 고민하게 된다.

(3) 동일시 : 3단계

교수들의 행동을 관찰함으로써 기대되는 행동을 모방하거나 동일시하는 동일시 단계이다.

(4) 역할모방 : 4단계

역할 훈련을 통해 기대되는 행위를 실습하면서 시작된다. 훈련을 통해 학습된 행위가 내면화되면 개인의 일부가 되지만 만약 내면화되지 않을 경우 그 자신과는 동떨어진 행위로 느끼게 되고 혼란과 죄의식을 가져온다.

(5) 동요 : 5단계

학생은 새로운 간호전문직 이미지와 기존의 이미지 사이에서 동요하는 행동을 보이게 된다. 이 단계에서 학생은 교수의 역할모델을 동일시하거나 전문적으로 사용할 수 있는 능력을 증가시켜 전문적 이미지를 강화하게 된다.

(6) 내면화 : 6단계

전문적으로 인정된 역할의 내면화가 안정되는 단계이다.

2) 이차적 사회화 과정(임상현장에서의 재사회화)

졸업을 하더라도 간호학생의 전문직 사회화 과정은 종료되지 않고 전문직을 종사하는 데에 있어서 평생 동안 이루어진다. 신규간호사는 직장에서의 여러 가지 요소와 상호작용을 하는 과정에서 직업적 정체성과 주체성을 확립해나감으로써 학생 때와는 또 다른 전문직 사회화 과정을 경험하게 된다. 이에 따라 간호사는 그에 따른 전문직 가치를 조정하고 연구하여야 할 필요가 있다. 실무에서의 재사회화와 관련된 학자별 모델은 다음과 같다.

(1) 베너의 모델

베너(Patricia Sawyer Benner)의 모델은 간호사가 전문기술이 부족한 초보자에서 고도의 전문기술을 가진 실무자로 발전하는 과정을 제시하고 있다. 단계별 발전은 간호사가 환자간호에 대한 경험이 쌓임에 따라 점차적으로 일어난다.

① 초보자(novice) – 간호학생 : 1단계

간호학생이 속하는 단계로 이시기는 업무 수행에 대한 기술은 한정되어 있다. 또한 배경지식과 실무기술을 가지고 있으며 규칙과 다른 사람의 기대에 의존하고 있다.

② 신참자(advanced beginner) – 신규간호사 : 2단계

이 단계는 임상 상황에 일정한 질서가 존재한다는 것을 인식하는 단계로 최소한의 숙달된 기술을 가지고 있으며 원리와 이론을 사용하고 있다. 하지만 우선순위를 결정하는 능력이 아직 부족하다.

③ **적임자(competent practitioner) - 2~3년차 : 3단계**

이 단계는 2~3년간의 실무 경험이 있는 간호사 단계로 숙련되고 조직적으로 업무를 수행하며 계획을 수립하고 목적을 설정한다. 또한 분석적인 사고방식과 여러 가지 업무를 동시에 조정할 수 있다.

④ **숙련가(proficient practitioner) - 3~5년차 : 4단계**

3~5년간의 임상 실무 경험이 있는 간호사가 해당되는 단계로 이 단계에 있는 간호사는 환자를 총체적 관점으로 보고 부분적 관점으로 보지 않는다. 또한 미묘한 변화를 인식하면서 우선순위를 쉽게 결정하고 장기적인 목표에 초점을 맞춘다.

⑤ **전문가(expert practitioner) - 전문가 : 5단계**

이 단계는 폭넓은 실무경험을 쌓은 후 도달할 수 있는 단계로 이 단계에 속한 간호사들은 자연스럽게 업무를 수행하면서 자동적, 반사적으로 환자의 욕구를 파악할 수 있다. 또한 통합적으로 반응하고 전문기술이 자연스럽게 발휘된다.

(2) 달톤의 모델

달톤(Dan R. Dalton)이 모델은 지식과 경험에 기초를 두고 있으며 주요활동, 역할, 심리적 이슈가 각 단계에 따라 변화되는 종단적 모델이다.

① **도제, 종속관계 : 1단계**

주로 일상적인 업무를 수행하며 신규 간호사는 역할 모델인 숙련된 멘토(mentor)의 지휘하에 업무를 수행한다. 이 단계에서 신규 간호사는 업무를 능숙하게 수행하는 것과 일을 마치는 것, 공식적, 비공식적 의사소통 채널 등을 사용하는 것 등을 배워야 한다. 이 시기의 인간관계는 주로 종속적인 관계로 주요한 심리적 문제는 의존심이며 이러한 의존에 대한 적절한 조절이 필요하다.

② **동료관계 : 2단계**

의존적 관계에서 동료관계로 성공적으로 이행하기 위해서는 간호사가 독립적으로 업무를 수행하여 의미있는 결과를 산출할 수 있어야 한다. 이 시기에 능력 인정은 자신의 전문영역을 개발함으로써 가능하며 이로써 자존심을 높이고 조직 내에서 자신의 위상을 높인다.

③ 롤 모델 관계 : 3단계

3단계는 다른 직원에게 영향을 주고 지도 지휘하며 능력 개발의 책임을 진다. 즉 다른 사람을 안내 지도하고 영향력을 행사하기 시작하며 관심과 역량이 넓어진다. 비공식적인 멘토, 아이디어맨, 관리자로서의 역할을 수행한다. 또한 목표를 수립하고 위임, 감독, 조정하는 인간관계 기술을 습득한다.

④ 후원자 관계 : 4단계

이 단계에 있는 간호사는 보통 관리자, 경영자, 사고 개혁자 등의 역할을 수행하고 있으며, 조직의 방향이나 중요한 사항을 결정하는 영향을 미친다. 조직에서 중요한 사람을 선발하고 능력을 개발시키는 일을 하며, 조직의 외부인과 중요한 관계를 형성하는 역할을 수행한다. 또한 저술과 출판은 전문적 활동의 중요한 수단이 된다. 이로써 자신의 존재 가치와 전문성을 성취하며 강력한 입장 표명을 하게 된다.

(3) 크래머의 모델

크래머(Michaeal W. Kramer)는 업무환경과 교육환경 사이에서의 가치와 기대 행위 간 불일치를 설명하기 위해 현실충격(reality shock)이란 개념을 소개하였으며 신입직원이 교육환경에서 업무환경으로 전이(transition)를 위한 4단계의 졸업 후 재사회화 과정을 제시하였다. 현실충격이란 신입직원이 업무 장소에서 업무를 효과적으로 수행하기에는 준비가 안 되어 있을 때 일어나는 것으로 무력감(powerlessness)과 비효과성(ineffectiveness)에 대한 감정을 말한다. 이러한 심리적 스트레스로 인해 이 시점에서 간호사를 그만 두게 된다.

① 기술과 일상적인 것의 습득 : 1단계

대부분의 신규 간호사들은 첫 번째 업무를 바쁜 병동에서 하게 되는데 이 시기에 간호수행에 필요한 기술과 일상적인 것을 습득하는데 집중하게 된다. 따라서 환자의 감정적인 면을 간과할 수 있게 된다.

② 사회적 통합 : 2단계

동료간호사가 신규 간호사의 능력을 인정하고 그룹으로부터 받아들이는 단계이다. 대부분의 사람들은 동료의 인정과 승인을 바라고 기대하기 때문에 이 시기에 전문직의 가치를 유지하기 위해 간호사의 자존감을 다치게 하는 경우가 있게 된다.

③ 도덕적 회의 : 3단계

간호사들은 모든 것을 다 할 수 없다는 것을 깨달을 때 분노와 절망감이 생긴다. 간호사들은 이 단계에서 관료적인 역할, 전문적인 역할 및 봉사적 역할 사이에서 불일치를 경험하게 된다.

관료적인 역할이란 조직에 대한 충성과 규율 및 규정과 관련되어 있으며 전문직 역할이란 지속적인 교육과 전문직에 대한 충실성과 관련되어 있다. 또한 봉사적 역할이란 환자에 대한 동정과 충실성과 연관되어 있다.

④ 갈등해결 : 4단계

3단계에서 경험한 갈등을 해결하는 단계로 다음과 같은 해결책을 사용한다.

- 전문적 가치를 보존하면서 행동을 변화시키는데 예를 들면 본인의 믿음과 일치하는 새로운 직장을 찾는다. 간호직을 떠나게 되는 경우도 있다.
- 전문직 가치를 포기하고 관료주의적인 가치를 수용하며 시스템에 맞춘다.
- 전문적 가치와 관료적 가치 모두를 포기하고 상황이 되어가는 대로 내버려두면서 생존이 목적이 된다.
- 전문적 가치와 관료적 가치를 모두 흡수하게 되는 간호사가 되는데 이는 시스템에 긍정적인 변화에 영향을 미치기 위해 전문직 가치와 관료적 가치를 동시에 사용하는 것을 배운다.

3 간호전문직 사회화과정의 근간 이론

1) 역할이론

모든 역할에는 이상적인 역할, 지각된 역할, 수행하는 역할 등 3가지 요소가 있다.

(1) 이상적인 역할

이상적인 역할(ideal role)은 역할과 관련하여 사회적으로 규범이 되어 있는 동의된 권리와 책임을 의미한다.

또한 역할에 대한 비교적 고정적인 관점을 제공하는데 그 이유는 사회는 특정 역할을 수행해야 하는 사람의 행동에 대해 같거나 비슷한 기대(역할 기대)를 하게 되고, 역할 기대는 특정 역할을 수행하는 사람에게 기대하는 태도, 인식 및 행동이라고 할 수 있다. 이러한 이상적인 역할은 문화와 교육에 의해 결정되기도 한다.

(2) 지각된 역할

역할을 수행하는 사람 스스로 인식하고 있는 역할을 지각된 역할(perceived role)이라고 하며 모든 사람이 같은 방식으로 인식하지 않는다.

(3) 수행하는 역할

수행하는 역할(performed role)은 실제로 역할을 수행하는 사람이 그 지위에 관련하여 취한 행동이나 행위를 의미한다. 지각된 역할과 수행하는 역할 사이에 갈등이 있을 때 현실 충격이 생기는데 신규 간호사들은 현실 충격을 인지적 부조화(cognitive dissonance)로 경험한다. 즉 신규 간호사들은 그들이 무엇을 해야만 하고 어떻게 수행해야 하는지를 알지만 상황은 그들이 그와 같은 방식으로 하게끔 허락하지 않기 때문에 결과적으로 불안을 증폭시킨다. 만약 불안이 해결되지 않으면 소진을 가져온다.

2) 사회학습이론

사회학습이론은 배우고자 하는 동기의 일부로서 강화이론에 기초한다. 이 이론은 역할 모델, 프리셉터, 멘토의 효과성에 의해 증명되었다. 반두라(Bandura)는 사람들이 직접 경험과 관찰에 의해 대부분의 행동을 배우며 긍정적이거나 부정적인 보상에 기초하여 행동이 유지되거나 유지되지 않는다고 하였다. 사회학습 이론에는 다음과 같은 4개의 개별적인 과정이 포함된다.

첫째, 직접 경험을 통해 배운다.
둘째, 지식은 대리 경험을 통해 습득되며 다른 사람의 행동을 관찰하면서 지식이 습득된다.
셋째, 대리경험이 제한될 때 다른 사람에 의해 판단된 것에 의해 배운다.
넷째, 사람들은 연역적이고 귀납적인 방법을 통해 새로운 정보에 대한 근거를 평가한다.

(1) 역할 모델

역할 모델(role model)은 경험이 있고 유능한 간호사이고 신규 간호사와 역할 모델 간의 관계는 수동적이다. 예를 들어 신규 간호사는 역할 모델이 기술이 있어 그를 모방하려고 하나 역할 모델은 능동적으로 이에 대처하지 않는다. 신규 간호사는 모방하고 싶은 유능한 역할 모델이 많으면 많을수록 직무를 잘 수행할 확률이 높아진다.

(2) 프리셉터

프리셉터(preceptor)의 사전적 의미는 교훈자, 교사, 개인 지도 교사, 교장으로 미국에서는 병원에서 의학생을 지도하는 지도 의사를 뜻한다. 일반적으로 프리셉터는 가정지도교수나 교육자로 사용되었으나 간호학에서는 원래 간호학생을 1 : 1의 방법을 통해 실제 임상 현장에 대해 교육하는 경력간호사에서 출발하였다. 이런 프리셉터를 이용한 신규 간호사 오리엔테이션은 1970년 초기에 제시되었고, 그 이전에는 실무경험이 많은 멘토가 이러한 역할을 오래 전부터 시행하고 있었다. 프리셉터와 멘토는 프리셉터가 전문직업적인 관계를 프리셉티와 맺는다면 멘토는 개인적인 관계와 전문직업적인 관계를 다 갖는 점에서 차이가 있다. 그리고 멘토가 수행에 초점을 맞춘다면 프리셉터는 역량을 강화하는데 더 초점을 맞추고 있다.

프리셉터와 신규간호사는 일대일의 관계이며 프리셉터의 역할은 능동적이고 목적적이다. 프리셉터는 신규 간호사에게 정서적 지지를 해주고 임상에서의 강력한 역할 모델이 되고, 질문에 답변하고 역할 기대를 명확하게 해준다. 프리셉터 교육으로 숙련된 경력 간호사와 신입간호사의 1 : 1 상호작용을 통하여, 신입간호사 개개인의 요구에 맞는 교육경험의 기회를 가져 교육의 효과를 높이고, 이직과 현실충격의 최소화, 직업 만족도 증가, 의료사고 예방으로 양질의 간호를 제공하고 있다. 프리셉터는 역할모델이 되어 풍부한 임상경험과 교육적인 기술, 문제해결능력을 가지고 전문적인 간호실무를 교육하며 지원자와 평가자로서 신입간호사를 격려·지지하고 있다.

(3) 멘토

신뢰할 수 있는 상담 상대, 지도자, 스승, 선생의 의미로 쓰이는 말로 '멘토(mentor)'라는 단어는 <오디세이아(odyssey)>에 나오는 오디세우스의 충실한 조언자의 이름에서 유래한다.

오디세이가 트로이 전쟁에 출정하면서 집안일과 아들 텔레마코스의 교육을 그의 친구인 멘토에게 맡긴다. 오디세이가 전쟁에서 돌아오기까지 무려 10여 년 동안 멘토는 왕자의 친구, 선생, 상담자, 때로는 아버지가 되어 그를 잘 돌보아 주었다. 이후로 멘토라는 그의 이름은 지혜와 신뢰로 한 사람의 인생을 이끌어 주는 지도자의 동의어로 사용되었다.

멘토링(mentoring)은 경험과 지식이 풍부한 사람이 구성원을 1대 1로 전담해 지도, 조언하면서 실력과 잠재력을 개발시키는 것을 말한다. 조언자의 역할을 하는 사람을 멘토, 조언을 받는 사람을 멘티(mentee)라고 한다.

멘토의 역할은 다음과 같다.

- 존경하며 닮고자 하는 사람
- 전문직 간호의 의미와 잠재력을 볼 수 있으며 의사소통할 수 있는 사람
- 역동적인 힘이 다른 사람을 자극시켜 행동을 취하게끔 하는 사람
- 우수한 표준에 미달되는 것을 수용하지 않는 사람
- 성장을 위해 긍정적이며 부정적인 피드백을 정직하게 주는 사람
- 당시의 관점을 넓혀주고 상황을 볼 수 있는 새로운 방법을 주는 사람
- 직위에 의해 다른 사람에게 새로운 기회나 경험을 제공하여 주는 사람
- 문제를 확인하고 가능한 해결책을 규명하도록 돕는 사람
- 정서적 지지와 자기 확신을 제공하여 주는 사람
- 장·단기 경력을 계획할 수 있도록 도와주는 사람
- 비판적이고 폭넓게 이슈를 탐구하도록 도와주는 사람

Ⅳ 간호전문직관

간호전문직관이란 간호사가 갖고 있는 간호전문직에 대한 관점이다. 바람직한 간호전문직관은 간호를 가치 있는 일로 생각하게 하며 간호전문직 미래에 희망을 갖고 간호에 대한 긍정적 신념과 긍지를 갖도록 한다.

간호사의 전문직관은 간호에 대한 의지, 소명감, 업무수행, 환자만족도에 영향을 주기에 직업적 성공을 위해서는 먼저 바람직한 간호전문직관이 정립되어야 한다.

1 간호전문직관 정립의 필요성

전문직의 기본가치는 그 전문직을 행하는 사람을 통해서 나타난다고 본다면, 간호사 자신의 개인적 발전과 간호실무활동의 질적인 면뿐만 아니라 타인이 보는 간호에 대한 인식에 직접 영향을 미치므로 간호전문직관 정립의 중요성은 더욱 강조된다. 간호전문직관 정립의 필요성을 제시하면 다음과 같다.

- 전문직 간호사로써 지위의 확립을 위해 필요한 개인적 도덕적 힘을 가져야 한다.
- 현재 사회는 간호직에 대한 사회 정의 실현과 도덕적 활동의 요구가 크다. 그러므로 윤리 철학을 기초로 한 전문직관 확립의 필요성이 요구된다.
- 간호사는 인류의 건강권의 옹호자로써 높은 전문성이 요구된다.
- 전인간호의 핵심으로 간호에 대한 가치관과 직결된다.

2 간호전문직의 사회적 인식

간호사에 대한 고정 관념은 어느 정도 없어졌지만 아직도 대중에서는 간호를 성과 관련하여 인식하고 있다. 예를 들면 간호사라고 하면 대부분이 여자이기 때문에 남자 간호사라면 나약한 존재로 인식한다는 것이다.

간호의 이미지를 구축하는 데에는 대중매체와 같은 외적 요인과 간호사 자신이 스스로 어떻게 인지하는가 하는 내적요인이 영향을 준다. 내적요인으로는 간호사 자신이 전문직 간호에 대한 신념, 가치, 태도 및 느낌을 말하는 것인데 간호사 스스로 자신의 일에 대한 가치, 전문성, 의료 분야에의 기여 등에 대해서 부정적인 반응을 보인다는 것이다. 또한 스스로 위치가 낮고 무감각하게 반응하고 가치가 없다고 응답한 간호사도 있다는 것이다. 이에 반해 대중은 간호사의 직업을 매력적이며, 전문적 지식과 기술, 책임감이 강하고 사회적으로 인정받는 전문직종으로 인식하고 있다.

외적 요인으로는 일부 대중매체에서 그려지는 간호의 이미지가 '백의의 천사' 혹은 수동적, 의존적인 인물로 묘사되어 있다. 특히, 드라마 상에서 간호사는 전문간호사가 등장하는 몇몇 장면을 제외하면, 의사의 오더를 받거나, 의사에게 환자의 상황을 보고하는 모습, 의사의 처치나, 진료보조 등으로 묘사된다. 대중매체는 사회적 이미지에 대한 대중의 이미지를 반영하는 것 외에도 대중의 이미지 형성에 결정적인 영향을 미치므로 대중매체에서 선택한 내용이 시청자들의 머리에 이미지를 형성시켜 그대로 사회화하는 기능을 하기 때문에 간호전문직 발달에 매우 큰 영향을 미친다. 간호전문직 성장을 저해하는 요인을 보면 다음과 같다.

- 간호전문직에 대한 올바른 직업관이 결여되어 있다. 이는 모든 간호사들에 해당되는 것이 아니라 일부 간호사들에 해당되는 것이지만 올바른 직업관을 갖는 것은 간호전문직 성장을 위한 내적요인으로 매우 중요하다.

- 일반인의 간호에 대한 인식 부족이다. 여성에 대한 사회적 인식부족 및 의사의 보조적 역할을 수행한다는 간호에 대한 왜곡 된 인식이다.
- 간호사의 높은 이직률이다. 법적 간호인력 확보가 미흡해서 간호사들의 업무가 과중해짐으로써 이직률이 높다.
- 보수와 근무조건이 미흡하다. 간호가 전문직임에도 불구하고 간호수행역할에 비해 충분한 수준의 급여를 받지 못하고 있다.
- 유휴 간호사의 재취업을 위한 다양한 제도가 마련되어 있지 못하다.
- 더욱 발전된 간호사로서의 요구를 충족시키기 힘들다.

3 간호전문직의 성장방안

간호전문직 성장을 위해서는 간호전문직에 대한 올바른 직업관을 가지고 있어야 한다. 또한, 간호직을 일시적인 사회경험 수단이 아닌 자신과 직업적 성장을 위한 것으로 생각하고 장기간 근속하는 것을 기본 전제로 해야 한다. 간호전문직 성장을 위한 방안으로는 내적요인과 외적 요인으로 구분한다.

1) 내적 요인

(1) 긍정적인 자아상을 확립

자신감을 증진시키고 불평을 줄인다. 자아개념을 긍정적으로 변화시켜 생산적이며 전문적인 자아개념을 확립한다.

(2) 건강한 삶의 유지

간호사가 건강하지 못하면 업무성과에도 영향을 줄 뿐만 아니라 질병에 걸릴 위험이 높아 다른 사람들을 위험하게 할 수 있다.

(3) 전문적 능력의 향상

지속적인 교육으로 간호를 수행하는데 필요한 전문적인 지식, 기술 및 태도를 습득한다.

(4) 환자, 가족 및 타 보건의료인과의 관계 개선

병원은 간호사의 이미지가 형성되는 처음이자 마지막 공간으로 대중은 간호사와의 일대일 접촉에서 더 많은 영향을 받기 때문에 전문 직업인으로서 의사소통 능력을 개발하여 관계 개선에 노력해야 한다.

(5) 전문직 단체 활동에 적극적인 참여

정책과 정치에 대한 지식을 갖추고 적극적으로 활동한다.

(6) 스트레스 관리

스트레스를 예방함으로써 소진을 예방할 수 있다. 효과적인 시간관리 기술로 개인 사생활과 직장 생활의 균형을 유지할 수 있고 자신을 돌보는 것 또한 스트레스 관리에 매우 중요하다. 간호사들은 다른 사람을 효과적으로 간호하기 전에 먼저 자신을 돌보아야 하며 즐겁고 원기를 회복시켜 줄 수 있는 시간을 갖도록 하여 긴장감을 줄이는 것도 스트레스를 줄일 수 있는 방법이다.

2) 외적 요인

(1) 고유한 지식과 기술의 개발

간호의 전문성을 신장시키기 위해 간호사들은 끊임없이 지식을 습득하고 간호적 측면에서 인간을 이해하는 고유한 지식체를 개발하고 독점해야 한다.

(2) 간호교육의 변화

사회적 요구에 맞게 간호교육을 재 디자인하고 지속적인 계속 교육을 제공해야 한다.

(3) 근무하는 환경을 개선

열악한 근무환경은 간호사를 소진하게 만들며 특히 환자 및 대상자의 안전을 위협한다. 따라서 끊임없는 환경개선을 시도해야 한다.

(4) 간호가 이룩한 성과의 가시화

간호의 경제적 가치를 제공하기 위해 대상자 만족, 질 평가, 비용 효과성 등을 가시화한다.

(5) 간호사 이미지 재창출

간호의 진정한 이미지 전달을 위해 진정한 브랜드는 무엇인지 심도 깊은 연구와 지속적인 노력이 필요하다.

(6) 홍보의 활성화 및 체계적 관리

일반인이 접할 수 있는 잡지나 뉴스레터를 발행하고 의학상식을 제공할 수 있는 인터넷 사이트나 블로그, 동영상 채널 등을 운영하는 것은 효과적일 수 있다.

참·고·하·세·요

* 간호의 이미지 개선을 위한 방안

1) 간호사 스스로 독자적 이미지 창출해야 한다.

대한간호협회는 여성 전문직 단체로서 여성 단체 중 역사가 제일 깊고, 여성의 전문적 교육과 직업 활동은 간호사가 제일 먼저 시작했다고 해도 과언이 아니다. 일제 강점기에 해외기구에 대표단을 파견했을 만큼 국제적인 활동도 많이 하였으나 그러한 간호사들의 활동이 대외적으로 많이 알려지지 않고 있다. 현대의 모든 기업이나 단체는 자체 조직의 이미지가 매우 중요한 시대이므로 간호사의 이미지를 강화하는 수단으로 PR(Public Relations)을 어떻게 잘 활용하느냐가 중요한 관건이다. 현 이미지는 상상력을 통해서 쉽게 실체에 전달할 수 있게 한다. 현대는 이미지의 시대라고 할 정도로 이제는 실체가 없는 것조차 이미지 창출을 통해서 대중에게 호소하고 있는 것이 현실이다. 간호사들이 우리 사회에서 그 가치를 충분히 인정받기 위해서도 PR이 필요하다.

2) 병원 내에서의 이미지 개선을 노력해야 한다.

이미지는 실질적인 지위와도 연결이 되기 때문에 우선 병원 내에서의 이미지를 개선하는 것이 필요하다. 그리고 협회 내부적으로도 간호사의 권익을 신장시키기 위해 한층 노력함으로써 간호사의 역할에 걸맞는 대가를 받도록 해야 한다. 그랬을 때 간호사에 대한 이미지 역시 개선될 것이다. 또한 협회 내부적으로도 간호사의 권익을 신장시키기 위해 한층 노력함으로 써 간호사의 역할에 걸맞는 대가를 받도록 해야 한다.

3) 정치적인 기능의 전문화와 국제적 연대를 통한 간호사들의 지위를 향상시킨다.

우리나라에서 간호사의 이미지는 간호사만의 문제라기보다는 남성 중심의 불평등한 사회구조도 영향을 끼쳤다고 볼 수 있다. 그동안 의사는 주로 남성의 영역, 간호사는 주로 여성의 영역이었기 때문에 우리 사회의 약자인 여성 집단으로서 종속적이고 수동적인 이미지로 불이익을 본 것도 간과할 수 없다. 그러므로 더 이상의 불이익과 불평등이 없도록 간호사들의 이익을 대변할 수 있는 정치적 기능들을 보다 전문화시킬 필요가 있다. 또한 국제적 연대를 통해 간호사들의 지위를 향상시키는 것도 필요한 일이다.

4) 전문직의 당당함, 사랑과 봉사의 모습을 더욱 확대해야 한다.

새로 구축해야 할 간호사들의 이미지 전략 방향은 병원의 테두리를 넘어서서 가족과 지역, 사회, 더 나아가 세계적 차원으로 영역을 확대해야 한다. 이제 간호사의 역할은 병원에서의 질병 치료뿐만 아니라 일상생활에서 국민의 건강을 책임지는 수호자, 동반자로서 자리매김해야 할 것이다. 또한 독신 가족, 노인인구의 증가와 함께 이들의 건강을 책임지는 것은 다름 아닌 간호사들이 주축이 될 것이다. 그러므로 간호사들만의 독자적인 영역을 갈수록 확대시켜 전문직 직업인으로서의 당당함과 사랑과 봉사의 모습을 더욱 확대해야 한다.

4 간호전문직의 진로 탐색

최근 만성질환의 유병율 증가, 고령화, 간호·간병 통합서비스 확대 시행, 의료시장 개방 등의 국내외 의료환경의 변화로 다양한 분야에서 많은 간호인력을 필요로 하고 있지만 높은 간호사 이직과 간호사 부족 현상이 나타나고 있다. 특히 간호대학생의 경우 졸업 후의 진로가 매우 다양하지만 취업률이 높기 때문에 자신의 진로선택에 있어서 자기 자신에 대한 이해와 진로탐색 활동이 부족하고 진로결정에 대한 깊이 있는 평가가 미흡한 상태에서 진로를 선택하는 경우가 많다. 실제로 간호대학생들이 간호학 전공을 이수하고 간호사라는 직업의 세계로 이행하였을 때 임상현장에서 경험하게 되는 다양한 문제들에 직면 시 자신이 생각한 직업의 세계와 다를 경우 이를 극복하지 못하고 쉽게 이직을 결심하게 된다. 그러므로 간호교육과정 중에서 간호대학생들이 보다 일찍 자아정체감을 확립하고 올바른 직업관을 형성하여 다양한 간호분야에서 자신에게 적합한 진로를 결정하고 체계적인 준비과정을 통하여 전문적인 능력을 발휘할 수 있도록 구체적으로 도움을 주는 진로지도가 필요하다.

1) 임상간호사

임상간호사는 상급종합병원, 종합병원, 병·의원, 요양병원, 전문병원 등의 의료기관에서 근무한다. 분야별로는 일반병동, 외래, 수술실, 투석실, 중환자실, 신경외과, 응급실, 조혈모세포이식, 신생아실, 당뇨병교육, 여성건강, 상처/장루/실금, 감염관리, 한방 등이 있다. 대학원과정에 개설된 교육과정을 이수한 후 보건복지부가 시행하는 전문간호사 자격시험에 합격하면 임상전문간호사, 중환자전문간호사, 종양전문간호사, 감염관리전문간호사, 아동전문간호사 등이 될 수 있다.

2) 공무원

(1) 간호직 공무원

간호직 공무원은 간호사 또는 조산사 면허증소지자에 한해 응시가 가능한 직렬이며, 보건복지부, 각 시·도 본청, 소속사업소 또는 각 자치구 보건소, 병원 및 의료기관등에 임용되어 간호업무 및 질병의 예방과 예방간호, 질병관리 등의 전문적인 업무를 담당하게 된다. 간호직 공무원은 전문적인 직렬로서, 공무원 임용시험에 합격해야 하며 8급부터 시작된다.

(2) 보건직 공무원

보건직 공무원은 보건소나 시·군·구청 등의 보건·위생 관련 부서에서 근무하며 지역주민들의 건강한 삶을 위한 보건·위생 관련 행정업무를 담당한다. 공무원 임용시험에 합격해야 하며 9급부터 시작된다. 공무원 임용시험 응시조건은 없으나, 간호사 면허증으로 가산점을 받을 수 있다.

(3) 보건진료 공무원

보건진료 공무원은 농어촌지역에 설치된 보건진료소에서 근무하며 지역주민의 질병예방과 건강증진을 위한 일차진료서비스(상담, 진찰, 투약, 처치, 환자후송 등) 등을 제공한다. 간호사 또는 조산사 면허를 취득한 후 지방자치단체별로 시행하는 보건진료직렬 공무원 임용시험에 합격해야 한다. 보건복지부 장관이 실시하는 24주 이상의 직무교육을 받은 후 근무지역을 지정 받아 진료 및 보건의료 행위를 실시한다.

(4) 소방직 공무원

소방직 공무원은 행정자치부 장관의 위임을 받아 각, 시도의 주관으로 채용하고 있으며 주요 업무로는 긴급재난의 예방활동 및 구호업무와 각 시설물에 대한 소방 점검업무를 담당하며 활동분야는 소방·구조·구급 등으로 나뉘며 간호사들은 주로 구급 분야에서 활동하고 있다. 구급분야 응시는 간호사, 의사, 응급구조사가 지원할 수 있으며 간호사의 경우 면허 소지자로 의료기관에서 2년 이상 응급의료업무 또는 간호업무 경력이 있어야 한다.

(5) 교정공무원

교정간호사는 법무부 교정국 소속 공무원으로 교도소에서 수용자의 교정과 수용 전반의 업무를 담당하는 교도관의 업무와 간호사의 업무를 함께하는 직업이다. 주요업무로는 정기적으로 재소자들의 건강검진 및 건강관리를 한다. 교정직 특채를 통해 간호분야로 지원하며, 시험을 통해 공무원으로 채용된다.

(6) 경찰공무원(검시조사관)

검시조사관은 사망의 종류와 원인을 규명하기 위해 시체 및 현장을 조사하여 변사자 조사결과 보고서를 작성한 후 사건 담당 형사에게 제공하거나 부검의에게 현장에서 조사한 내용을 제공하는 일을 한다. 과학수사요원과 함께 피해자의 혈흔과 상처 부위 등을 면밀하게 관찰하고 부검 등에도 참관하며 시체 주변의 현장을 포함해 시체의 죽음과 관련한 사항들을 종합적으로 조사한다. 경찰청에서는 간호사와 임상병리사 면허소지자를 일반직 공무원 9급 공채를 통해 채용한다.

3) 교육자

(1) 보건교사

보건교사는 초·중·고등학교 보건실에서 근무하며 보건교육, 학생 및 교직원 건강관리, 학교 보건사업계획 수립 등의 업무를 담당한다. 간호대학에서 소정의 교직학점을 이수한 후 간호사 면허를 취득한 사람에게 보건교사 자격증이 주어진다. 국공립학교에 임용되려면 교원임용고시를 통과해야 한다.

(2) 대학교수

간호학과 교수는 대학이나 대학원에서 간호학 관련 교과목을 교육하고 간호학문을 연구한다. 대학교수가 되려면 간호학자로서 기본 소양을 갖추고 대학졸업 후 2년 이상의 임상실무경력과 석사 및 박사 학위를 취득해야 한다.

4) 산업간호사

산업간호사는 사업장 건강관리실에서 근무한다. 근로자 건강관리와 보건교육, 작업환경 및 위생 관리, 사업장 안전보건체계 수립 등을 담당한다. 대학원 과정에 개설된 교육과정을 이수한 후 보건복지부가 시행하는 전문간호사 자격시험에 합격하면 산업전문간호사가 될 수 있다.

5) 보험심사간호사

보험심사간호사는 의료기관, 보험관련 공공기관 및 일반 보험사 등에서 건강보험, 의료급여, 산재보험, 자동차보험 등 보험과 관련하여 발생되는 진료비의 적정성 심사, 보건의료 관계기관의 적정성평가에 대한 요양기관 내 대처, 의료의 질 향상을 위한 임상 질 지표 개발 및 분석, 의료법 및 관련 고시와 지침의 관리 및 해당기관 의료인 및 관리자를 대상으로 교육과 정보제공 등의 업무를 담당한다.

6) 간호장교

간호장교는 군 장병들을 대상으로 체계적이고 과학적인 간호를 통해 이들을 질병으로부터 보호하고, 신체적, 정신사회적, 영적으로 최적의 건강상태를 유지, 증진시키는 책임과 역할을 수행한다. 간호장교가 되는 방법으로 일반 4년제 간호대학을 졸업하고 간호사 면허증을 취득한 뒤 간호장교로 임관하는 경우, 국군간호사관학교를 졸업하고 간호장교로 임관하는 방법이 있다. 성별에 관계없이 간호장교에 지원할 수 있다.

7) 조산사

조산사는 임산부의 정상 분만을 돕고, 산후관리와 신생아 관리를 돕는다. 임산부와 그 가족을 대상으로 가족계획 등 여성건강관리에 대해 교육한다. 간호사면허를 취득한 후, 보건복지부장관이 인정하는 의료기관에서 1년간 조산 수습과정을 마치고, 조산사 국가시험에 합격하면 면허를 받을 수 있다. 조산원을 개업해 운영할 수 있다.

8) 방문간호사

방문간호사는 방문간호지시서에 따라 수급자의 가정 등을 방문하여 간호, 진료의 보조, 요양에 관한 상담 또는 구강위생 등을 제공한다. 재가장기요양기관에서 방문간호를 제공하는 경우 간호사가 방문간호의 관리책임자가 된다. 2년 이상 간호업무 경력이 있는 간호사는 방문간호의 재가급여 업무를 하는 장기요양요원을 담당할 수 있다.

9) 공공기관

한국보건산업진흥원, 한국보건사회연구원, 국민건강보험공단, 건강보험심사평가원 등 공공기관에서 간호사 연구원 등으로 근무한다.

10) 법의간호사

법의간호사는 죽은 사람의 신원을 파악하고 죽음에 이르게 된 경위를 규명하며 범죄행위가 있을 경우 증거와 증언을 수집하여 죽은 자의 인권을 보호하고, 피해자에게 상담관리 등의 업무를 수행한다. 국내에서 법의간호사를 양성하는 교육기관은, 2003년 개설된 경북대 수사과학대학원에 개설된 법의간호학과가 있다. 학사학위 취득 후 간호사 경력 3년 이상이면 특별전형으로 지원할 수 있으며 경력이 없더라도 학사를 취득한 경우 일반전형으로 지원 가능하다. 법의간호학과를 졸업하면 법의간호사 이외에도 여성폭력전담간호사, 검시관 등으로 지원할 수 있다.

11) 전문간호사

전문간호사 제도는 「전문간호사 자격인정 등에 관한 규칙」에 의해 법적으로 인정하고 있다. 전문간호사의 역할은 전문가적 간호실무 제공자, 교육자, 지도자, 연구자, 자문가, 협동자 등으로 구분할 수 있다. 전문간호사의 종류는 보건 전문간호사, 마취 전문간호사, 정신 전문간호사, 가정 전문간호사, 감염관리 전문간호사, 산업 전문간호사, 응급 전문간호사, 노인 전문간호사, 중환자 전문간호사, 호스피스 전문간호사, 종양 전문간호사, 임상 전문간호사, 아동 전문간호사 등 13종이다. 전문간호사 자격 취득은 대학원 과정에 개설된 해당 교육과정을 이수한 후 보건복지부가 시행하는 전문간호사 자격시험에 합격하면 전문간호사가 될 수 있다.

12) 창업 간호사

최근 다양한 사회적 요구에 따라 간호사가 독자적으로 간호업무를 수행할 수 있는 간호사 창업이 늘어나고 있다. 창업 분야는 보건의료관련법에 근거한 노인요양시설, 정신질환자 사회복귀시설, 알코올 상담센터 등이 있다. 이외에도 요양원, 방문간호센터, 통합재가센터, 보육시설, 아동복지시설, 산후조리원, 간호조무사 학원, 요양보호사 교육원, 교육 및 상담센터 등을 개설하여 운영할 수 있다. 간호사 창업에 대한 구체적인 정보는 대한간호협회 인터넷 홈페이지에서도 쉽게 찾아볼 수 있다.

생·각·더·하·기

1. 간호전문직으로 더욱 발전하기 위한 방안으로 어떤 것이 있을지 생각해봅시다.

2. 대중매체에 그려지는 간호사 이미지에 대해 토론하고 향상 방안을 생각해봅시다.

3. 간호현장에서 자신이 희망하는 미래 이미지를 생각해보고, 원하는 꿈을 이루기 위해 어떤 노력을 해야 할지 생각해봅시다.

참|고|문|헌

- 고명숙 외(2019). 간호학개론. 수문사.
- 김인경, 문숙자, 이경희, 정연옥, 황지원 외(2020). 최신 간호관리학. 퍼시픽북.
- 대한간호 편집부(2006). '간호사'의 이름으로 '정치'에 '참여'하다. 대한간호, 45(3).
- 대한간호 편집부(2012). 간호교육 4년 일원화, 꿈을 이루다. 대한간호, 50(1).
- 대한간호 편집부(2012). 한국간호평가원, 올해부터 간호학과 프로그램 인증. 대한간호, 50(1).
- 이병숙 외(2017). 간호학 개론. 정담미디어.
- 이소우 외(2017). 간호이론의 이해. 수문사.
- 이애주(2010). 간호사 근무형태 다양화 및 근로조건 개선. 대한간호, 48(1).
- 장금성 외(2021). 최신간호학개론. 현문사.
- 정면숙 외(2020). 간호학 개론. 현문사.

❋ 참고사이트

- 건강보험심사평가원 www.hira.or.kr
- 대한간호협회 www.koreanurse.or.kr
- 대한조산협회 www.midwife.or.kr
- 병원간호사회 www.khna.or.kr
- 보건교사회 www.koreanhta.org
- 보험심사간호사회 www.casemanager.or.kr
- 직업건강학회 www.kaohn.or.kr
- 한국간호교육평가원 www.kabone.or.kr
- 한국전문간호사협회 www.kaapn.or.kr

INTRODUCTION TO NURSING

06
장

간호역사

학·습·목·표

1. 세계역사의 시대에 따른 의료와 간호의 특징을 설명한다.
2. 나이팅게일의 간호활동을 설명한다.
3. 나이팅게일의 간호이념을 설명한다.
4. 나이팅게일 간호학교 설립의 기본원칙을 열거한다.
5. 선교 간호사가 초기 한국간호에 미친 영향을 분석한다.
6. 개항기 간호교육 및 간호활동을 설명한다.
7. 일제강점기의 간호교육 및 간호활동을 설명한다.
8. 해방과 정부수립기 간호의 특징을 설명한다.
9. 정부수립 이후 간호계 전반적인 변화에 대해 설명한다.
10. 한국전쟁 당시의 간호 활동을 설명한다.
11. 한국 간호성장기의 간호교육제도 변천과정과 대한간호협회 활동을 설명한다.
12. 한국 간호발전기의 간호영역의 변화를 설명한다.

주요용어 이해

세계 간호역사

- **푀베** : 바울의 여사도로 로마에 파견되어 병자를 돌보고 위로하는 방문간호사의 일을 하였고, 가족 간호가 중심이었던 고대에 타인을 돌보는 사회봉사로서의 간호를 처음 시작한 인물
- **여집사단** : 초대교회 안에서 여집사들이 복음을 전하고 구제사업 및 병자들의 가정을 방문하여 간호를 하는 등 기독교 신앙을 실천에 옮기는 단체
- **다이아코니아** : 여집사단의 일을 보기위해 세운 집이었으나 점차 오늘날의 보건소나 외래진료소의 기능을 하는 곳으로 변모한 곳
- **제노도키아** : 다이아코니아보다 더 큰 시설로 입원환자를 받을 수 있는 오늘날의 병원형태임
- **기사간호단** : 전쟁과 간호를 동시에 하면서 오늘날의 앰블런스(구급차) 역할을 한 기사(군인)들로 조직된 단체
- **탁발승단(걸인간호단)** : 자신의 소유와 지위를 버리고 맨발에 누더기를 걸치고 다니며 기독교 전도활동과 간호활동을 한 단체

한국 간호역사

- **의녀제도** : 의녀는 조선시대에 있던 여자 의원으로 유교적 전통에 따라 여자 환자를 보기 위해 1406년(태조6년) 제생원에서 의녀교육을 최초로 실시함
- **광혜원** : 우리나라 최초의 서양식 의료기관으로 1885년(고종 22년)에 미국인 의사 H.N. 알렌에 의해 세워졌으며, 제중원으로 명칭이 변경됨
- **보구여관** : 한국 최초의 여성 의학교육과 간호학 교육을 실시한 곳으로 1887년 선교사 스크랜턴의 제안으로 미국 감리교 여성의사인 M.S. 하워드가 서울 정동 이화학당에 세운 전문 여성병원으로, 이화여자대학교 의과대학부속병원의 전신임
- **대한의원** : 1899년 4월 최초의 국립병원으로 구한말의 국립병원으로 서울대학교 병원의 전신이다. 1900년 6월 광제원으로 바뀌었으며, 1907년 3월 대한의원으로 개칭되었다. 대한의원의 운영은 치료부, 위생부, 교육부의 3부서로 나누어 운영함
- **태화여자관** : 1921년에 설립된 우리나라 최초의 사회복지기관으로 미국 감리교회 여성들의 헌금과 후원으로 사업을 시작하였다. 사업으로는 공중위생 강습회 등으로 지역사회 보건간호사업이었음

역사란 인류사회의 변천과 흥망의 과정으로 어떠한 사물이나 사실이 존재해 온 기록으로 역사를 배움으로써 이러한 과정을 간접경험하고 그 속에서 지혜를 얻어 현재와 미래를 대비할 수 있다.

간호의 역사는 세계문화사 속에서 시대별로 지닌 인간과 질병에 대한 인식과 문화적 특징을 가지고 발전해 왔다. 따라서 간호의 역사는 이러한 세계 역사 흐름과 그 맥락을 같이 하고 있기에 이 장에서는 다음과 같이 간호역사를 학습하는 목적을 밝히고자 한다.

첫째, 간호지도자들이 시대적 상황에 어떻게 대처하였으며 그들의 사상과 활동이 시대적 변화에 어떻게 기여하였는지를 알아봄으로써 오늘날의 간호문제 해결을 위한 의사결정에 도움을 얻을 수 있다.

둘째, 역사적 사건들이 간호사업에 미친 영향과 역사의 흐름 속에서의 간호사업의 가치를 알아볼 수 있다.

셋째, 지나온 역사적 사실을 통해서 미래의 간호사업을 계획하고 설계하는 데 도움을 얻을 수 있다.

오늘날의 'nursing'이라는 말은 라틴어 'nutrie'에서 유래되었고 '기르다, 돌보다, 양육하다'를 의미한다. 간호의 본질은 필요한 보살핌과 도움을 주고받는 것으로, 어원에서 짐작할 수 있듯이 인류역사와 더불어 돌봄과 양육의 필요성과 함께 발달하여 왔다. 간호의 가장 근원적인 형태는 모성적 본능으로 가족을 돌보고 보살피는 가족중심의 행위이며, 인간이 서로 돌보고 위로하면서 보살피고 살아온 것이 통틀어 간호의 역사이다.

이러한 박애정신과 보살핌이 현대 간호의 선구자인 나이팅게일을 통해 간호 현상으로 이어졌으며 이후 급변하는 사회 구조와 함께 간호의 기능의 확대되어 전문적이고도 독자적인 기능의 간호가 발전하게 되었다.

I 세계 간호역사

시대적 구분에 따라 간호의 발달과정을 살펴보면 간호는 자기간호, 가족간호, 종교적 간호, 직업적 간호의 형태를 거쳐 오늘날 현대 전문직 간호에 이른다. 이를 요약해서 정리하면 다음과 같다.

첫째. 원시시대에는 자기보호본능으로부터 발달한 자기간호와 자식을 보호하고자 했던 모성애적, 가족 중심 간호가 나타났고, 최초의 역사적 기록이 확인된 때부터 로마가 멸망한 A.D. 476년까지를 일컫는 고대시기에는 신화적·마술적 치료의 형태로 간호, 보건의 역할이 수행되었다.

둘째. 그리스도의 탄생 이후에는 여집사단이 방문간호를 통해 가족 외 이웃을 향한 간호가 시작되었고, 로마의 기독교 박해가 끝난 후에는 신앙심이 깊은 귀족부인들이 전 재산을 들여 병원사업을 발전에 헌신하였다.

셋째. 로마제국이 멸망하고 콜럼버스가 서인도제국을 발견한 1492년까지를 가리키는 중세기는 500~1000년 사이인 중세전반기, 1000~1500년까지의 시기인 중세후반기로 나뉘는데 중세전반기에는 수도원을 통한 간호가 주를 이루었으며, 중세후반기에는 전쟁, 감염병, 기근, 도시 인구의 과잉, 위생시설의 절대적 부족으로 가정에서의 간호가 이루어졌다. 십자군 운동에서는 군사간호단 등의 간호단체들이 활약하였다.

넷째. 교회의 지나친 세력 확장과 세속화에 대항해 신교에 의한 종교개혁이 이루어졌으나 미비한 교권 확립과 불완전한 사업 토대로 인해 구교에서 수행해오던 전통적 간호사업에 혼란이 발생하였다. 이 때, 간호의 질은 사상 최저로 떨어졌으며 이 시기가 바로 간호의 암흑시기로 200년 동안이나 지속되었다.

다섯째. 1500~1700년까지의 유럽에는 과학기술의 발달이 활발하게 이루어졌으며 이와 함께 인간 존엄사상과 생명 존중사상은 싹이 텄다. 르네상스 이후, 17세기 자연과학 및 의학의 발달과 18세기 산업혁명의 여파는 사회경제적 구조의 변화와 자본주의의 발달, 여성의 교육 및 참정권 운동에도 영향을 미치게 되었다.

여섯째. 근대에는 영국의 나이팅게일(Florence Nightingale)이 등장하여 크리미아 전쟁에서 여러가지 개혁을 일으키며 간호의 새로운 지평을 열었다. 종전 후, 영국 런던의 성 토마스 병원 내 간호학교를 설립하여 체계적인 간호교육을 시행하였고, 그녀의 간호이념을 이어받은 많은 간호사들이 유럽과 미국, 캐나다와 동양에 이르기까지 전문직업적 간호를 보급하였다. 그녀의 활약은 현대적인 간호 및 간호사업의 기초를 마련하게 되었다.

또한 영국에서는 탁월한 비전과 능력을 갖춘 펜위크(Bedford Fenwick)가 주축이 되어 영국간호협회를 조직하였고 국제간호협의회의 창설을 주도하였다. 국제간호협의회는 1899년에 창설되어 현재 전 세계 125개국의 회원국을 지닌 가장 큰 국제적인 여성단체로 중추적인 역할을 담당하고 있다.

일곱째, 미국은 영국의 영향을 받아 급진적 발전을 이룩하여 현대 간호사업의 발전 및 세계 간호사업 발전에 핵심적인 역할을 담당하고 있다. 특히 2차 대전 후 군대간호의 조직과 활동이 컸으며 간호교육을 위한 혁신적인 변화를 가져와 지금까지 세계 간호발전에 지도자적인 역할을 하고 있다.

여덟째, 현대에서는 전문적 간호의 발달이 급진전되면서 산업 간호, 호스피스, 신장 간호 등 특수간호의 요구가 증가하고 있다. 인간수명의 연장으로 인하여 노인과 관련된 각종 간호 자원의 준비가 필요하며, 정신보건문제가 심각해지면서 정신간호의 필요성이 더욱 강조된다. 또한 기후변화의 이상, 급성 감염병의 출현과 더불어 대사성 만성 질환의 유병률 증가 등으로 인류는 이전보다 다양한 건강문제와 간호요구에 직면하게 되었다.

1 고대의 세계 간호역사

원시시대에는 자기보호본능으로부터 발달한 자기간호와 자식을 보호하고자 했던 모성애적, 가족 중심 간호가 나타났고, 최초의 역사적 기록이 확인된 때부터 로마가 멸망한 A.D. 476년까지를 일컫는 고대시기에는 신화적·마술적 치료의 형태로 간호, 보건의 역할이 수행되었다.

표 6-1 시대별 간호의 발달과정 요약

시 대	간호 내용
원시시대	• 모성애적 간호와 본능적 간호로 가족들을 위한 간호를 시행함
고대	• 경험적이며 미신적 간호를 하고 여신들에 대해 인식함
초기기독교시대	• 1~2세기는 초대 기독교 여집사단의 조직적 간호활동을 함 • 3~4세기는 로만 매트론(귀부인 신분의 여성)들이 병원사업을 전개함
중세시대 (종교개혁)	• 5~17세기는 귀족출신 여성들에 의한 종교적 간호를 함 • 17세기 후반부터 19세기 전반은 간호의 암흑기(죄수나 적은 보수를 받고 일하는 여성들이 간호업무를 함)
근대 (17~19세기)	• 19세기에 영국에서부터 나이팅게일의 교육철학에 기반한 간호활동 및 간호교육 시작 • 나이팅게일식 간호의 유럽 및 북미로의 확대 • 펜위크에 의한 직업적 간호가 등장
현대(20세기 이후)	• 현대간호의 발달과 특수간호성장, 간호의 전문화, 이차건강의 중요성과 건강교육, 보건교육이 간호의 전반적인 분야를 차지함

- 이집트의 파피루스 기록에 의하면 내과 및 외과 수술이 활발히 이루어졌으며, 광물과 식물, 동물을 재료로 하는 수백 가지 약물들이 사용되었다. 또한 개인위생과 공중위생법이 발달되어 깨끗한 물의 공급과 배수시설의 검열도 실시되었다.
- 구약성서와 탈무드의 기록에서는 히브리 지역의 나환자나 전염병 환자의 격리와 같은 공중위생법의 발달을 볼 수 있고, 남자아이의 경우 생후 8일째에 할례를 행하는 등, 과부나 고아 등 소외되고 가난한 자를 돌보는 기록이 남아있다.
- 고대 그리스 시대에는 철학, 수학 및 자연과학의 발전으로 의학의 과학적 발전에도 기여를 하여 의학의 아버지로 불리는 히포크라테스(Hippocrates)는 만물은 스스로 더 나은 상태가 되려는 자연적 경향이 있다고 주장하면서 자연치유력을 강화해야 함을 주장하였다. 또한 의사로서 높은 윤리의식의 실천을 강조하였다.
- 그리스의 영향을 받은 로마는 수많은 전쟁을 통해 창상 치료법을 발전시켰고, 앰블런스 활동의 기원도 되었다. 또한 급배수 시설, 목욕 시설 등의 발달을 통해 공중위생이 발달하였다.
- 동양의 경우 중국의 황제내경을 통해 모든 존재와 물리적 현상을 음과 양으로 정의하고 질병의 치료를 위해서 음양의 조화를 회복시키는 것이라고 하였다. 치료에는 약초, 침, 뜸과 같은 방법을 사용하였다.
- 고대 인도의 힌두교 경전인 베다(Veda)에 질병에 대한 치료방법에 대한 기록을 살펴보면 위생과 치료에 관한 지식, 아편의 사용, 천연두 예방법뿐만 아니라 편도선절제술과 같은 외과적 시술에 대한 내용이 포함되어 있다. 특히 아유르베다(Ajur-Veda)에는 의술과 관련된 내용과 위생과 질병예방을 강조하는 내용이 포함되어 있다.

참·고·하·세·요

※ 상고문명 시대의 의료와 간호 형태

1) 바빌로니아
- 질병의 원인은 신과 악령의 천벌로 치료법은 주문과 마술을 사용함
- 함무라비 법전에는 위생시설과 의료행위에 대한 구체적인 조문이 있으며, 특히 의료사고를 낸 의료인들에게는 손을 절단하는 등의 대가가 따름

2) 팔레스타인(이스라엘)
- 모세의 건강법으로 유명하고 식품을 선택하고 전염병 방지에 힘씀
- 할례의식 거행함

3) 이집트

- 역사상 최초의 신부의사인 임호텝의 활약이 두드러짐
- 인체의 가장 중요한 부분인 뇌의 절개와 봉합, 부목에 관한 기술이 수록됨

4) 중국

- 혈액의 순환을 중시하고 진맥의 이론과 기술을 발달시킴
- 장중경의 상한 졸병론은 급성 발열성 치료법으로 유명함

5) 인도

- 아소카왕이 역사상 최초의 병원을 설립함
- 베다 : 힌두교의 경전으로 질병의 상처, 위생, 건강, 임신에 대한 치료와 간호법, 간호원리나 실무에 대한 설명이 있음

6) 그리스

- 히포크라테스는 의학의 아버지로, 4체액설과 장기설을 주장함
- 의료의 신 에스클라피우스는 건강의 여신이며 회복의 여신, 보건의 여신
- 카듀세우스는 지혜와 평화를 의미하는 권능의 지팡이로 현재 의업의 상징

7) 로마

- 그리스 출신의 갈렌의 공헌이 크며, 갈렌은 해부학자로도 유명함

2 초기 기독교 시대의 간호역사

예수의 가르침에 따른 기독교의 출현은 민족과 신분을 초월한 신의 사랑과 이웃 간의 사랑을 강조하였다. 이 시대에 활동한 여집사단은 주로 과부나 독신여성으로만 구성되어 가정방문을 통해 가난한 사람과 병자를 돌보고 기도로 복음을 전하는 일을 담당하였다.

참·고·하·세·요

＊ 여집사단(Deaconesses)

1) 활동

굶주린 자에게 빵을, 벗은 자에게 옷을, 목마른 자에게 물을, 감옥에 있는 자에게 방문을, 집 없는 자에게 잘 곳을, 질병이 있는 자에게 간호를, 죽은 자에게 이장을 함(마태복음 25장 근거)

2) 간호내용

- 환자의 목욕
- 음식과 음료의 공급
- 약간의 식물성 및 광물성 약품 사용
- 사도들의 접대
- 상처의 소독
- 신선한 공기 제공
- 정신적인 위안 제공

3) 조직

- 정식집사단 : 정식 명령을 받은 집사단
- 과부집사단 : 과부들이 다시 결혼하지 않겠다는 서약을 하고 참여함
- 처녀집사단 : 순결한 생활을 약속하고 참여함

1) 초기 기독교 정신이 간호에 미친 영향

예수는 민족과 신분을 초월한 사랑을 강조하며, 박애정신으로 버림받고 병든 자들에게 큰 위안이 되었다. 그의 사상은 아시아와 유럽에 확산되었고, 예수의 제자와 바울(Paul)이 사상 전파에 큰 역할을 수행하였다.

바울의 여제자 푀베(Phoebe)를 필두로 여성집사단(deaconess)은 복음을 전하고 가정을 방문하여 간호를 해주는 것으로 신앙을 실천했는데, 이것으로 가족 외의 사람을 돌보는 최초의 간호가 시작되었다.

이후, 기독교인들은 네로 시대에 받은 심한 박해에도 불구하고 교세를 확장시켜 나갔으며, 그 결과 콘스탄티누스 황제는 밀라노 칙령을 통해 기독교를 국교로 공인하기에 이르렀고, 기독교는 예수의 정신과 더불어 유럽 문화의 형성과 간호의 발전에 중요한 요소가 되었다.

2) 로만매트론(Romanmatron, 로마의 귀부인 사업가들)

로마는 황제를 신으로 섬기지 않는다며 기독교인 박해를 지속하였으나 A.D. 324년 콘스탄틴(Constantine)대제가 기독교를 국교로 선포함으로써 기독교적 사상이 사회에 뿌리 내리기 시작하였다. 이 시기에 상류층 귀족 출신의 기독교 여신자들이 사유 재산을 털어 간호봉사를 하였는데, 이들을 로만 매트론이라고 한다. 자신들의 집을 병원, 요양소, 진료소로 사용하였으며, 그 중 공헌이 큰 귀부인들이 있었는데 그들은 아래와 같다.

(1) 마르셀라(Marcella)

귀족 부인 단체의 지도자로, 교리 연구소인 자신의 집을 수도원으로 만들고, 가난하고 병든 자들을 대상으로 한 전도와 간호사업에 헌신하던 중 410년 외적의 습격으로 순교하였다.

(2) 파울라(Paula)

전통 있는 귀족 가문의 자손이자 많은 부의 소유자로, 남편과 사별한 뒤 기독교에 귀의하여 간호 사업에 헌신하였다. 딸 유스토치움과 함께 베들레헴에 순례자를 위한 호스피스 장소를 마련하고, 병원을 세워 20년 동안 관리하였다. 또한, 최초로 간호사를 체계적으로 훈련시킨 여성으로도 유명하다.

(3) 파비올라(Fabiola)

귀족 출신으로 자신의 집을 기독교인들이 세운 최초의 병원으로 의탁할 곳이 없는 자들을 몸소 간호하며 제자들을 길렀고, 자신의 재물도 가난한 자들에게 나누어 주었다.

(4) 성 헬레나(St. Helena)

콘스탄틴 대제의 어머니로서 성지순례자를 위한 휴식소와 의식주를 제공하였고, 질병간호를 위해 힘썼다.

3) 초기 기독교 시대의 의료기관

로마 공화국 초기에는 의료의 혜택이 상류층에만 주어졌고, 가난한 서민들에게는 신앙요법과 민속의료가 지배적이었다. 이후 2세기경부터는 정부 임명의 의사들이 여러 마을과 시설에 배치되어 봉사하는 공공의료 봉사가 제도화되었다.

(1) 다이아코니아(Diaconia)

처음에는 여집사단들이 자기들의 일을 하기 위해서 세운 집으로, 4세기경부터는 여기에서 손님접대와 병자를 간호하기 시작하다가, 점차적으로 의료기관으로 변천해서 오늘날의 보건소, 휴세소, 진료소로 발선이 된 기관이다.

(2) 제노도키아(Xenodochia)

다이아코니아보다 더 큰 시설로서 입원환자를 받을 수 있는 설비를 갖추고, 3세기에 자선병원으로 활용되었다. 성 바실(St. Basil) 제노도키움이 가장 유명하며 일반 환자와 구별된 나환자 격리수용소와 직원들의 기숙사 등 현대 종합병원의 규격을 갖춘 시설이었다.

3 중세시대의 간호역사

- 중세는 서로마제국 멸망으로부터 동로마제국의 멸망과 루터의 종교개혁에 이르는 약 1,000년의 시기로 봉건적 사회체계 속에서 교회가 인간의 삶을 지배한 시대로서 신학적이고 종교적인 접근을 통해 질병을 치료하던 시기였다.
- 의료 및 간호활동은 중세 유럽의 경우 아픈 사람들을 실제적으로 돌보는 역할은 자선의 덕목을 실천하는 하나의 수단으로 여겨져 교회가 주로 담당하였다. 이 시기에 동양에서는 의료와 간호가 국가적 제도 속에서 직업적 성격을 가진 형태로 이루어졌다.
- 중세 사회의 수도원을 중심으로 한 기독교사회와 봉건제도의 특징은 중세 후반기의 십자군 전쟁과 흑사병의 대유행으로 붕괴 되었다. 또한 수도원을 중심으로 한 교육과 과학기술의 발전은 근대사회로 발전하는 토대를 마련하기도 하였다.

1) 수도원 간호체제

중세시대의 수도원은 성당을 중심으로 농장, 목장, 공장 등과 같은 생산시설뿐만 아니라 학교와 병원과 같은 시설을 포함하고 있는 지역사회 공동체를 형성하고 있었다. 수도원은 집 없는 사람과 순례자에게 안식처를 제공하였을 뿐만 아니라, 아픈 사람들의 간호가 모든 일에 선행되어야 한다는 원칙하에 환자간호를 수도원 공동체의 주요 기능과 임무로 수행하였다. 수도원의 부속 진료소는 사실상 병원의 기능을 하였다. 수도원에서 병자들의 간호를 맡은 사람들은 부유하고 지역사회에서 영향력 있는 상류층 여성들로서 직접 환자를 돌보아 수준 높은 간호를 제공하였다.

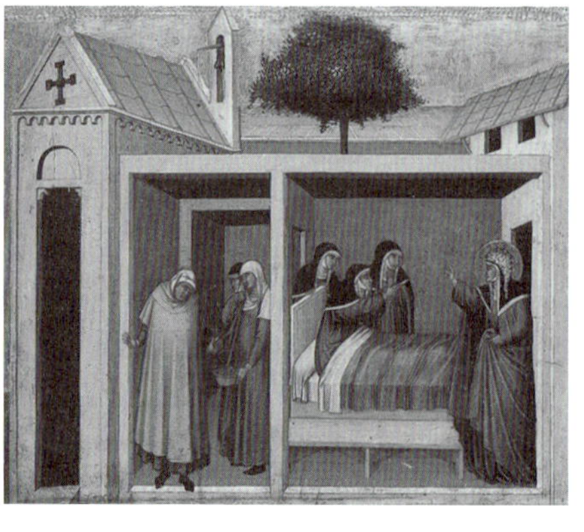

그림 6-1 수도원 간호

2) 군사간호단

11세기 말, 이슬람 왕조인 셀주크 투르크가 성지 예루살렘을 방문하는 기독교인을 탄압하고 콘스탄티노플까지 위협하자 성지 예루살렘을 탈환하기 위한 십자군 전쟁이 발생하게 된다. 이 전쟁은 종교적인 이유로 시작되었으나, 점차 봉건 영주와 여러 사회계층의 이해관계가 개입되어 결국 교회의 권위가 실추되고 봉건사회가 붕괴되는 계기가 되었다.

장기간의 십자군 전쟁으로 십자군과 순례자들 사이에 부상자가 늘어나 이들을 돌보기 위한 군사간호단이 구성되었다. 이들은 군인 남성으로 구성되었고 주로 십자군 부상자를 간호하였으나, 나환자, 여성, 어린이, 행려병자 등을 돌보기도 하였다. 이들은 기사도 정신과 종교적 열정을 가지고 간호에 임하여 기사간호단이라고 불리기도 하였다. 특히 성요한 기사간호단의 활동은 현재까지도 지속되고 있으며 이들의 활약은 간호 발전에 많은 영향을 미쳤다.

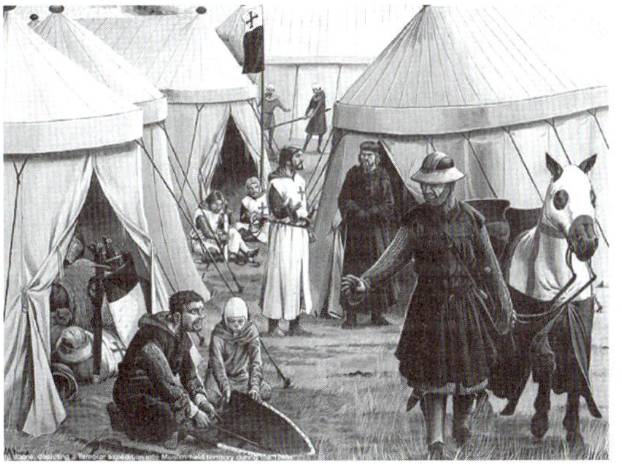

그림 6-2 종교기사단

3) 탁발승단과 세속적 간호단체

유럽에서는 약 13세기경 자신의 소유와 재산을 버리고 금욕생활을 추구하는 걸인간호단이 나타났는데 이들은 구걸을 하면서 전도와 병자 간호를 실천하여 탁발승단으로도 불렸다. 이들 중 가장 유명한 탁발승단은 아시시의 성자인 성 프란시스(St. Francis)가 세운 성프란시스단과, 그의 여제자인 성 클라라가 조직한 성클라라단이 있다. 이들은 병원을 설립하고 죄수를 돌보는 것과 같은 활동을 통해 병원과 사회 및 교회의 개혁에 영향을 미치기도 하였다. 당시 환자를 돌보는 것은 교회와 깊이 연관되어 있어 비종교적 간호인조차도 병원에서는 '수녀님'으로 불리워 정식으로 서약을 하지 않은 세속적 간호단체도 있었다. 여기에 속한 간호인은 순결과 복종을 서약하고 공동생활을 하였으나 개인의 재산은 포기하지 않았고 언제든지 떠나거나 결혼할 수도 있었다. 이들은 추후 간호사업 발전에 많은 기여를 하였다.

4) 병원과 의학교육

중세 후기에는 종교적인 배경을 가지고 설립된 병원들이 있었는데, 이들은 주로 순례자나 병자를 위한 안식처로 사용되었으나 구빈원 또는 고아원과 같은 기능도 가지고 있었다. 이 시기에는 살레르노, 볼로냐, 파리 등에 대학이 설립되기 시작 하면서, 비종교적인 배경 하에 의학교육이 시작되었고, 16세기에는 조산사 교육을 위한 학교가 파리의 호텔 듀에 개설되기도 하였다.

4 근대 간호

1) 간호의 암흑기

종교개혁으로 가톨릭교회가 쇠퇴되면서 가톨릭교회가 운영하던 병원과 구호사업이 중단되었으며 간호사업기관들이 폐쇄되었다. 이런 사회적 변화는 기존의 교육을 받은 수녀나 봉사정신이 투철한 간호인들이 병원을 떠나게 되자 적은 보수를 받는 여성들이 고용되어 간호에 종사하였다. 신교도나 일반인들이 병원을 설립하기 시작하였으나 교육받은 간호요원이 부족하여 간호의 수준은 갈수록 격하되었다. 그 결과 대부분의 병원에서 환자는 방치되어 있었고, 불결한 병원 환경으로 인해 병원에서 얻은 감염병으로 죽는 일이 더 많아졌다.

당시 여성에게 있어 환자를 돌보는 일은 힘들고 천한 일로서 적절한 직업으로 인식되지 않았으며, 중세 간호단의 활동에 대한 신교도들의 부정적 인식은 여성의 사회활동과 지위를 제한시키는 요인으로 작용하였다. 또한 산업혁명으로 인한 노동력 수요의 증가는 여성으로 하여금 환자를 돌보는 일보다 더 나은 보수를 받는 공장에서 일하는 것을 선택하도록 하여 간호인력의 부족을 악화시켰다.

이러한 간호의 암흑기는 16세기 중반에서 19세기 중반까지 약 300년간 지속되는데, 이 시기에 있던 불결한 병원 환경과 비위생적인 환자 관리 그리고 비윤리적인 의사와 간호사의 행태는 심각한 사회문제로 인식되어 여론화되기도 하였다. 그러나 간호의 암흑기는 사회개혁활동, 여성의 사회진출 및 지위 향상, 교육의 남녀기회균등, 의학의 발전 등과 같은 변화로 인해 새로운 전환기를 맞게 되었다.

여러 문화권에서 19세기 후반까지 간호직이 여성과 남성 모두의 일로 인식되었으나 남자들이 간호에 있어 중요한 역할을 담당한 경우가 많았다. 그러나 간호의 암흑기를 거치면서 간호는 종교적인 활동이나 교양의 수준으로 받아들여졌고, 남성보다는 교육을 받지 못한 여성의 일로 인식되게 되었다. 이러한 간호에 대한 부정적 인식은 근·현대에 들어 여성을 중심으로 전파되면서, 간호는 여성의 직업이라는 잘못된 인식을 형성하게 되었다.

2) 자선간호단과 여집사단의 간호

구교인 가톨릭교회가 무너지면서 인간성 회복과 인도주의적 가치 실현을 위한 사회개혁 운동이 일어나기 시작하자 사회개혁 운동가들은 사회개혁의 실천방안으로 빈곤 타파, 정신질환자와 죄수의 처우 개선과 병원 및 형무소 환경 개선 등에 관심을 가지게 되었다. 이들은 병원과 형무소를 직접 방문하고 그 열악한 실태를 적극적으로 사회에 알림으로써, 이 기관들의 시설과 환경, 환자와 죄수의 대우 개선에 기여하였다.

당시 간호는 사회개혁의 실현을 위한 주요 실천 사업이었다. 폴(Vincent ode Paul)신부는 사회개혁의 일환으로 자선간호단을 창설하여 병원 개선과 자선간호를 실천하였으며, 빈곤의 타파를 위해 집단농장을 창설하고, 병원 개선과 자선간호를 실천하였으며, 이 사업을 후원하기 위해 결성된 자선부인회에서는 순수한 간호사업을 위해 봉사할 여성들을 모집하여 체계적인 간호훈련을 실시하였다.

자선간호단의 봉사자는 종교적 서약이 없이 통일된 복장을 입고 조를 만들어 교대로 간호를 담당하였다. 주로 가정방문을 통해 환자를 간호하고 음식과 약물을 투여하였으며, 임종환자와 가족의 간호도 담당하였다.

신교파에서는 초기 기독교 여집사들의 활동을 계승한 여집사단이 독일 카이세르스베르트(Kaiserswerth)에 조직되었다. 이 여집사단의 지도자인 문스터(Frederike Munster)와 그의 남편인 프리드너(Theodore Friedner)목사는 빈곤한 환자들의 간호를 목적으로 작은 병원을 세우고 젊은 여신도들을 뽑아 체계적으로 간호교육을 시켰다.

이들은 단체의 규칙을 만들어 적용하였으며 분담제 간호를 실시하는 등, 오늘날과 같은 간호직의 형태를 갖추고 있었다. 나이팅게일(Nightingale)도 이곳에서 간호를 공부하였다. 이곳에서 교육을 받은 간호사들은 다른 지역에서 간호단을 조직하여 간호사업을 펼침으로써 간호의 발전에 전기를 마련하였다.

5 현대 간호

1) 나이팅게일 간호

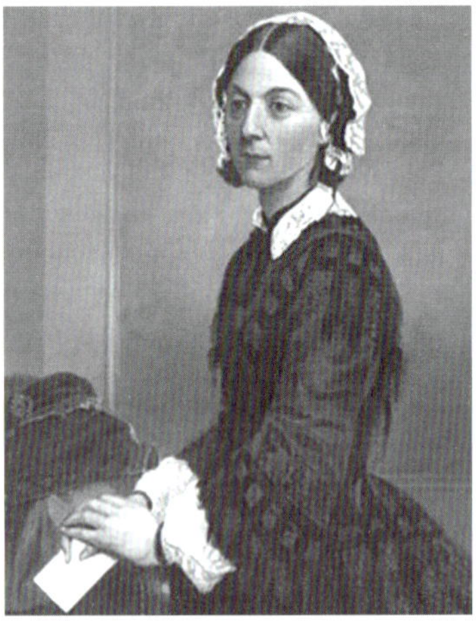

그림 6-3 나이팅게일

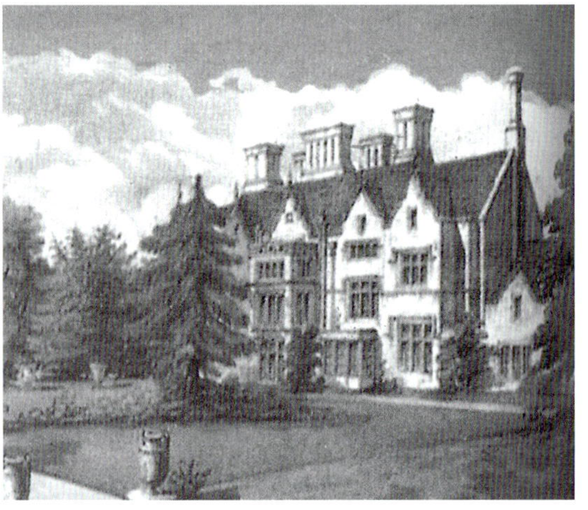

그림 6-4 나이팅게일이 어린 시절을 보낸 엠블리 저택

(1) 나이팅게일의 출생과 성장

플로렌스 나이팅게일(Florence Nightingale, 1820~1910)은 이러한 영국 사회를 배경으로, 높은 사회적 지위를 지닌 명문가이자 재력가였던 아버지 윌리엄 나이팅게일(William Nightingale)과 어머니 페니(Faenny)의 유복한 가정에서 태어났다. 그녀의 부모는 전통과 예의를 중시하던 전형적인 영국 부인과 신사로서 자녀 교육에 특히 관심이 많아 가정교사를 두면서 직접 자녀들에게 외국어를 가르치기도 했는데, 공부에 관심이 없던 언니와는 달리 플로렌스는 착실하게 공부하여 7세 때 프랑스어로 일기를 쓸 정도였다.

플로렌스는 어린 시절부터 병든 사람을 잘 돌봐주었고 동물까지도 간호해주는 성품을 지녀 1842년 영국에는 대기근이 일어나 굶주림과 가난, 질병으로 허덕이는 사람들이 많아졌을 당시에는 어머니를 졸라 불쌍한 사람들에게 음식과 옷, 이불과 약 등을 보내주고 환자들을 돌봐주기도 하였다. 그녀는 화려한 생활을 하면서도 늘 신이 자신에게 맡긴 사명이 있다고 믿었으며, 20세가 되자 간호사가 되고 싶은 자신의 꿈을 부모에게 알렸고, 계속되는 부모의 반대에도 24세가 되었을 때 간호사업을 자신의 평생사업으로 정하였다.

1851년 31세가 되던 해에는 가족들의 양해를 얻어 독일의 카이세르스베르트(Kaiserswerth)

에 플리드너 목사 내외가 경영하는 여집사간호단에서 2주간 훈련을 받고 이후 3개월을 실습하였다. 그녀는 이 기관 외에는 공식적인 강습을 받지 않았으나 카이세르스베르트가 그녀를 양성하였다고 보기는 어렵고 본인 스스로 간호사로서의 역량을 준비해 왔던 것으로 보는 것이 타당하다.

플로렌스는 여집사단과 같은 단체를 신교산하에 조직하고 그들에게 간호에 관한 것을 가르치기 위해 유럽 여러 곳의 병원을 돌아보고 간호제도를 관찰했다. 1853년 9월에는 런던의 부인병원 원장 겸 간호부장으로 부임하여 천부적인 간호행정력을 발휘하였다. 그 병원은 위생상태가 매우 열악하고 치료 기구도 제대로 갖춰져 있지 않았지만 직접 병원을 청소하고 환자들에게 영양가 높은 음식을 제공하며 직원들에게 친절을 가르치는 등 조금씩 병원의 조직문화를 바꿔 나갔다. 이때 그토록 간호사가 되는 것을 반대하던 아버지로부터 500파운드의 거금이 도착했고 훗날 플로렌스가 간호사업을 하는 데 많은 도움이 되었다.

(2) 나이팅게일의 업적

크리미아 전쟁은 흑해의 권익 문제를 놓고 터키로 뻗는 러시아의 세력을 막기 위해 영국과 프랑스가 터키와 동맹을 맺고 대항하게 되면서 일어난 전쟁이다.

자선 간호단이 있었던 러시아와 프랑스와는 달리 영국은 이에 대응할 간호사가 없었다. 전세는 연합군이 유리한 상황이었지만 영국군의 높은 사망률과 부상병을 위한 간호의 소홀함이 연일 방송을 통해 보도되자 국민들의 여론은 분노로 들끓었다. 당시 나이팅게일 가문과 오랜 친지였던 육군 대신인 허버트(Sydney Herbert)경은 이 난국을 헤쳐 갈 사람은 나이팅게일뿐이라 생각하여 간곡한 편지로 도움을 요청하였고, 다시없을 기회라 여긴 플로렌스는 40명의 간호단을 인솔하고 전지로 떠난다.

그녀는 전장에서 넘치는 부상자를 수용할 수 없는 병원, 불결한 병상, 영양실조 등으로 인해 부상자의 사망률이 42%에 달하는 상황을 목격하고, 위생과 급식 상태를 개선하고 부상자를 개별 간호를 제공함으로써 도착 6개월 만에 사망률이 2.2%로 감소하는 결과를 가져왔고 병원 및 군 위생제도의 개선을 실현시켰을 뿐만 아니라 훈련된 간호사에 의한 수준 높은 부상병 간호를 통해 간호의 사회적 기여에 대한 대중의 인식을 높이는 계기가 되었다.

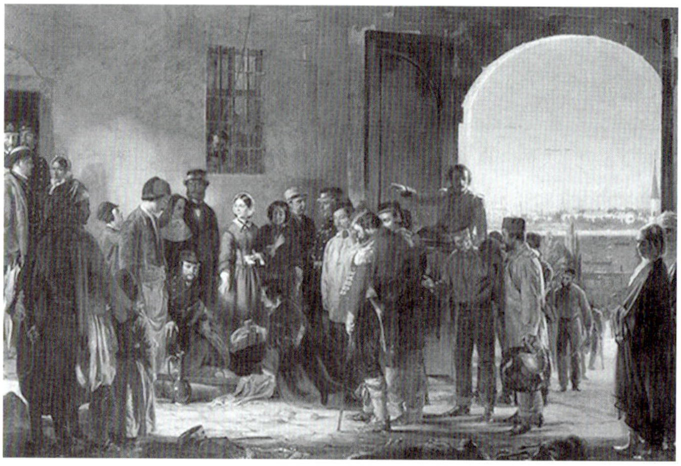

그림 6-5 위스크다르에서 부상병을 맞이하는 나이팅게일

또한 크리미아 전쟁 후 영국 정부는 나이팅게일의 공헌에 대한 보답으로 간호교육기금을 모금하여 성토마스병원에 간호학교를 설치하였다. 이 학교는 완전히 비종교적인 배경에서 간호교육을 실시하였으며 운영상 어떤 단체에도 예속되지 않았다. 이 학교에서는 체계적인 이론교육과 실습제도를 통해 실력 있는 간호사들을 배출하였는데, 이들은 후일 나이팅게일 간호사로 불리게 되었다. 나이팅게일 간호사들은 졸업 후, 영국은 물론이고 미국과 캐나다, 호주, 아프리카 등 전 세계로 진출하여 간호사의 양성과 간호사업 혁신에 헌신하였다.

나이팅게일의 또 다른 업적으로는 크리미아 전쟁 후에도 끊임없이 군대 의무행정 및 군 병원시설의 개선 등, 군 의료제도 개혁을 시도하였고, 병원행정을 위해 자료를 도표식으로 정리하여 제시하기도 하였으며 질병과 사망의 분류도 최초로 시도하였다. 또한 미국 남북전쟁 시 군인의 구호사업 조언, 인도의 위생문제 해결을 위한 제안, 국제적십자사 창건에 기여하는 등, 광범위한 영역에서 이타적 봉사활동을 지속하였다.

더욱이 활발한 저술활동을 통해 간호를 세상에 알렸으며 특히 1859년 발간된 그녀의 저서인 『간호노트(Notes on nursing)』에는 간호와 질병에 대한 그녀의 신념과 간호의 원칙을 잘 나타내주고 있다. 이를 통해 나이팅게일은 간호직이 인류사회에 없어서는 안 될 존경받는 직업으로 인정받을 수 있는 전기를 제공하였다.

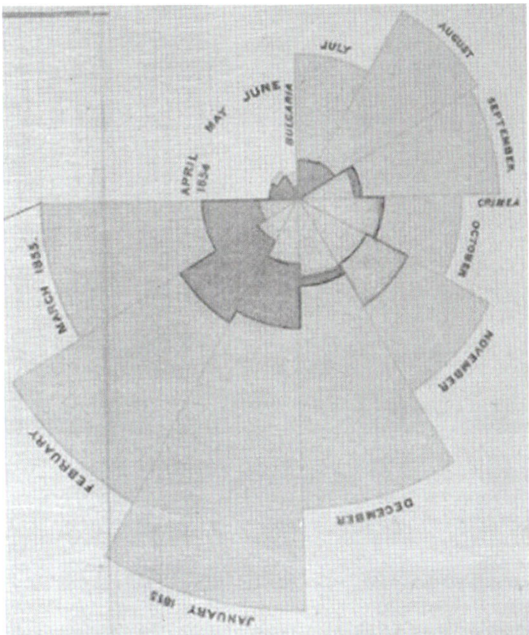

그림 6-6 나이팅게일이 직접 조사한 통계자료를 바탕으로 그린 동부전선 육군 사망 원인 그래프

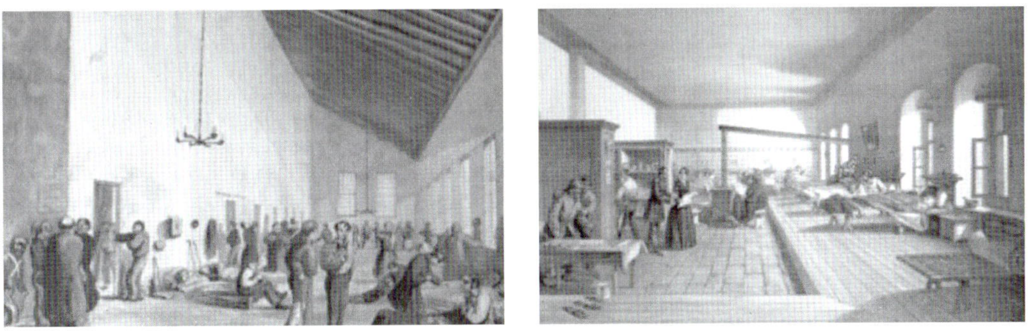

그림 6-7 나이팅게일의 활동 전·후 막사의 모습

(3) 나이팅게일의 간호이념

나이팅게일 개인의 깊은 신앙심과 성숙하고 통찰력 있는 인성으로 간호계에 헌신하여 남긴 업적과 공로는 그의 일관성 있고 명확한 이념으로 인해 가능하였다. 이에 나이팅게일의 정신과 이념을 요약하면 다음과 같다.

- '간호는 직업이 아니고 사명이다. 조금도 양보할 수 없는 주의, 간호란 질병을 간호하는 것이 아니고 병든 사람을 간호하는 것이다.' 오늘날 전인간호(total care) 즉, 육체적, 정신적, 감정의 일체의 간호를 강조하였다.

- '간호사는 어디까지나 간호사이고 의사는 아니다.' 간호의 일체가 간호사의 손에 의해 수행되어야 하며 교육, 감독, 지도 및 생활의 보장까지도 간호사에 따를 것을 주장하여 오늘날 독립된 직업으로서의 간호를 강조하였다.
- '간호사는 자신을 희생하는 것이다'라는 말을 전혀 사용하지 않았으며 제자들에게도 그렇게 가르치지 않았다. 간호가 필요한 자들에게 성의를 다하는 태도나 과정은 자신의 긍지와 가치관에 대한 문제이며 누구를 위한 희생은 아니라는 견해였다.
- 간호사업은 비종교적이어야 하지만 간호사 자신은 신앙의 사람이어야 한다.

  인류애를 바탕으로 피 간호자로서 차별 없는 대상을 의미하는 동시에 당시까지도 많이 볼 수 있었던 종교지도자들의 그릇된 관념을 없애려는 뜻이 담겨있다.
- 나이팅게일은 'well being'을 늘 강조하였으며 예방간호를 중시하였다.

  "Nursing is helping people to live well. The nurse must to be more than a minister to the sick. She must be a missioner of health a teacher of both sick and well; teaching the laws of health."

이 외에도 그녀는 간호사의 면허등록제도를 반대하였는데 그 이유는 형식적인 자격 제도를 만들면 사명감이 흐려지고 자격을 얻은 후에 계속적인 노력과 헌신적인 태도가 철저하지 못하다는 것이었다. 이러한 이념은 오늘날까지도 간호전문직의 정신적 유산으로 전해지고 있으며 펜위크(Beford Fenwick)의 면허등록제도와 함께 현대 간호의 내용과 형식을 이루는 모체가 되었다.

(4) 나이팅게일의 간호와 교육

나이팅게일의 간호와 간호원칙은 '간호에 관한 일들(Notes on Nursing)'이라는 책에 잘 기술되어 있다.

- 간호는 질병을 가진 사람뿐 아니라 건강한 사람에게도 똑같은 법칙으로 적용된다.
- 질병은 일련의 회복과정이다. 또한 꼭 고통이 수반되는 것만은 아니고 자연력이 작용하는 과정이다.
- 질병과정에서 자연력의 한 요소인 신선한 공기의 부족, 햇빛, 온도, 조용한 환경, 청결, 지식이나 주의력의 부족 등과 같은 요소들에 의해 질병의 회복 과정은 장애를 받게 됨으로서 증상이나 고통이 나타나는데 이러한 관점에서 간호는 바람직한 것이 결핍된 상태를

위해 존재하는 것이 아니고, 환경 등의 적절한 이용과 음식물의 적절한 선택과 관리를 하는 것이다.

여기서 주장하는 것은 오늘날의 환경위생과 개인위생, 정신건강의 중요성, 간호사가 증상 관찰에 예민해야 하는 점, 간호부장의 감독상 책임과 윤리적인 지도 등 간호사의 역할을 주요 내용으로 하고있다.

나이팅게일 간호학교의 교육목표는 다음과 같이 명확하게 제시되어 이 학교를 졸업한 나이팅게일 간호사들은 각지에 흩어져 나이팅게일식 간호와 교육을 소개하고 직접 간호사업을 시도하기도 하였다.

나이팅게일 간호학교 교육목표는 다음과 같이 기술되어 있다.

- ‘to train hospital nurses’
- ‘to train nurses to train other nurses’
- ‘to train district nurses for the sick and poor’

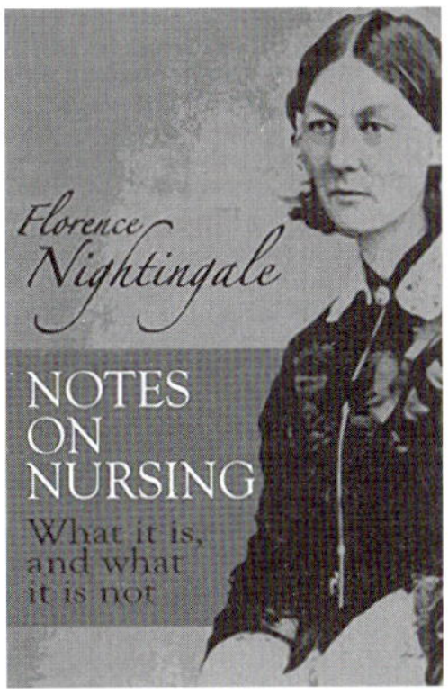

그림 6-8 'Notes on Nursing(간호에 관한 일들)' 책 표지

(5) 나이팅게일의 후반기 업적

1862년 나이팅게일은 정부를 위해 공창제도를 없애는 방법에 대한 논문을 썼고, 1862년에는 왕립병원을 준비하는 윌리엄 라스본(William Rathbone)에게 제안을 하였으며, 1865년에는 리버풀 빈민병원을 설립하는 아그네스 존스(Agnes Jones)에게 의견을 주어 모범병원으로 성공하는데 일조를 하였다.

또한 그 당시 영국의 식민지였던 인도의 위생문제를 실질적으로 해결하기 위해 40년간 열중하였으며 인도 민족의 보건을 향상시키기 위해 토지, 수리, 고리대금 문제에까지 연구 조사하고 구체안을 인도총독에게 전달하기도 했다.

그녀는 과로로 인해 시력을 점점 잃어서 80세가 될 때쯤이면 거의 앞을 볼 수가 없었는데, 몸이 아파서 누워 있으면서도 여론을 움직여 국민들을 향해 침상정치를 할 정도로 열정적이고, 동시에 정치적이었다. 여성의 참정권을 주장하였고 복지 혹은 후생 사업이 정치와 많은 관련이 있음을 역설하여 '여자도 정계에서 활동하지 않으면 불행을 원만히 해결하지 못할 것으로 믿는다.'고 하였다.

1907년에 런던의 적십자 대회에서 표창을 받았고 그해 12월에는 영국 국왕 에드워드 7세가 수여한 황실이 주는 최고훈장인 메리트 훈장을 받았다. 이는 영국 역사상 여성에게 최초로 주어진 것이었다. 나이팅게일은 90세에 세상을 떠나면서 이에 따라 자신의 장례를 국장(國葬)으로 예우 받고 웨스트민스터 사원에 묻힐 권리가 있었지만 소박하게 장례를 치르고 싶다는 희망을 표시하여, 사망 후 햄프셔 주 이스트웰로우에 있는 가족묘에 안장되었다. 결국 나이팅게일의 업적은 여성도 이렇게 일을 잘 할 수 있고, 일해야 한다는 것을 몸소 보여준 것에 있었으며 빅토리아 시대의 많은 부유한 계층의 여성들이 고등교육을 받았음에도 사회적인 편견에 갇혀서 남성들의 장식품으로 사는 것을 당연하게 생각한 그 편견과 억압을 이기고 자신이 하고 싶은 일을 확신을 갖고 임하였다는 점에서 여성운동의 선구자라고 할 수 있다.

그녀가 간호사라는 직업을 택한 것은 독실한 신앙심에서 우러나온 것이지만 나이팅게일은 단지 신앙에 근거한 헌신과 봉사를 하는 것이 아니라 과학적인 간호체계를 확립하였고 후세

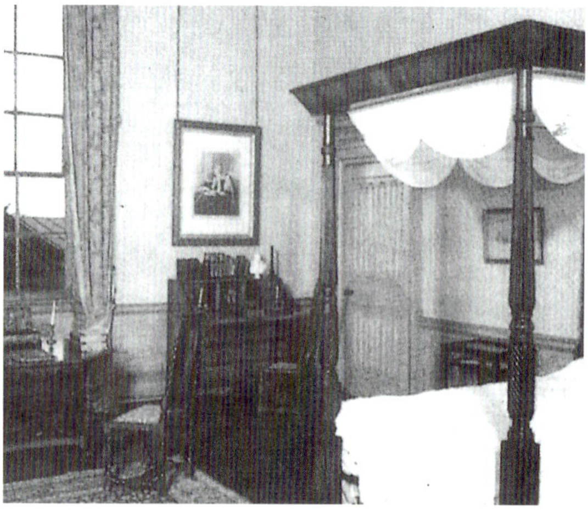

그림 6-9 나이팅게일이 임종을 맞은 방

를 양성하는 등 사회개혁에 적극적으로 앞장섰으며, 자신의 명성을 이용하여 남성들과 동등하게 발언할 줄 아는 여성이었음을 알 수 있다.

2000년 밀레니엄이 시작되자 영국의 가디언지는 지난 역사속의 중요인물을 국민조사로 뽑았는데 그때 국민들에 의해서 뽑힌 여성들이 잔다르크, 에멀린 팽크허스트, 메리 울스턴크래프트, 마리 퀴리 등이며, 나이팅게일 역시 이분들과 함께 가장 중요한 여성인물로 선정된 바 있다.

2) 영국을 중심으로 한 현대간호 : 제2의 간호혁명

19세기 후반 영국은 산업혁명과 진취적인 종교관, 구빈법과 같은 제도적 지원 등으로 인해 간호사업이 더욱 발전될 수 있는 조건을 갖추었고 나이팅게일의 출현과 나이팅게일식 교육을 통해 우수한 나이팅게일 간호사들을 배출하여 간호가 직업으로 발전할 수 있는 있는 원동력을 제공하였다. 19세기 후반에는 전적으로 방문간호사업을 통한 지역사회 간호사업을 활발히 전개하기도 하였다.

나이팅게일의 활동을 제1의 간호혁명이라고 한다면 간호사의 조직적 활동을 가리키는 제2의 간호혁명은 펜위크(Ethel Bedford Fenwick)에 의해 시작되었다. 펜위크의 결혼 전 이름은 어셀 만슨(Ethel Manson)으로 1857년 1월 26일 스코틀랜드 모레이주의 쉐니 하우스에서 태어나 1881년 맨체스터 병원에서 간호교육을 받고 런던 병원에서 수간호사로 2년간 근무하다가 성 바톨로뮤 병원 간호부장으로 취임하였다.

일찍이 영국 간호계의 두각을 나타내던 그녀는 80세가 될 때까지 전 생애를 바쳐 일하였으며, 특히 간호사의 대동단결을 주장하면서 1887년 영국 간호협회를 설립하였다. 이것은 간호사들의 조직적 활동의 첫 출발로 이를 통해 간호사는 독자적인 직업으로서 첫 걸음을 딛는 계기가 되었다. 그녀는 또한 이해와 협조를 잘 해주었던 베드포드 펜위크의사와 결혼한 뒤 더 활발하게 활동을 한 것으로 알려져 있다.

1893년 전문지인 ‘Nursing Times’를 발간하는데 큰 공을 세웠고 이 전문지는 후에 영국 간호사회의 회지가 되었다.

이후 펜위크는 미국 간호협회의 조직을 후원하고 1901년 ICN(International Council of Nurses) 총회를 개최하여 제1회 회장이 되었으며 나이팅게일 이후의 영국 간호계의 근대화와 부인운동의 지도자로 줄기찬 활동을 하였다. 그녀는 조직적인 활동을 위해 몇몇의 동지들과 일을 시작하였지만 의사들과 병원 관리자들의 완강한 반대에 직면하는데 이유는 간호사의 회의 조직은 직업적인 자유를 뜻하기 때문이었다. 이 조직적 운동을 간호의 제2혁명이라고 한다. 이 운동은 정부에 요구 조건을 내건 장기적인 운동이었다. 그들은 시험제도를 정하고 간호를 하나의 독자적 직업으로 공식적으로 인정할 것을 요구하였고 시험위원은 반드시 간호사로 할 것을 요구하였다.

예상대로 런던을 중심으로 한 병원관리자들과 이들과 한편이 되어서 대항하기를 원치 않은 간호부장들과 간호사들 때문에 문제는 더 심각하였으며 또 하나의 큰 난관으로 생존하고 있던 나이팅게일이 면허등록제도를 반대하였다는 것이다. 소위 '30년 싸움'이라고 한 이 투쟁은 나이팅게일이 별세한 후 오랫동안 끌다가 1919년 면허법이 완전히 의회에서 통과되고 시험국이 설치되면서 대부분의 시험위원들이 간호사들로 구성되었다.

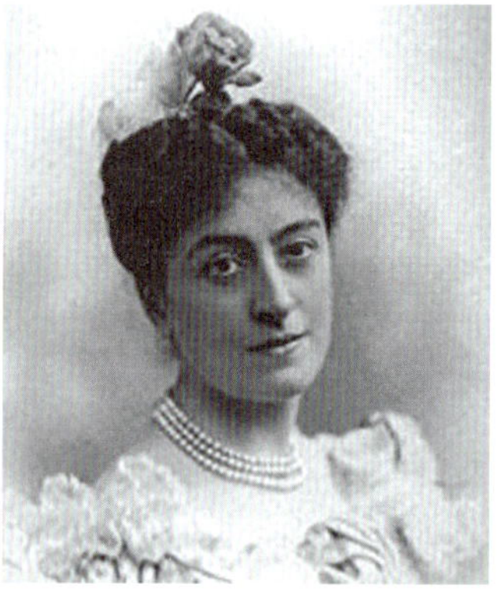

그림 6-10 펜위크 여사

쉬어가기 나이팅게일과 펜위크의 30년 전쟁

펜위크 여사는 면허시험제도를 통해 무자격 간호사를 자격 간호사로 대체하고 정규간호교육을 실시하여 간호를 하나의 독자적인 직업으로 공식적으로 인정할 것을 영국 정부에 요구했다. 하지만 나이팅게일은 면허등록제도를 반대했다. 그 이유는 '간호는 직업이 아니고 사명이가'이기에 형식적인 자격제도를 만들면 사명성이 흐려지고 자격을 얻은 후에 계속적인 노력과 헌신적인 태도가 철저하지 못할 것이라는 우려에서였다. 현대 간호발전의 원동력 '30년 싸움'이라고 부르는 이 면허제를 위해 투쟁하는 동안에 나이팅게일 여사가 별세하였고 결국 그의 사후 1919년에야 면허법이 완전히 통과되고, 시험국이 설치되었으며 간호사들로 대부분의 시험위원이 나오게 되었다.

출처 : 이영복 저(2002), 간호사

3) 미국을 중심으로 한 현대간호

미국은 건국 초기 독립전쟁과 남북전쟁 등의 혼란 상태에서 부상병 이송체계나 야전병원과 같은 지원체계가 없었을 뿐만 아니라 교육을 받은 간호인력이 매우 부족하여, 교육받지 않은 여성 자원봉사자가 부상병 간호를 담당하여 부상병의 사망률과 합병증 발생률이 매우 높았다. 이러한 결과로 교육받은 간호사 양성의 필요성이 제기되고, 간호가 전문직으로 발전할 수 있는 가능성을 열게 되었다.

제1차 세계대전은 국내 외로 간호에 대한 수요가 폭증하였고, 이로 인해 미국 내에서의 간호사에 대한 양적 팽창이 지나치다는 지적과 함께 간호계가 자체적으로 실시하였던 간호교육기관의 인가 기준에 대한 준비는 제대로 실행되기도 전에 국가적 차원에서 많은 간호사를 요구하는 요청에 직면하게 되었다.

이로 인해 8,000~16,000여 명의 간호장교와 적십자 요원이 징발되어 대서양을 건넜지만 절대적으로 부족한 간호사 인력 문제로 간호사 보조자의 역할을 인정하고 배출하는 계기가 되었다. 그러나 이를 계기로 미국 내 간호학교의 필요성과 법적인 필요성을 논의하기에 이르렀고 전국 간호위원회가 결성되어 활동하게 되었다. 그리고 1차 세계 대전으로 인해 군 간호계는 간호사에게도 정규군과 동일한 계급을 적용해 주기를 요청하게 되었다. 1940년 5월에 미국 간호협회, 미국 간호교육연맹, 미국 보건간호사회의 세 단체가 제1차 세계대전의 경험을 되살려 혹시라도 발생할 전시에 대비해 적십자(Red-cross)와 미국 공중위생국(Public Health Service)을 초청하여 회의를 개최하여 국방간호위원회(Nursing Council of National Defense)를 조직하였다. 국방위원회는 전시를 대비하여 간호사의 동태를 파악하고 국가등록간호사의 증가계획과 국방에 대한 간호사의 역할을 정의했으며 기존의 간호학교를 활용하고 병원 및 공공보건 기관에서 간호보조 서비스를 제공하도록 하였다.

제1차 세계대전 때 요청했던 간호사에세 정규군과 동일한 계급을 줄 것에 대한 안이 1944년에 임시 승인되었고 군 조직 안에 간호 장교단을 두고 군 계급장을 수여하였다. 1947년에는 육해군 간호사법(Army Navy Nurse Act)이 완전 통과되어 육·해군에 적용되었고 1949년에 공군 간호 장교단이 조직되었다. 전쟁 당시에는 모든 참전국이 간호와 보건서비스의 대상이었기 때문에 간호의 사회적 필요성이 인식되었다.

간호교육은 1873년경에는 나이팅게일 신념에 의거하여 뉴욕의 벨뷰 간호학교, 뉴헤븐의 코네티컷트 간호학교, 보스턴 간호학교, 3개의 간호학교가 거의 동시에 개교하였다. 이후 미국

간호는 적십자 운동, 군 간호단 창설, 공공 보건간호 등을 포함하여 여러 중요한 변화를 거쳤으며 간호학교도 꾸준히 성장하여 1899년 뉴욕의 콜롬비아 대학교 교육대학에서 병원경제학 과정이 개설되어 간호사들에게도 대학에서 공부할 기회가 제공되었다. 이 과정은 간호행정가와 간호교육자를 양성하기 위해 설계된 것으로 8개월 과정이었으며 이 과정을 이수한 너팅(Mary Adelaide Nutting)은 존스 홉킨스 간호학교의 교장을 역임한 뒤 1907년 사범대학으로 부임하고 1899년 콜롬비아 대학에서 세계 최초로 간호학 교수가 되었다. 1940년대에는 리쳐(Frances Richer)에 의해 임상 전문 간호사(Clinical nurse specialist)라는 용어가 만들어졌고 이후 128개가 넘는 간호교육기관에서 석사학위를 취득할 수 있는 강의가 개설되었다. 콜롬비아 대학의 박사과정 개설 이후 뉴욕대학의 간호과학 과정에 박사과정이 개설되었다. 1960년대에는 보스턴 대학에서 간호 실무 박사학위가 수여되면서 석 박사 학위 과정은 급속하게 확산 되었다.

1948년에는 카네기재단의 후원을 받아 전쟁 후 간호서비스 및 간호교육에 대한 브라운 보고서가 발표되었다. 이 보고서는 간호교육은 승인된 전문 교육기관에서 이루어져야 하며 이 교육기관에 대한 공식적인 평가가 필요함을 제기하였다.

세계대전을 치른 미국의 간호는 대형 종합병원을 중심으로 발전하였으며 간호의 세분화 및 전문화가 이루어져 전문간호사를 위한 교육과정과 자격증이 생기게 되었다. 특히 다양한 분야의 전문간호사(nurse practitioner)와 임상전문간호사(clincal nurse specialist) 제도로 인해 높은 수준의 전문적인 지식과 기술을 갖춘 간호사가 보다 자율적으로 간호서비스를 제공할 수 있게 되었다. 전문직 간호실무의 바탕이 되는 간호이론도 간호학자들의 활발한 교류와 협력 그리고 수준 높은 간호연구를 통해 눈에 띄는 발전을 이루었다.

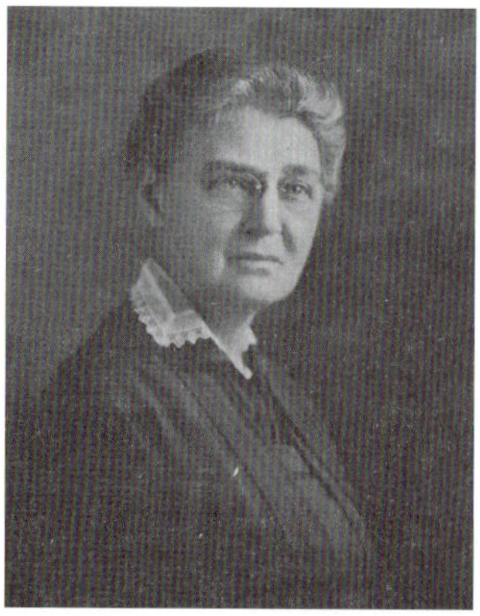

그림 6-11 너팅의 초상화

4) 미국 간호교육과 관련된 법규와 보고서

(1) 볼턴 법규

오하이오 출신의 여성의원인 볼턴 부인(Mrs. Frances Payne Bolton)은 1942년 미국 연방정부 예산으로 간호교육을 위한 특별기금을 지원한다는 내용의 법안을 통과시켰고 1943년 볼턴 법규가 마련되었다. 그 결과 175,000,000달러에 달하는 연방정부의 기금이 간호교육기관의 확장, 간호사의 재교육, 간호교육자 양성, 전시를 대비한 단기훈련간호사(cadet nurse)교육 등을 위해 사용하게 되었다. 이를 위한 운영체로 국무성 안에 간호교육부(Division of Nursing Education)가 만들어졌다.

1943년 초대부장인 피트리(Luvile Petry Leone)는 간호교육 시설 확충, 재교육 실시, 연구비 지출, 교육자 양성 등 여러 방면에서 장기적인 계획을 세우고 실천하였으며 즉각적인 요구에 잘 대응해 가면서 미국 간호교육연맹이 기준과 방침을 고수하였다.

(2) 브라운 보고서

제2차 세계 대전이 종료될 무렵 1944년 전쟁 후의 간호서비스와 간호교육에 대한 전반적인 연구와 실행을 위한 프로그램을 기획하기 위해 전국 간호기획 위원회의 사업 중에 하나로 만들어진 이 보고서는 뉴욕의 카네기재단으로부터 기금을 지원받아 수행되었다. 이 보고서의 연구책임자가 브라운 박사(Dr. Esther Lucile Brown)로 '브라운 보고서(Brown Report)'로 알려져 있다. '브라운 보고서 혹은 미래를 향한 간호'는 많은 논란을 불러 일으켰지만 미국의 간호교육기관을 2년제와 4년제로 분리하게 하였다.

이 보고서는 간호사가 전문직이 되기 위해서는 전문적 교육기관으로 승인된 교육기관에서 교육을 받아야 함을 언급하면서 아래의 내용을 함께 제언하였다.

- 전국의 간호학교는 분류되고 평가되어야 한다.
- 간호학과협의회(Association of Collegiate School of Nursing)에 의해서 제시된 공식적인 교수진의 기준을 모든 교육기관들이 수용해야 한다.
- 병원 부설학교의 교육과정은 축소되고 개선되어야 한다.
- 간호교육을 위한 공적 또는 민간의 재정지원이 필요하다.

이후 록펠러 재단의 후원으로 미국을 비롯한 여러 나라의 간호교육 과정에 대한 연구도 활발하게 진행되도록 하였다.

5) 미국의 간호조직

(1) 미국 간호연맹(National League for Nursing)

미국 간호연맹은 미국에서 가장 최초로 설립된 간호조직체로 1893년에 결성된 미국 간호사 양성학교 교장협회(American Society of Super intendents of Training Schools for Nurses)가 그 시조가 된다. 1912년에 미국 간호교육연맹(National League for Nursing Education, NLNE)으로 이름이 바뀌면서 미국의 간호교육 표준교과과정을 발표하였고 1952년에는 현재의 미국 간호연맹으로 되었다. 이 조직은 간호교육연맹(NLNE), 보건간호사회(National Organization for Public Health Nursing), 간호대학 협회(Association for collegiate Schools of Nursing)의 3개의 조직이 연합된 것으로 주로 간호교육 프로그램을 인가(Accrediting)하는 것에 책임을 지고 있다.

1997년부터는 일반 대중도 미국 간호연맹의 회원이 되게 하였으며 주로 '보건의료개혁을 위한 간호아젠다(Nursing's Agenda for Health care reform)'를 촉진시킨 것을 주 임무로 하고 있다. 1997년에는 미국 간호연맹의 지휘 하에 있으면서 독립적인 기능을 하는 단체인 미국 간호연맹 인가위원회(National League for Nursing Accrediting Commission, NLNAC)를 설립하였다.

미국 간호연맹의 임무는 "공동체와 정보를 연결함으로써 교육과 건강성과를 개선하는 것으로 협력, 연결, 창조, 봉사 그리고 교육을 통해서 그 임무를 달성한다."이다.

(2) 미국 간호협회(American Nurses Association)

등록 간호사를 위한 전문직 협회인 미국 간호협회(ANA)는 1890년 시카고에서 개최된 세계 박람회에서 간호지도자들의 회합에서 제안되어 시작되었다. 처음엔 1896년 북미 졸업간호사협회(Nurses Associated of the U.S. and Canada)라는 이름으로 캐나다 간호사들과 함께 이 단체를 조직하였으나 1901년 국가별로 분리되면서 '미국 간호협회'라는 이름으로 분리되었다.

설립될 당시의 조직의 목적으로는 다음과 같다.

- 간호에 대한 사명감을 높인다.
- 간호교육의 수준을 높인다.
- 간호사업의 가치와 간호사의 명예, 권익, 기타의 수준을 향상시킨다.

현재는 미국의 약 270만 여명의 간호사를 대표하는 전문직 단체로 면허증 발급, 단체교섭, 간호교육에 관련된 논제에서 적극적으로 활동하고 있으며 간호사와 간호가 직면하는 다른 관심사에 대해서도 주도적인 역할을 하고 있다. 또한 간호실무 수준의 향상, 간호사의 복지 증진, 간호의 긍정적이고 현실적인 견해를 예견하여 간호사와 일반 대중에게 영향을 미치는 국회나 규제기관을 대상으로 로비하는 업무도 하고 있다.

미국 간호협회에 속해 있는 기관으로는 미국 간호사 재단(American Nurses Foundation, ANF), 미국 간호학회(American Academy of Nursing, ACN), 미국 간호사자격인증기관(American Nurses Credentialing Center, ANCC)이 있다.

6) 미국 간호지도자들의 업적

(1) 클라라 바튼(Clara Barton, 1821~1912)

미국 적십자사와 응급처치부(First Aid Department)의 창설자이며 남북 전쟁 당시에 놀라운 활약을 하고 유럽 1870년 전쟁에도 간호업무 수행을 뛰어나게 한 자이다. 남북전쟁 후에는 실종된 병사들을 찾아내는 업무를 맡았다.

(2) 딕스(Dorothea Lynde Dix, 1803~1887)

1861년 미 육군 여성간호조직의 지도자. 병원을 조직화하고 간호 인력의 배치, 물품관리 등에 관한 권한을 부여 받아 활약하였다. 또한 주립병원의 체계를 새롭게 만들었고 죄수들의 대우개선을 주장한 자이다.

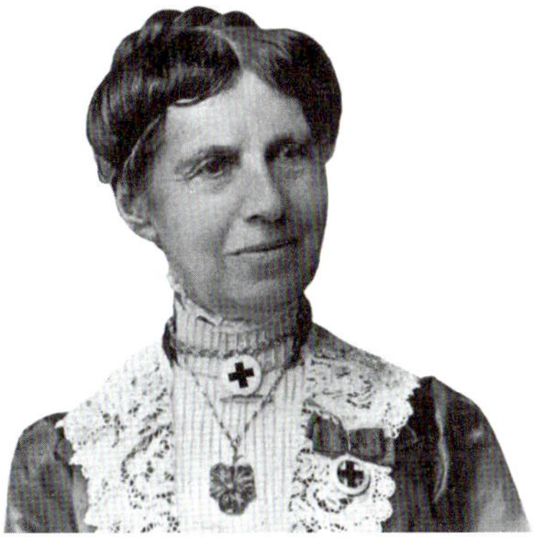

그림 6-12 클래러 바튼

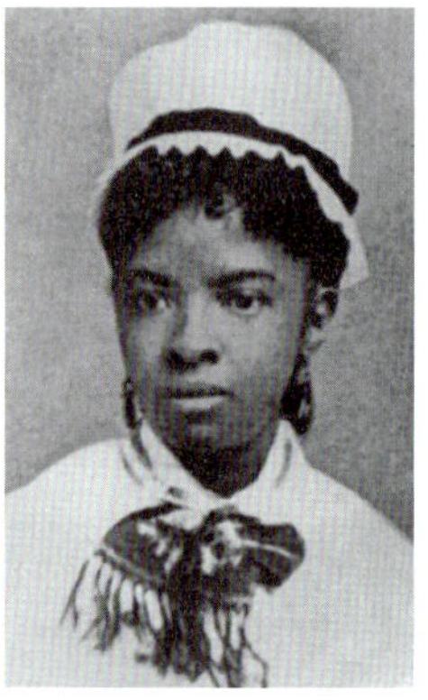

그림 6-13 마호니

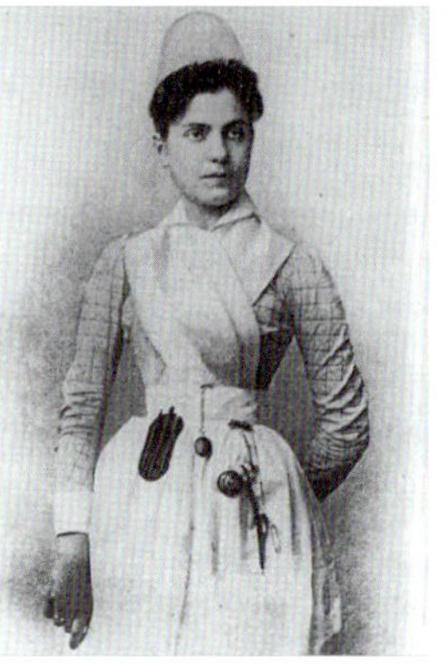

그림 6-14 왈드

(3) 마호니(Mary Eliza Mahoney, 1845~1926)

미국인 간호사. 뉴잉글랜드병원 부인소아병원간호사양성소를 1879년 8월 1일에 졸업해서 미국에서 최초의 흑인 간호사가 되었다. 1936년, 간호상의 공적을 영구히 전하기 위해 마호니 기장이 제정되었다. 그녀는 흑인 간호사의 지위 향상을 위해 노력하였고 그 결과 1909년에 미국 유색 간호사 협회(National Association of Colored Graduated Nurses) 제1차 회의에서 환영사를 하였고 사후에 그녀를 기념하기 위한 마호니 메달을 만들어 1936년부터 뛰어난 업적을 남긴 간호사에게 수여하고 있다.

(4) 너팅(Mary Adelaide Nutting, 1858~1948)

캐나다 태생으로 존스 홉킨스 간호학교의 제1회 졸업생이이며 1896년 간호교육 기관을 3년제로 변경했으며 간호학생이 하루 8시간 근무하게 하면서 매달 지불하던 급여 제도를 폐지하였다. 또한 콜롬비아 대학교 사범대학의 보건 간호학과를 설치하고 1907년 간호사로서는 최초로 콜롬비아 대학의 교수가 되었다.

(5) 왈드(Lillian D. Wald, 1867~1940)

미국에서의 공중위생간호의 개척자의 한사람으로 하층 계급층에 간호가 필요한 것을 느껴, 1893년 뉴욕의 빈민가에 「헨리 스트리트 세틀멘트」를 창시해서 활동하였으며 후에 그 경험을 저서로 남겼다. 1912년 공중위생간호의 국가기구를 제창해서 그 초대회장이 된다. 아동국의 설치를 의회에 요구해서 실현시켰으며 1911년, 워터즈(Ysabella Waters)와 함께 일본으로 가서 일본의 간호사에 대해서 조사하였다.

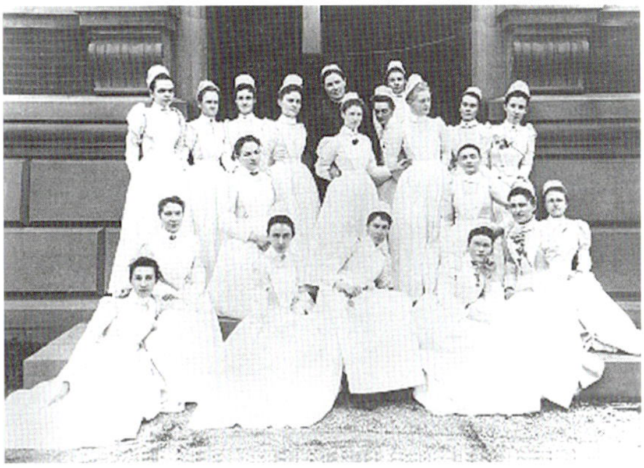

그림 6-15 맨 뒤쪽의 검은 드레스를 입은 롭

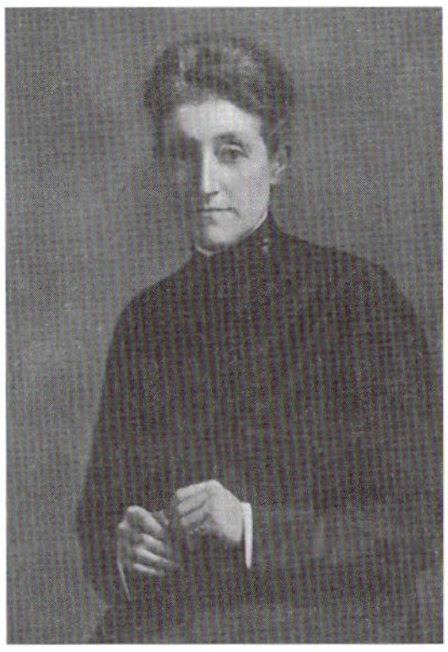

그림 6-16 구드리치

(6) 롭(Isabel Hampton Robb, 1860~1910)

미국에서 출생. 미국간호계의 조직화를 실행한 사람으로 벨뷰 병원 간호학교 졸업생이다. 존스·홉킨스간호학교 초대교장을 역임하고 많은 업적을 남기면서 간호의 모든 분야에 그 지도력을 발휘했다. 1893년 간호협회가 병원과 약국 연합회에 가입하자 회장이 되었으며 1894년에는 감독 간호사회를 창설하여 회장이 되었다. 1896년에 미국·캐나다 간호사 졸업자 연합(현미국간호사협회)을 발족시키고 초대회장으로 활약하였고 간호교육에 대한 대학과정의 인가를 얻어 내 콜롬비아 사범대학에서 보건간호학을 보급시켰다. 미국 간호잡지인 AJN을 설립하였으며 저서로는 병원과 가정에서의 간호원칙과 실제, 간호 윤리 등이 있다.

(7) 구드리치(Annie W. Goodrich, 1876~1955)

1892년 뉴욕 간호학교를 졸업한 뒤 뉴욕 대학병원에서 7년 간 감독 간호사로 일하였고 그 후 성 누가병원과 뉴욕병원의 감독간호사를 지냈다. 그녀는 끊임없이 간호사의 지위향상을 위해 힘썼으며 1912년 미국 간호교육 연맹의 회장을 맡았다. 항상 보건간호에 관심이 있어서 왈드, 너팅과 함께 '헨리가 부락'의 방문 간호사 지도를 맡게 되면서 '위대한 헨리가의 삼총사'로 불렸다. 1918년 군간호학교와 군대병원이 설립되어 간호학교 교장으로 임명되었으며 1934년까지 록펠러 재단의 기부를 받아 학교를 크게 발전시켰다.

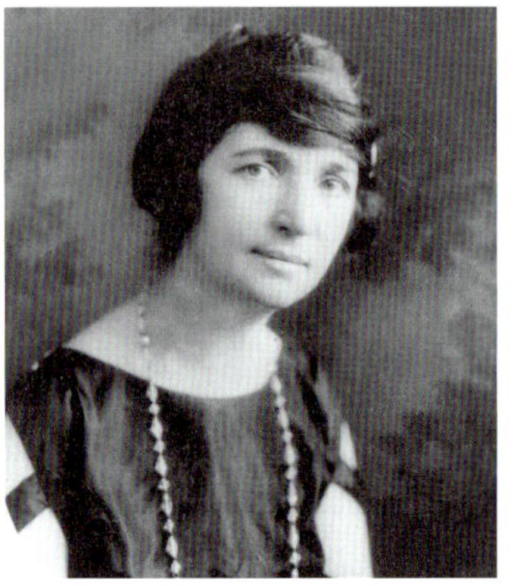

그림 6-17 마거릿 생어

(8) 생어(Margaret Sanger, 1879~1955)

미국인 간호사 출신으로 산아제한운동의 개척자이다. 대학졸업 후 교원으로 있으면서 간호학교를 나와 뉴욕에서 보건요원이 되었다. 빈민가에서 다산 때문에 생활고에 처해 있는 여성의 비극을 목격하고 당시 금지되어 있는 피임법을 연구하여 그 보급에 생애를 바쳤다. 기관지의 발행금지, 투옥 등의 압박도 많았지만 1920년대부터 지지자가 증가하였다. '어머니가 되지 않을 자유'를 내세워 많은 미국의 남성들로부터 비난의 대상이 되었던 인물이다. 1952년 국제가족계획협회가 창립되면서 초대회장을 역임했다.

(9) 스튜와트(Isabel Maitland Stewart, 1878~1963)

위니펙 간호학교를 졸업하고 1908년 콜롬비아 대학교에서 병원 경제를 연구하여 간호사로서는 처음으로 석사학위를 수여받았다. 1916년 미국 간호잡지의 초대 교육부 편집자로 활약하였고 1917년 미국 간호교육연맹의 회장으로 있을 때 간호교육과정 안내(A Curriculum Guide for school of nursing)를 발행하였다. 1925년 존경하던 너팅의 뒤를 이어 교수로 임명되었으며 1940년 세계 국방 간호연맹이 구성되었을 때 교육국 회장을 역임하였다. 저서로는 간호교육과 간호역사 등이 있다.

(10) 그레터(Lystra Gretter)

디트로이트의 파랜드(Farrand) 간호학교 교장을 역임하고 나이팅게일 서약문(Nightingale Pledge)을 성문화하였으며 1890년 간호사의 근무시간을 8시간으로 하도록 주장하였다.

세계간호사 연대기

고 대 기원전(B.C.~)	초대기독교시대 A.D.100	중 세			근 대 A.D.1500~A.D.1900		현 대 A.D.2000~
원시, 선사 시대 • 모성애적 바탕, 본능적 치료 • 원시어머니 (primitive mother) • 물활론(Animism)	봉건시대	중세전기 A.D.500	중세후기 A.D.1000~A.D.1300				
상고 시대 • 경험적, 신화적 간호 • 임호텝(Imhotep) : 산부인과 • 18 B.C 함무라비법전 • 15 B.C 베다(Veda) • 에스쿨라피우스 (의료의 신), 건강의 여신 (Hygiea), 회복의 여신 (Panacea), 보건의 여신(Meditrina) • B.C 460 히포크라테스 : 의학의 아버지	• 그리스도 정신 : 박애주의, 실천봉사, 계급타파 • A.D.313년 : 콘스탄틴 대제의 기독교 국교선포 • 3~4C – 기독교 여집사단 (Order of Deaconess) – 로마의 귀부인 간호사업가 (Roman Matron) – 다이아코니아 : 진료소 – 제노도키아 : 자선병원	• 기독교 중심사회 & 봉건제도 • 수도원 운동 – 베네딕트 수도원 • 성간호사들 – 성 라데군데 나병환자 간호에 일생 바침 – 성 마틸다 나병환자를 수용하는 병원을 세움	• 기사 간호단 • 수녀 간호단	• 탁발 승단 1096~1271 십자군 전쟁 14C~16C 르네상스	• 1517년 : 종교개혁 • 1860년 : 나이팅게일간호학교 • 1873년 : 미국 벨뷰 간호학교 설립 • 1887년 : 영국간호협회 조직(ICN) • 1899년 : 국제간호협의회 창설	17C후 ~19C전 간호의 암흑기 나이팅게일 (1820~1910)	• 1902년 미국 노스케롤라이나 면허제 실시 • 1919년 영국면허법 통과 • 1922년 Sigma Theta Tau 설립 • 1948년 세계보건기구 창설

Ⅱ 한국 간호역사

1 조선시대의 의료제도

조선 초기의 전통의료체계는 내의원(內醫院), 전의감(典醫監), 혜민서(惠民署) 등의 국가기관이 중심이었다. 전의감은 신하에게 약을 내리고 의학교육, 의과시험을 주관하였으며 내의원은 왕의 약을 짓는 일을 전담하였고 혜민서는 서민에게 약제를 공급하는 업무를 담당하였다. 또 조선시대의 지방 관아에는 월령의(月令醫), 심약(審藥) 등의 의료직이 약초의 검사 및 조달과 의학생의 교육 등을 담당하였다.

조선시대에는 일반적으로 정3품 당상관 이상을 어의(御醫)라고 불렀으며 당하 의관을 내의(內醫)라고 불렀다. 의사는 보통 양반의 서자나 고려조 관리의 후예들이 선택하는 직업이었으며 정3품 당상관 이상으로 임용되는 일은 극히 드물었다. 설령 임용되더라도 보직은 없고 품계만 오르는 것이 보통이었으며 대부분 문관들의 반대 상소에 의해 탄핵의 대상이 되기 일쑤였다. 또 왕의 병을 돌보던 주치의는 왕이 사망하는 경우에는 책임을 물었고 가끔 교수형에 처해지기도 했다. 조선시대에 의사가 되려는 사람은 허가를 받아 혜민서(정원 30명), 전의감(정원 60명) 또는 각 지방의 관아(정원 8～16명)에 의학생으로 입학하여 소정의 교육을 받았다. 의학생 중에서 실력이 일정한 수준에 도달한 자는 매년 6월과 12월에 혜민서가 예조와 협조하여 시행하는 의사시험인 녹시(祿試)에 응시할 수 있었고 이 시험에 합격하면 나라의 녹을 받으며 구료(救療), 심약(審藥), 약방(藥房) 등의 의사로 임명되었다. 그 이상의 입신양명을 원하는 자는 고급의관 등용시험을 치러야 했는데 의관 등용시험의 대표적인 것으로는 예조가 전의감과 협조하여 3년마다 시행하는 의과시험이 있었다. 이 시험은 초시에 18명, 복시에 9명을 선발하였는데 시험은 찬도영(纂圖詠), 의학입문 과목의 암송시험과 동인경(銅人經), 직지방(直指方), 본초(本草), 경국대전, 소문(素問), 의학정전(正傳), 동원 10서(東垣十書) 등의 과목에 관한 필기시험으로 중국의학서에 관한 지식을 물었으며 합격자중 1등은 종8품, 2등은 정9품, 3등은 종9품을 수여하였다. 그 밖의 의관 등용시험으로는 의학취재(取才), 침구취재 등의 특별 인재 등용시험이 있었다.

의사 이외에도 의녀(醫女)라고 부르는 의료인이 있었는데 이는 요즘으로 치면 간호사와 조산부의 역할을 하던 하층계급의 의료인으로 서민층과 부인들의 의료를 담당하였다. 처음에는 제생원에서, 후일 혜민서에서 그 교육을 담당하였고 활약도 컸으나 연산군 시대에 이르러 궁중에서 벌어지는 연회에 접대역을 맡으면서 본래의 직분에서 벗어나게 되었고 조선 후기에 이르러서는 그 역할이 미미해지고 말았다.

2 조선시대의 의녀제도

1) 의녀제도의 시행 배경

의녀는 태종 6년 3월 제생원이 설치된 이래 구한말까지 이어져 왔다. 세종 5년에 있었던 의녀 증원을 위한 건의에 따르면 의녀제도의 본래 취지는 부녀자 진료였으며, 존귀한 집의 부녀자 뿐 아니라 일반 백성인 평민 여성들까지도 포함하였다. 또한 의녀제도가 남성 의료인을 보조하기 위한 목적이 아니라 여성에 대한 독자적인 진료 활동을 담당하기 위해 시행되었다는 것을 확인할 수 있다. 성리학적 사회규범이 점차 여성의 삶을 규정하면서 효용 가치는 점차 커졌으며, 남성의료인과 자유롭게 소통하기 어려웠던 여성들을 위해 별도의 여성 의료인을 양성하였다는 사실은 의료기반의 확대라는 면에서 큰 의미가 있다.

유교적 여성관을 지향하였던 조선 태종 당시 사회는 남자 의사에게 여성들이 진료를 받는 것조차 허용되지 않았다. 남성 의료인이 여성을 치료하는 것이 고려사회에서는 문제시 되지 않았다가 조선 사회에서 문제시 된 것은 남녀유별의 전제를 실천하는 데에 의료도 예외일 수 없었기 때문이었다. 이러한 이유로 여성 의료인 양성이 필요해졌고, 의술을 잡학으로 여긴 의식이 소인과 동격인 여성들에게 길을 열어 줄 수 있었다.

이처럼 조선이 의녀제도를 설치한 까닭은 유교적 여성관을 실천시키기 위한 것으로 '내외법의 실행'이라는 과제를 위해 필연적으로 마련한 것이다. 또한 의약제민정책의 일환으로 여성들의 생명을 귀중히 여겼으므로 여성의료인을 양성하여 여성들의 병을 구료할 수 있도록 한 것이다.

2) 의녀제도에 의한 간호의 특징

(1) 진찰과 침구

진찰은 의녀가 여성들을 대상으로 진맥을 하여 남녀유별의 도를 지키기 위한 것으로, 의녀의 가장 주된 의료행위였으며, 망진(望診=시진(視診)), 문진(問診), 이진(耳診), 촉진(觸診) 등이 있었다.

임금에 대한 진찰과 치료는 대개 어의들이 담당하였지만 비빈들에 대한 입진은 의녀들에 의해 이루어졌으며, 약방의 문안 결과 입진이 필요하다고 결정되면 의녀가 직접 관찰하고 기록하여 이를 도대로 약방에서 의약의 질차를 거쳐 처방을 내렸다. 외용약의 도포나 침구 시술과 같이 신체접촉이 필요한 치료 역시 의녀가 담당하였고, 의녀가 침구를 시술할 때에는 의관이 침혈을 정해준 뒤, 이에 따라 의녀가 시술을 하였다.

(2) 조산

의녀의 또 다른 중요한 의료행위는 여성들의 해산을 돕는 행위로서 실제로 의녀가 해산에 관계한 기록이 처음으로 등장한 것은 중종 9년이었고, 명종 6년에는 산실청 의관과 의녀가 해산의 일을 담당하였다. 이는 의녀가 여성이므로 여성의 분만을 조력하였음을 알 수 있으며, 임시 관청으로 산실청 소속의 의녀가 있었다.

(3) 간호

인조 22년에 내의녀 단춘이 세자빈을 모시고 간호할 목적으로 중국 심양에 갔으며, 효종 원년에는 의순공주 간호의 임무 수행을 위해 파견된 2명의 의녀 외에 2명이 더 필요하다는 요청으로 의녀 2명과 시녀 2명을 더 보내기도 하였다. 이와 같이 의녀는 간호할 대상이 있으면 국내뿐 아니라 국외까지도 파견되었으며, 이는 국가의 명에 따라서 응당 해야 할 의무로 당연시 되었다.

(4) 명약

실제적으로 의료상의 절차, 즉 진찰 결과에 의거하여 약을 논의하는 것으로 약 처방은 의관의 담당이었기 때문에 상대적으로 의녀의 명약 활동은 적었다.

의녀 제도는 태종, 세종, 성종을 거치면서 점차 확립되는 듯 보였으나 연산군 시대에 변화를 맞게 되어 의술이라는 본래 목적과는 다른 길로 빠지는데 이러한 상황은 중종 반정 이후 여러 차례 시정에도 불구하고 조선말까지 지속되었다. 한 예로 중종 28년에 의녀 두 사람을 상주에 보내어 유배 중이던 폐빈 박씨에게 사약한 일이 있었으며, 궁중과 사대부 여성의 범죄 수색업무도 의녀가 행하여서 중종이 문제로 지적하기도 하였다. 연산군 8년에는 사대부의 혼수 사치가 극에 달해 의녀를 혼가에 보내어 그 사치 여부를 검토하도록 하였다. 이 외에도 병의 유무정도만을 판별하는 간심(看審)활동, 신체 조사를 하는 업무, 상처를 조사하는 업무, 시체를 조사하는 업무 그 외 글자를 가르치는 일들을 수행하였다. 이것은 의녀가 문자를 알고 의약에 대한 지식이 있어 다른 관비들보다도 다방면에서 필요한 부분이 많아 많은 사회활동을 수행하도록 한 것으로 보인다.

한편, 연산군 대에는 기녀로서의 역할이 두드러져 기생과 함께 잔치에 참석을 시키거나 대비전의 진연에 젊은 의녀를 단장시켜 일을 맡기는 것을 상례로 하도록 명하였고, 의녀들에게 음악을 익히게 하는 한편, 의술과 자색을 겸비한 의녀를 별도로 차출하기도 하였다. 이런 파행은 조선 후기까지 계속되었지만 공식적으로 이루어진 것은 연산군 대에 국한되며 19세기 후반에 쇠퇴의 길을 걷기까지 공식적인 영역에서는 대부분 전문적인 역할을 유지하였다.

3) 의녀제도의 의의

의녀제도는 남녀유별 사상에 입각하여 운영되기는 하였으나 어리고 총명한 관비들을 뽑아 학문을 가르치고 권면하여 기술 인력으로 키웠다는 점에서 유교적인 사회규범과 신분제를 넘어서는 파격적인 제도였다. 의녀로 차출될 때 개인에게 결정권이 없다는 점이 있었으나 다시 관비의 신분으로 돌아가는 것 이외에 큰 불이익이 확인되지 않고 성취를 권면하기 위한 방안들이 더 두드러지므로 강제성을 발견하기 어렵다. 의녀로 뽑혀서 교육을 받은 후에도 관비라는 신분은 변함이 없었지만, 지식과 기술을 습득하여 사고의 범위가 확장되고 다른 관비들과는 차원이 다른 업무를 부여받았으므로 정체성 역시 일반적 관비와 같을 수 없었다.

의녀라는 계층의 존재는 활동적인 여성상을 만들어 나갔을 뿐 아니라 의료 수혜 대상을 확대함으로써 여성들에게까지 양질의 의료를 제공할 수 있었고, 관비라는 출신의 제약이 있었으나 전문 기술인으로서의 의식을 가지고 있었으며 그에 합당한 보상을 받았다. 내의녀들은 월료(월급)를 받았고 혜민서에서 성적이 우수한 의녀들 역시 급료나 포상을 받았다. 민간에서 활동한 의녀의 경우에도 치료에 대한 보답을 받았으며 특정 기술을 보유한 이들의 경우 경제적인 이득을 누릴 수 있었다. 매월 급여 외에는 의녀에게도 복호(復戶)하였는데 복호란 국가가 호에 부과하는 요역의 부담을 감면하는 것으로 특전의 하나였으며, 내관이나 충신, 효자, 열녀에게도 같이 급복하였던 당시의 상황을 보았을 때 사회활동을 통해 얻을 수 있는 이익이 틀림없었다.

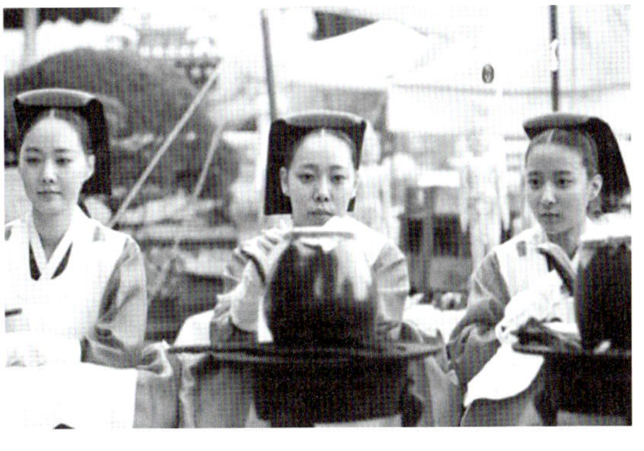

그림 6-18 **드라마에 비친 의녀모습**(드라마 '마의')

국가의 신분제도가 종모법을 원칙으로 하였기 때문에 최하위 관비였던 의녀의 자녀는 당연히 천인이 되어야 했지만 의녀의 소생자 중 가축자(家畜者)에 한해서는 양인이 됨을 허락하였다. 또한, 의녀에게는 가마, 모자, 가발, 머리장식 등의 치장이 허용되었고 내의녀는 최상의 대우로 비단을 계속 사용하여도 무방하였다.

이상과 같이 의녀들은 자식의 양인화, 의복이나 머리 장식 등을 하는 치장의 허용, 급료, 복호, 봉족 등의 경제상의 이익, 그리고 의료 활동이나 의례활동을 하여 국가로부터 공로를 인정받아 상을 받는 특전이 제공되기도 하였다.

의녀제도는 성리학적 사회규범이 점차 여성의 삶을 규정하면서 효용 가치는 점차 커졌으며, 남성 의료인과 자유롭게 소통하기 어려웠던 여성들을 위해 별도의 여성 의료인을 양성하였다는 사실은 의료기반의 확대라는 면에서 큰 의미가 있다.

3 조선말기의 간호 - 개항기의 간호

1) 역사적 배경

1876년 조선 정부는 일본과 '한일 수호조약'을 맺은 것을 시작으로 서방의 여러 나라와 차례로 조약을 맺었다. 이후 1894년과 1895년에 갑오개혁과 을미개혁을 단행하고 연호를 광무로 정한 뒤 1897년 대한제국을 선포한다. 하지만 1904년 한일협약을 체결한 뒤 1905년 을사조약의 과정을 거쳐 결국은 1910년 본격적인 식민체제인 한일합방에 이르게 되었다.

이에 따라 서구의 보건의료와 의학이 수입되어 왕도 이데올로기에 입각한 삼의사(三醫司 : 전의감, 혜민서, 제생원)를 주축으로 한 예전의 보건의료체계가 붕괴되고 인구관리를 위한 새로운 보건의료체계가 형성되었다. 이러한 변화를 유발케 한 것은 그 당시 조선 사회가 안고 있었던 감염병 문제의 해결이라는 과제 때문이었다. 이 과정에서 기존의 의료는 주변으로 밀려나고 막 수입된 서양의 의료가 차츰 중심부에 자리 잡게 되었다.

간호 또한 커다란 변화를 겪으면서 전근대적 간호는 민간인의 일상의 것으로 유지되고 서양에서 먼저 발달된 전문직의 속성을 지니는 근대적 간호가 전근대적 간호 전통과 서로 영향을 주고받으며 새로운 근대적 간호체계를 구성해 나갔다.

쉬어가기 김만덕의 일대기

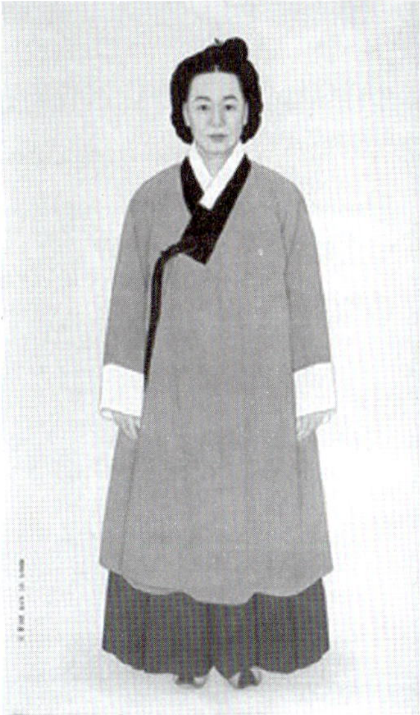

양녀로 복귀한 그녀는 돈을 벌어 세상에 도움을 주겠다는 일념 아래 산지(山地)에 객주집을 차리고 제주의 특산물인 말총, 미역, 전복, 양태, 우황, 진주 등을 서울 등지에 팔거나 기녀시절 보고 들은 것을 바탕으로 상류층 부녀자의 옷감, 장신구, 화장품 등을 염가로 공급하기도 하고 나아가서 관가에 사용하는 물품까지도 조달하는 방법을 연구하여 육지 상인들에게 부탁하기도 하였다.

곧 만덕의 객주집은 큰 무역거래소가 되었다. 또 만덕의 거짓없고 따뜻한 인품은 상인들로 하여금 마치 자기 집처럼 드나들게 하였다.

1790년(정조 14년)부터 1794년(정조 18년)까지 5년간 제주에 흉년이 들어 굶주려 죽어가는 사람들이 많이 생겨났다. 게다가 조정에서 내려보낸 구호곡을 실어오던 선박이 풍랑에 침몰하였다는 소식에 제주 백성들은 큰 낙망과 충격으로 하늘을 원망하며 참담한 마음으로 천명을 기다릴 수 밖에 없었다.

앞으로 보리고개까지 굶주린 동포들이 걱정이 된 만덕은 1천금으로 가까운 사람을 불러내어 서둘러 육지로 건너가 양곡을 사오라 시켰다.

만덕은 육지에서 들여온 양곡에서 10분의 1은 내외 친척과 은혜를 입은 사람과 가족을 먹여살리고 나머지 4백 5십석은 모두 관가로 보내어서 구호곡으로 쓰게 하였다.

이러한 만덕의 선행이 조정에 알려졌고, 정조(正祖)는 그녀를 궁궐로 불러들였다.

정조는 만덕의 노고를 치하하고 특별히 내의원의 의녀반수의 벼슬을 내렸다. 이는 평민으로는 임금을 배일할 수 없으므로 만덕에게 예궐할 수 있게 하는 조치였다.

대신들과 수많은 궁인들이 지켜보는 가운데 임금님의 용안을 뵙게 되니 참으로 꿈만 같았다.

1796년(정조 20년) 만덕은 58세 때 정조 임금의 은혜를 받고 관원의 안내로 제주를 출발하여 해남, 강진, 영암, 정읍, 공주, 수원을 거쳐 한양에 이르고 영의정 채제공과 선혜청의 배려로 그녀의 소원인 금강산 유람을 실현하게 된다.

김만덕의 전기는 1797년(정조 21년) 번암 채제공(蔡濟恭)에 의해 씌어져 오늘에 이르고 있다.

박제가(朴齊家), 정약용(丁若鏞), 이가환(李家煥) 등 당대의 쟁쟁한 실학자들이 김만덕의 선행을 기리는 한시를 남기기도 했다.

그녀는 변방, 여성, 천민, 상업이라는 최말단의 조건에서 천시되던 상업을 통해서 거부(巨富)가 되었을 뿐만 아니라 국가, 남성, 양반, 관료도 힘든 구휼활동을 했다. 또한 출륙금지령 하에서 제주 여성으로서는 꿈도 꾸지 못할 육지 나들이 뿐만아니라 임금 알현, 금강산 구경까지 이루어낸 최고 경지의 인간사를 경험했다.

출처 : '만덕관'에 설명되어 있는 김만덕의 일대기

2) 간호의 특징

(1) 근대적 병원 설립과 간호

1876년 강화도 조약이 체결되어 부산이 개항장으로 지정된 후, 일본인들은 하나 둘씩 상륙하여 '일본인 거류지인 저팬 타운'을 형성했다. 일본인 주택이 속속 들어섰고, 일본인 거리가 생기면서 일본인 우체국, 은행, 병원, 학교 등 공공기관이 등장했다. 개항장의 총 면적은 약 11만평으로 서울 여의도의 4배에 해당한다.

국내에 일본인이 처음으로 설립한 병원이자 국내에 최초로 등장한 서양식 병원은 고종 14년인 1877년 일본해군에 의해 설립된 부산 제생의원으로 부산 거주 일본인을 위한 서양식 병원이었다.

제생의원은 1883년(고종 20년)에 육군성으로 넘어간 뒤 다시 일본거류민단으로 이관되었고, 고종 33년인 1896년에 공립병원(公立病院)으로 사용되었다가 청일전쟁이 일어나면서 병참병원으로 사용되었다.

일본은 메이지 유신을 단행하면서 국가 운영의 새로운 표준을 유럽에서 찾기 시작했고 의학의 경우는 독일식 표준을 채택했다. 일본의 의학은 그 후 10여 년 동안 크게 발전하여 그 성과를 주로 군대에 활용했다. 그래서 일본이 조선에 세운 병원 역시 군의(軍醫)가 운영했다. 일본인 군의는 개항장에서 자국민들과 조선인들도 치료했다.

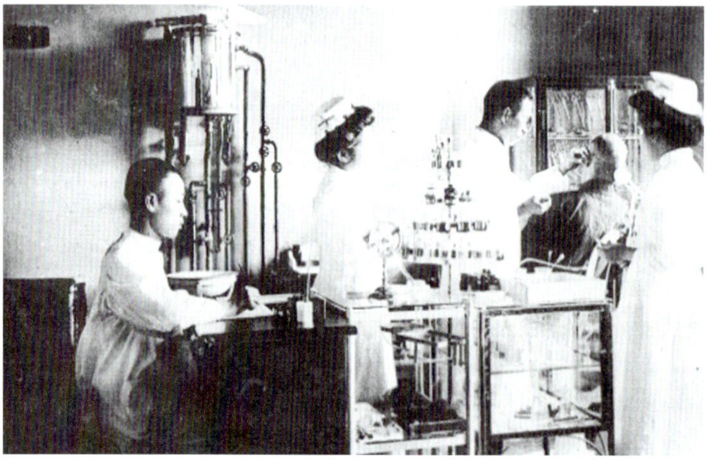

그림 6-19 조선총독부의원 진찰실의 간호사

고종 20년인 1883년 1월 인천이 개항되면서 설치된 영사관 부속병원은 고종 25년 1888년 4월에 일본 거류민단에게 이관되어 인천공립병원(公立病院)이 되었고, 거류민들의 기부금과 일본 황태자의 하사금으로 건물을 신축했으며 1908년 당시 의료진은 의사 7명, 간호부 20명, 조제사 5명이었으며 38명의 환자를 수용할 수 있었다. 또한, 1896년 조선 정부 위생 고문이었던 세와키 도시오가 서울에 연 한성병원을 이듬해 일본 정부가 사들였고 해군 군의가 병원 운영을 맡아 신분을 숨기고 조선의 고관 등 상류층을 진료하는데 주력했다.

이처럼 일본이 조선에 병원을 세운 까닭은 한국 내에서 일본의 정치적 영향력을 확대하고 고급정보를 얻는 동시에 일본에서 이룩한 근대의학의 성과를 한국의 식민지화에 동원하려고 했기 때문이다.

(2) 국립병원의 설립과 간호

① 광혜원(제중원)

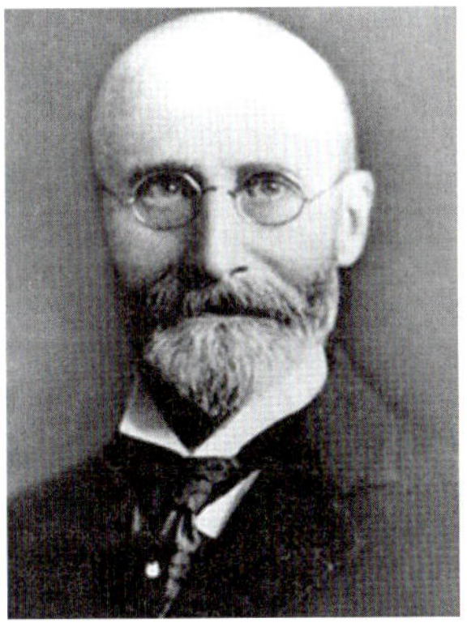

그림 6-20 Horace N. Allen

1884년 12월 4일 갑신정변 당시 자객의 칼에 찔려 부상을 입은 민영익(명성황후의 조카)의 치료를 위해 같이 있었던 독일인 고문 묄렌도르프(목인덕(穆麟德), Paul George von Möllendorf)가 미국 북장로회의 의료선교사 알렌(Horace N. Allen, 1858~1932)에게 급히 도움을 청하여 상처가 회복되었다.

이를 계기로 고종과 왕비의 신임을 얻게 되어 국립병원 설립의 필요성과 매년 병원 운영비에 소요되는 등화 및 난방비, 조수, 간호사 등의 급료와 극빈 환자에게 무료로 제공할 식사비와 의약품 구입비 등을 건의하였다.

고종은 그 필요성을 인식하여 1885년 4월 3일에 광혜원 규칙을 반포하였고 통리교섭통상사무아문(약칭, 외아문, 지금의 외교통상부)에서 백성들에게 근대적 국립병원이 탄생했음을 알리고 이 병원의 최초의 이름은 광혜원(廣惠院, '널리 은혜를 베푸는 곳')이라고 하였으나 4월 26일 조선 정부는 광혜원을 제중원(濟衆院, 곧 '중생을 구제하는 곳')으로 이름을 고쳤다. 제중원은 조선 정부가 설립하고 운영한 최초의 서양식 국립병원이었다.

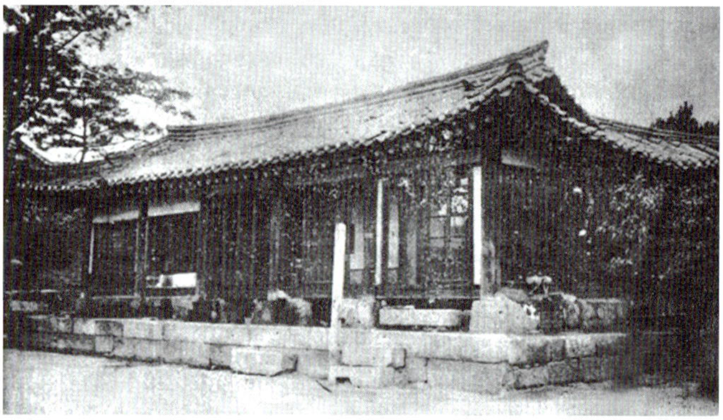

그림 6-21 우리나라 최초의 서양식 국립병원, 제중원

- 제중원에서의 간호활동 : 약제사 겸 간호사로 동원된 인력은 선교사 언더우드(Horace Grant Underwood)였고 그의 간호능력은 높이 평가되어 일단 환자들을 돌보고 나면 언제나 환자들은 언더우드가 그 병상 옆에서 간호해 주기를 바랐다. 언더우드는 제중원이 설립된 4월부터 두 달 가량만 일했다. 조선시대 남녀 간의 자유스러운 접촉을 금하였던 내외법 관습이 제중원에서도 작용하고 있었으므로 이에 대한 해결책으로 의녀제도의 전통을 잇는 것이 적합했다.

정부는 알렌의 요청으로 황해도와 평안도에 공문을 보내 13~16세의 똑똑한 기녀를 2~3명씩을 선발하여 상경하도록 하여 1885년 8월 5일 기녀 5명의 한국 소녀들을 맞이하였고 그는 이 소녀들에게 여자 의학생(female medical students)의 이름을 붙여주고 순결한 생활을 영위하여 간호사가 되도록 계획을 세웠다. 알렌은 이들에게 간호사와 약제사의 임무를 맡겼다.

하지만 도착한 날부터 이들은 알렌 집에서 열린 연회에서 술도 따르고 권주가도 부르는 등의 행동을 하였지만 알렌은 이러한 행동에 대하여 아무런 이의나 제재를 표시하지 않고 며칠 뒤 오히려 병원에서 연 만찬에서 노래를 부르도록 시키기도 하였다.

관기 5명은 여자 의학생이자 간호사이자 약제사였지만 2명은 해직되었고 나머지 3명은 12월 1일자로 청나라 장수 원세개에게 팔렸다. 관기들의 다기능 여성의료인으로의 활동은 4개월을 채우지 못하고 끝이 났다. 그 뒤 간호사로 훈련과 동시에 거의 완벽한 의학교육 과정을 마친 엘리트 여성 선교사가 여성 의료 업무를 하였지만 그녀는 간호사로서 보다는 여성 진료를 담당하는 의사 역할에 치중했다.

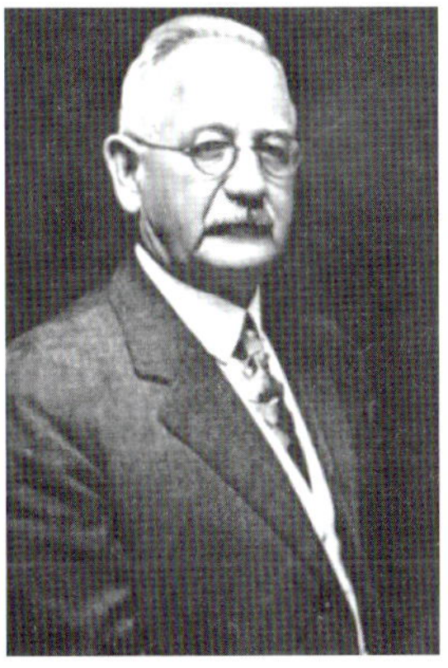

그림 6-22 에비슨(Oliver R. Avison)

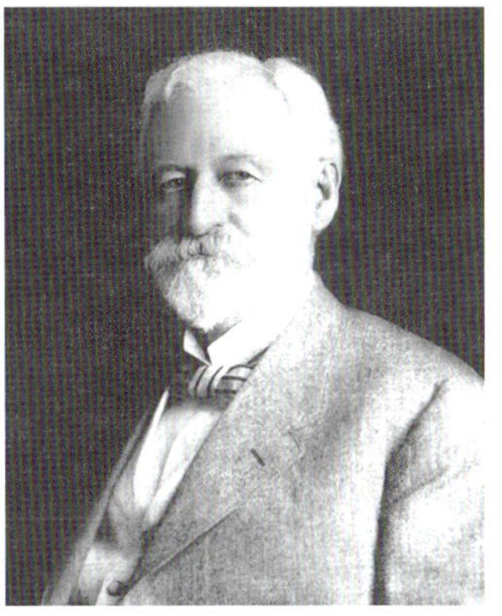

그림 6-23 세브란스(Louis H. Sevrance)

② 내부병원(광제원)의 간호

고종 36년인 1899년 대한제국은 명칭을 '내부병원'으로 한 내부직할병원(內部直轄病院)의 설립관제와 환자의 병원 이용 및 약값 수수, 피병원(전염병 환자를 격리하여 치료하는 병원)의 설치와 운영 등을 상세하게 규정한 '병원세칙'을 반포한다. 내부병원은 1899년 6월 1일 진료를 개시하였고, 병원에 찾아온 환자와 감옥소의 환자를 치료하였으며 한약과 양약을 병용하였다. 왕진과 감옥에 대한 진료를 담당하긴 했지만 내부병원은 외래를 중심으로 운영되었기 때문에 입원실을 따로 두지 않고, 입원 또는 중환자 없이 약만 제공하거나 침을 놓아 치료하였으며 대신 피병원을 세워 운영하였다. 직원은 병원장 1명, 기사 1명, 대방의 2명, 종두의 10명, 외과의 1명, 소아의 1명, 침의 1명 등 의사 15명 이하, 제약사 4명, 서기 1명이었으며, 임명된 의사는 모두 한의로 대부분의 전의를 겸직하였다.

1901년 대한제국 정부는 내부병원에 소속됐던 종두과를 분리하여 한성종두사를 신설하고 동시에 병원 이름을 보시원(普施院)으로 바꾸었다가 곧 광제원이라는 이름을 사용하였다. 의사 7명과 제약사 4명의 의약 인력을 갖춘 광제원의 운영체계는 1902년 9월까지 큰 변화 없이 지속되었다. 1902년 전국적으로 콜레라가 유행하자, 광제원은 전국의 콜레라 방역기관을 대상으로 활동을 벌였는데 처음에는 임시 방역의원을, 나중에는 광제원 사무위원을 여러 명 임명하여 각 지방으로 내려 보냈다. 또한, 한성 5서에 의사를 파견하여 병자를 구료하였고, 수구문밖 등 모두 세 군데에 광제원 피병원을 만들었다. 1902년 콜레라 유행으로 세워진 광제원 피병원과 1903년에 세워진 각처 병소에서의 간호는 '병원세칙'에 따라 환자의 친족 등이 담당하였다.

1905년 8월 새로운 '광제원 처무 세칙'이 반포되고 이에 따라 광제원에 한약소, 양약소, 종두소의 3소를 두고 한성 종두사에서 관장하던 업무와 인원이 광제원으로 흡수되었다. 또한 양약소에 서양 의학을 공부한 의사 4명이 배치되어 광제원은 한의술에만 의존하던 이전과 달리 서양의술을 병행하는 기관으로 변모하였다.

그러나 통감부 설치 일본이 광제원을 장악하기 시작하면서 일본인 의료 인력이 광제원에 속속 들어왔고, 한의술을 병행하던 모습을 버리고 서양의술만 전용하는 기관이 되었다. 1906년에는 한국인 의사들이 축출되고 일본인 의사가 16명에 달하였으며, 점차 근대적 서양의술을 이용한 진료의 모습이 두드러졌다. 이들은 서양의학의 전문과를 표방하여 이비인후과 및 일반외과, 안과, 부인과 등을 담당하였고, 실명 위기의 소녀가 제중원에서 수술 및 입원치료를 받아 회복한 예에서 나타나듯이 1906년경에는 입원과 수술도 이루어졌다.

광제원이 서양근대의술을 펼치는 장소로 변모하면서 일본인 간호부 3명이 이곳에서 일하게 되었고, 1906년 최초로 전문 간호 인력이 간호를 담당하는 정부병원이 되었다. 그렇지만 의사가 16명이었던 데 비해 간호부는 3명에 불과하여 이들이 광제원의 전체 간호업무를 담당하지는 못했을 것으로 보이며, 3명의 일본인 간호부는 전문지식과 기술이 필요한 간호업무는 직접 담당하고 그렇지 않은 부분에서는 일반 조선인이나 일본인을 지도, 감독하였을 것으로 생각된다. 광제원은 1907년 3월 15일 대한의원이 설립되면서 통합되었다.

(3) 대한적십자사 병원의 간호

대한제국은 1902년 스위스 제네바의 적십자 관련회의에 주 프랑스 및 벨기에 특명 전권대사인 민영찬을 파견하고, 이듬해 1864년 제네바 협약에 서명하여 가맹국이 됨으로써 적십자 활동에 관여하게 되었다.

1905년 10월 27일 고종 칙령으로 반포한 '대한적십자사 규칙'에 따르면 대한적십자사의 설립자는 '황제폐하'였으며 빈곤한 상병자, 천재사변에 의한 상병자를 구호함이 설립목적이었다. 대한적십자사의 총재는 황족 중에서 임명하도록 하였고 부총재 1인, 사무관 1인이 총재를 보좌하도록 하였다. 대한적십자사 규칙에서 주목할 점은 이 기관이 황실 직속이라는 점과 황실에서 직접 구료표(진료권)를 내려 환자를 진료한다는 점이다. 또한 인력 구성면에서 정부병원 최초로 간호부가 정규 직원으로 규정된 점과 일반 간호부를 간호부장이 통솔하도록 하여 간호의 조직을 갖추었다는 점이 두드러진다.

'대한적십자사 규칙'은 두 달도 안 되어 '대한적십자사관계급 규칙'으로 개정되었고, 개정 내용은 통감의 권고에 따라 내부 소관의 광제원과 학부 소관의 의학교를 적십자사로 합병한 것과 관련이 있다. 개정 목적은 전시 및 평시에 부상자와 병자를 구호하고 치료하기에 전력하여 그 고통과 병환을 경감케 하는 것으로 재규정되었다. 사무직원도 바뀌어 총재 1인, 사장 1인, 부사장 2인, 교육장 1인, 사무장 1인, 교관 3인, 사무관 3인, 교원 3인, 사무인 3인, 간호졸감원 1인, 간호부감원 1인으로 구성되었고, 이로써 새로운 적십자사는 적어도 규정상으로는 단순 병원이 아니라 교육, 사무, 간호 세 부분으로 이루어져 적십자 사업을 추진할 수 있도록 탈바꿈하였다. 이후 실제로 운영된 사업은 거의 구료 환자 진료에만 국한되었다.

대한적십자사에서는 간호부 조직을 시급하게 여겨 인력을 해외에 파견해 교육시키고자 하였으나 실제로 인원을 선발하여 해외에 파견했는지는 확인되지 않는다. 1906년 1월 초 적십자사 직원 발령 때에 간호졸감원으로 김용호, 간호부감원으로 박의호가 임명되었고 이들은 간호교육이나 훈련을 받은 경력이 없었고 모두 남성이었다. 이는 대한적십자사에서 간호를 중시한 것과 전문 간호 인력 고용을 별개의 문제라 인식하고 간호부라는 명칭과 간호 인력의 성별을 별개로 여겼다고 볼 수 있으며, 당시에 간호교육을 받은 한국인이 없었기 때문에 차선책으로 이들을 임명했다고도 볼 수 있다.

적십자사병원은 1906년 2월 병원 사무와 관련한 기자재와 약품을 일본에 주문하여 곧 진료에 들어갔지만 1907년 3월 15일 대한의원에 합병되었다. 별도로 1909년 대한적십자사 역시 일본적십자사에 합병되었다.

(4) 대한의원의 간호

1906년 이토 통감은 대한제국의 의료기관인 광제원, 의학교 부속병원, 적십자 병원과 종두사업을 통합하여 하나의 기관에서 담당하도록 하였다. 이에 따라 10월 25일에 '대한의원관제'가 의정부에 올라가고, 여기서는 대한의원을 의정부에 직접 속하는 기관으로 규정하였으며 위생부, 치료부, 교육부 등 3부서로 나누었다.

'대한의원 관제'는 1907년 3월 13일 칙령 제9호에 반포되었으며, 1906년 의정부에 올라갔던 것과는 달리 총재제도를 삭제하여 황실 예우를 포기하였고, 외국인을 병원직원으로 쓸 수 있다는 조항을 신설해 일본인의 대한의원 장악을 가능하게 하였다. '대한의원 관제'에 의하면 정규 직원인 의료인으로 의관, 약제사가 포함되었지만 간호 인력은 포함되지 않고 교육부 의료인력 양성에도 간호부의 양성은 포함되어 있지 않았다. 대한의원은 관제상 직원 중에 간호

인력이 규정되어 있지 않았지만 설립할 당시부터 산파와 간호부를 두고 있었다. 1907년에는 3명의 산파와 10명의 간호부가 1908년에는 7명의 산파와 38명의 간호부가 있었으며 1909년에는 10명의 산파와 50명의 간호부가 있었다.

1907년 일본인 관리 임명을 허용한 정미 7조약과 관련된 관제 개편에 입각하여 새로 마련된 '대한의원관제'가 12월 27일 자로 반포되어 이듬해 1월 1일부터 시행되었고, 대한의원은 강력하고 포괄적인 보건의료기관에서 치료, 교육, 연구기관으로 축소되었다. 결과적으로 한국인은 의료직에서 이전보다 더욱 밀려났다.

1910년에 발간된 조선(朝鮮)이라는 잡지에 실린 '대한의원의 간호부'라는 글을 보면 당시 대한의원의 간호가 어떠하였는지 상세히 알 수 있다. 간호부는 직급별로 부장 1명, 부장대리 1명, 8개의 병동 각각에 주임 간호부 1명, 보통 간호부, 그 외에 일본인과 한국인 간호부 실습이 있었다. 일본인 간호부 중에는 동경 일본적십자사에서 3년 과정을 마친 사람도 있었지만 소수에 불과했고 대개 각지의 양성소에서 수개월간의 수업을 받고 난 후 시험을 치러 합격한 경우였다. 간호부의 월급은 부장은 35~45원, 부장대리는 30~35원, 주임간호부는 25~30원, 보통의 간호부는 16~23원이었고 한국인 실습 간호부는 8~10원이었다. 간호부 기숙사는 3동이 있었는데 4명씩 사용하는 온돌방이 6개 있는 제1호, 2인씩 사용하는 일본식 다다미방이 6개있는 제2호, 2인씩 사용하는 온돌방이 이루어진 제3동이었다. 근무는 외래의 경우 내과, 외과, 안과, 이비인후과, 소아과, 부인과, 수술소, 붕대교환소, 접수, 번호표 교부로 나뉘어져 있는데 1과에 2명, 1소에 3명, 접수에 2명 등 모두 21명이 배치되었다. 병동 근무의 경우 근무시간은 1일 8시간이 평균이었고 그 중 밤 근무가 새벽 1시부터 정오까지 11시간이나 되고 가장 책임이 무거운 것으로 꼽혔다. 간호부는 대한의원 안에서 활동하면서 중요인물의 건강에 문제가 있을 때는 의사와 함께 왕진을 나가기도 하였다.

(5) 서양인 선교 간호사의 활동

1880년데 중반에 시작된 선교의료는 1890년대에 포교 지역이 확대되고 선교의사의 수도 증가하여 1910년까지 우리나라 곳곳에 선교병원이 설립되었다. 이 당시 선교의료의 특징은 병원중심 의료로 공중보건, 예방보건은 경시되었다. 또한 외래 중심의 의료시설로 1~2명의 선교의가 환자진료를 맡았다. 서양인 선교 간호사들도 속속 조선에 와서 활동을 시작하였는데 대표적인 인물은 다음과 같다.

① 에밀리 히트코트(Emily Heathcote)

1891년 영국 성공회 선교부의 간호 사업으로 한국에 도착한 최초의 서양간호사로 서울정동에 부녀자를 위한 진료소를 개설하였다. 이 병원은 후에 성 베드로 병원이 되었다.

② 엘리자베스 웹스터(Elizabeth Webster)

1892년 내한하여 서울의 영국교회 선교부 산하 성 마태 병원에서 나병으로 죽기 전까지 5년간 봉사한 간호사이다.

③ 애나 제콥슨(Anna P. Jacobson)

1895년 내한한 미국인 간호사로 장로교 해외 선교부에서 파송된 첫 노르웨이 출신의 간호사이다. 제콥슨은 제중원이 세브란스로 이관된 후 의사 에비슨이 미국 선교협회에 유능한 간호사를 파견해 달라고 요청한 뒤 도착한 간호사이다. 그녀는 제중원에서 근무하다가 1897년 1월 20일 사망하였다.

④ 이스터 쉴즈(Esther L. Shields)

쉴즈는 제콥슨의 후임으로 1897년 내한하였고 미국 필라델피아 간호학교 출신으로 나이팅게일 간호교육을 철저히 받은 인물이다. 그녀는 36년 동안 질병으로 고통스러워하던 수 천 명의 사람들을 간호했으며 세브란스 간호사 양성소를 설립하고 최초의 간호사 협회를 조직한 한국의 나이팅게일이다.

⑤ 마가렛 에드먼드(Margaret's Edmunds)

1903년 내한하여 최초의 간호교육기관인 보구여관을 설립한 간호사이다.

⑥ 에드나 로렌스(Edna Laurence)

1920년 내한하여 쉴즈에 이어 세브란스 간호사 양성소 소장을 역임하였다.

당시 선교계 병원의 간호사들은 근무시간이 12시간이었으며 낮번 간호사는 아침 7시에 근무를 시작하여 환자에게 아침식사 제공하고 8시 기도회에서는 환자들과 성경공부를 하였다. 10시부터는 드레싱, 찜질, 투약, 특별 식이 제공, 침상정리 등 간호활동을 한 뒤 1시간의 휴식을 하고 오후 5시부터는 저녁식사 제공, 드레싱과 마사지 등의 간호활동을 수행했다. 또한 환자 상태를 보고하기 위해 활동 내용을 기록하였다. 그 당시 간호사들의 교육법은 '복종, 인내심, 친절은 꼭 지켜야 하며 지시는 하늘의 첫째가는 법'으로 배웠다.

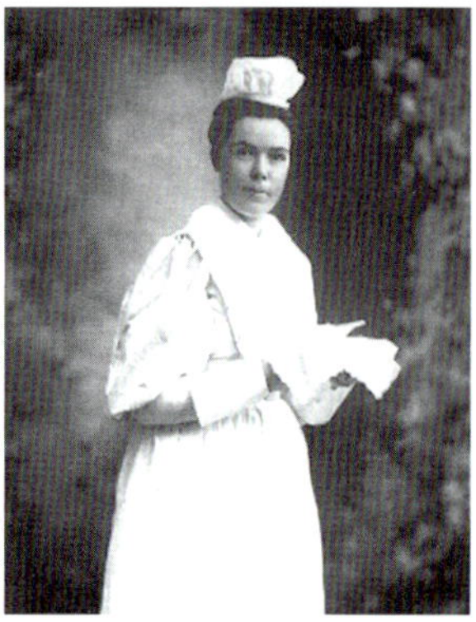
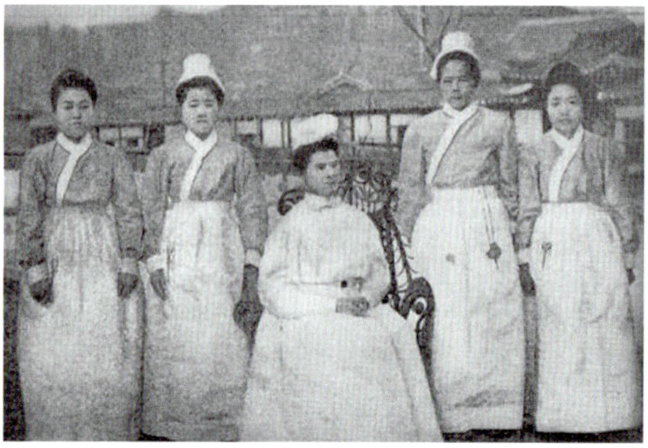

그림 6-24 에드먼드(왼쪽)와 보구여관에서 간호교육을 받은 이 그레이스(오른쪽 사진 맨 왼쪽)와 김 마르다(왼쪽에서 둘째)

선교계 병원과 의원의 경우 서양인 선교 간호사의 수가 적었기 때문에 의사만 있고 간호사가 적은 경우가 많았다. 서양인 간호사가 있었다고 해도 그들이 환자 간호를 모두 담당하기에는 역부족이었기 때문에 기독교로 개종한 한국인이 서양인 선교사로부터 지도와 감독을 받아 간호에 종사하는 경우가 많았다.

쉬어가기 김 마르다와 이 그레이스 이야기

한국인 최초 간호사는 1908년 보구녀관 간호원 양성소를 1회로 졸업한 김마르다와 이그레이스다. 1908년 11월 5일 열린 보구녀관 간호원 양성소 1회 졸업식에 대해, 1933년 출간된 「조선간호사」에는 다음과 같이 실려 있다.

졸업생 2명의 수는 적지만 장래 그들의 다수 자매들이 그들의 뒤를 쫓아 봉사의 새 영역에 투신할 것에 대한 예고로 보아 의미심장하다. 조선간호부 선발대가 수천 년 전통적 구습의 강한 성벽을 용감히 쳐 부시고 사회로 뛰쳐나와 봉사의 입장 뿐 아니라 근대여성운동의 견지로도 매우 중요한 새 직업에 헌신한 그 점에 대하여 우리는 그들에게 흠앙의 뜻을 표하지 않을 수 없다.

김마르다의 본명, 나이, 신분에 관하여 정확히 알려진 것이 없다. 출생연도는 1870년대 초, 신분은 양반도 노비도 아니었던 것으로 보인다. 1893년, 남편에게 심하게 폭행당해 코 일부와 오른손 손가락을 잘린 '김씨 부인'을 사람들이 보구녀관에 데려왔다. 김씨 부인은 치료를 받은 후에 남매인 자녀를 찾고자 했지만 찾지 못했다고 한다. 가족을 잃은 김씨 부인은 세례를 받아 마르다라는 이름을 얻었고 감리교 선교회와 정동의 보구녀관, 그리고 동대문의 볼드윈진료(Baldwin Dispensary)소에서 일을 하면서 몸과 마음을 회복했다.

이그레이스는 1883년 출생으로 본명은 이복업이다. 김마르다와 마찬가지로 보구녀관에 환자로 왔다. 원래 어느 집안의 사비(私婢)였는데 다리가 불구인데다가 병에 걸려 사경을 헤맬 정도가 되자 주인이 집 밖으로 내보냈고, 버려진 이복업을 사람들이 보구녀관에 데려온 것이 인연이 되었다.

김마르다는 치료를 받으며 낮에는 가사를 돕는 명분으로 보구녀관에서 몇 년간 요리와 빨래, 청소 등 병원의 여러 가지 일을 하고 밤에는 입원 환자를 보살피는 '의료 보조인', 일종의 간병인 역할을 했다. 한글과 성경을 배우며 신앙심과 성실성을 인정받은 김마르다는 빨래와 같은 단순 노동은 중단하고 기도를 이끌고 전도를 하게 됐다. 김마르다는 또한 감리회에서 동대문에 여학교를 설립하도록 적극적으로 노력하고, 직접 학생들을 가르치기도 하였다.

이그레이스는 당시 여의사였던 로제타홀과 커틀러로부터 여러 차례 수술을 받은 뒤 걸을 수 있게 된 후 "보구녀관에서 숙식하며 일할 테니 학교에 보내 달라"고 부탁했다. 이그레이스는 김마르다와 마찬가지로 처음에는 잡일을 하다가 곧 서양인 선교의사를 돕고 환자를 간호하는 일로 옮겨갔다.

김마르다가 열성적인 기독교 전도로 높은 평가를 받았다면, 이그레이스는 학업과 병원 운영 관련 업무에서 뛰어나 서양인 선교사의 통역으로 큰 도움이 됐다. 이그레이스는 손재주가 뛰어난데다가 재봉틀 사용법까지 익혀 병원 물품을 만들었다. 특히 이그레이스는 삼베용 바늘이나 붕대를 꼼꼼하게 잘 다뤄, 사람들이 감탄할 정도였다고 전해진다.

보구녀관에 한국 최초의 간호원 양성학교가 생성된 1903년 김마르다와 이그레이스는 이 학교의 첫 입학생이 돼 간호사로서 첫 발걸음을 내딛게 되었다. 두 사람은 남다른 책임감과 열정으로 낮에는 학업을, 밤에는 보구녀관에서 환자를 보살피며 간호정신을 배워 나갔다.

1903년 함께 간호교육을 받기 시작했던 다른 동료들은 모두 중단하였으나 김마르다와 이그레이스는 각고의 노력 끝에 3년 교육과정을 성공적으로 이수하고 간호사의 상징인 모자를 쓸 수 있었다. 다시 3년이 지나 1908년 11월 5일 한국 최초의 정규 간호학교인 보구녀관 간호원 양성소에서 6년간의 간호교육과정을 마치고 정식으로 졸업한 김마르다와 이그레이스는 한국의 첫 졸업간호사(graduate nurse)가 됐다. 이는 여성이 근대적 교육을 받을 기회가 극히 드물었던 조선에서는 그 자체로 예외적이었으며 한국최초의 간호사가 탄생하는 역사적인 순간이었다.

정식 간호사가 된 두 사람은 보구녀관에서 본격적인 환자 간호 활동을 펼쳐 나간다. 진료와 함께 특히 간호교육에 관심이 많았던 김마르다는 1909년부터 후학양성에 열정을 쏟았으며, 이그레이스는 1910년부터 수간호사가 되어 환자를 돌봤는데 특히 여성과 어린이 치료에 평생을 바쳤다.

질투심이 많고 의처증이 심한 남편의 폭행에 의해 손가락과 콧등을 잃은 김마르다, 천민의 여종 출신으로 태어나 어릴 때 괴사병에 걸려 다리를 절뚝거리는 장애인이 된 이그레이스. 두 사람은 근대 가부장제의 굴레를 벗어던지고 당당하게 자신의 직업과 인생을 선택해 한국 간호역사의 문을 연 주인공이 되었다. 보구녀관에 깃든 김마르다와 이그레이스의 헌신적 돌봄의 간호정신은 현재까지 계승되고 있다.

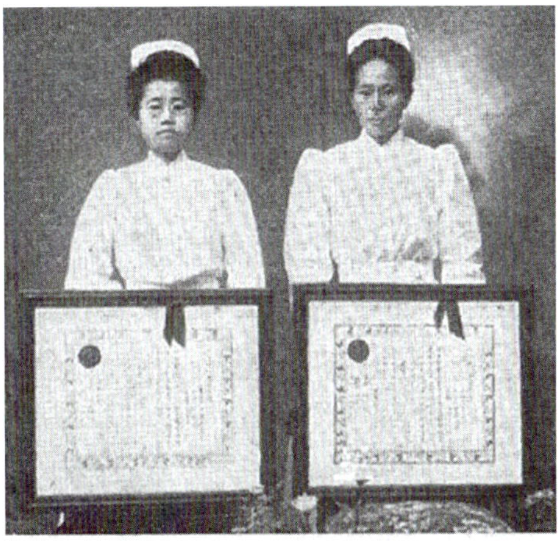

THE FIRST GRADUATE KOREAN NURSES AND THEIR DIPLOMAS [W. F. M. S.]

한국인 첫 간호사 김마르다, 이그레이스 졸업 사진

3) 간호교육

(1) 정동 보구여관의 간호교육

조선에서 서양의 근대의학과 간호 지식에 근거한 최초의 간호교육이 처음 이루진 곳으로 1887년에 설립되어 여의사가 여성만을 진료한 최초의 여성병원이기도 하였다. 간호교육은 1903년 에드먼드(Magaret J. Edmunds)에 의해 6년 과정의 '간호원 양성학교'를 설립하였다. 이때 처음으로 '간호원(看護員)'이라는 명칭이 사용되었고, 최초로 한복과 양장을 복합하여 개조한 간호복을 착용하였다. 또한 우리나라 최초로 가관식을 행하여 관이 남성의 상징으로 신성시되던 조선에서 학생이 관을 씀으로 사회적으로 그 지위와 역할을 인정받는다는 상징이 되기도 하였다. 교육은 이상은 높았지만 교사와 교과서의 부족, 원활하지 않는 의사소통의 부족으로 임상지도 위주의 교육과 의학 교과목과 미국의 간호학서적을 번역하여 사용하였다. 첫 입학생은 6명이었으나 1908년 김마르다와 이그레이스 2명이 졸업하였다.

(2) 세브란스병원의 간호교육

세브란스병원의 간호교육은 쉴즈(Esther L. Shields)에 의해 1906년에 시작되었다. 입학자격은 한글 및 기초 산수를 해득한 자로 학교의 규칙을 지키기로 서약한 자로 하였으나 그 당시 기초교육을 제도적으로 받은 여성이 드물어 학력이 요구되지는 않았다. 교육과정은 주로 기본간호학과 기초의학으로 구성되었으며 1910년 정식으로 졸업생을 배출하였다.

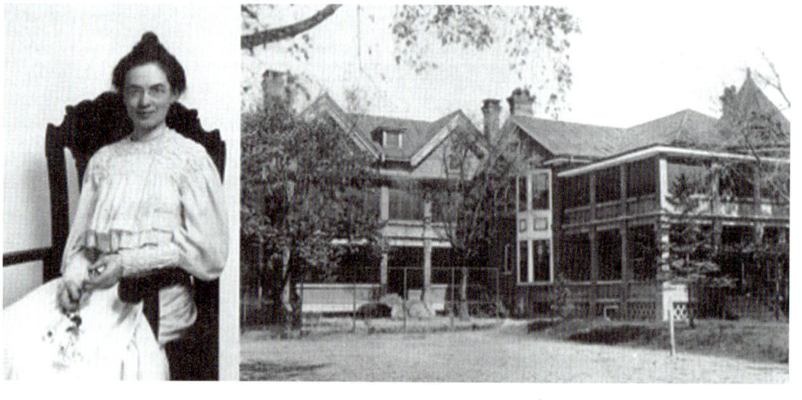

그림 6-25 쉴즈와 세브란스 간호부양성소 건물

(3) 대한의원의 간호교육

1907년 칙령 제9호로 반포된 '대한의원관제'에 의해 1908년에 우리나라 정부에서 공식적으로 간호교육을 실시하였다. 그러나 교육기능이 빈약하여 교육기능을 강화시키기 위해 1909년 부속의학교를 두도록 법규를 수정하고 1910년 내부령 제5호 '대한의원 부속의학교 규칙'을 만들어 교육에 관한 제반사항을 명확하고 자세히 규정하였다. 대한의원 부속의학교 수업연한은 간호과, 산파과 모두 2년이었다. 수업은 매학년 2개 학기로 나누어 기초의학은 물론 수학, 일어, 임상실습 관련 교과목으로 나누어 이루어졌다. 하지만 당시 을사보호조약 이후 약화된 대한제국은 독립적 기능이 쇠퇴하고 일본의 간섭이 시작되어 1910년 8월 29일 한일합방 이후 학교 명칭이나 운영도 일본에 의해 수난을 겪게 된다.

(4) 사립 조산부 양성소 교육

대한제국의 위생계몽운동은 여성의 보건지식과 어린이 양육지식의 보급이 중요한 문제로 대두되어 이 분야를 전담하는 의료인력인 조산사에 대한 관심으로 이어지고 이는 조산사를 양성하는 사립 교육기관을 설립하게 되는 계기가 되었다. 1910년 지석영 등이 발기회를 열어 사립조산부양성소가 설립되어 17세 이상의 학생 17명을 선발하여 교육을 실시하였다. 이곳에서는 학생 교육뿐만 아니라 일반 대중에게 보건교육을 실시하여 계몽운동에 참여하였다. 이후 재정적인 어려움이 있었으나 1918년까지 한국인 여성 수십 명의 조산사를 배출하였다.

4 일제강점기 간호

1) 간호면허제도

우리나라 역사상 최초로 간호에 관한 법률이 1914년 10월 13일 공포되고 11월 1일부터 시행된 간호부 규칙에는 간호부에 대한 규정을 세워 자격을 한정하였다. 간호부 규칙에는 면허를 받을 수 있는 자격이 18세 이상의 여자로 제한하였으며 일본이나 조선에서 간호사 면허시험에 합격하거나 정부가 인정하는 관공립 간호학교를 졸업한 자에게 별도의 시험을 보지 않고 간호사 면허를 받을 수 있었다. 면허시험의 과목은 간호법, 해부생리 대의, 소독법의 이론 3과목과 실기로 구분되고 이론 시험에 합격해야 실기시험에 응시할 수 있었다.

1913년에는 전국의 일본인과 한국인 간호사 수가 445명이었으나 간호부 규칙이 시행된 1914년에는 186명, 1915년 215명으로 집계되어 기존에 간호사로 활동했다 하더라도 간호부 규칙에서 정한 자격요건을 충족하지 못하는 경우 간호사 면허를 부여받지 못했음을 알 수 있다.

1922년에는 '간호부규칙'이 전문 개정되었는데 가장 큰 변화는 간호사 면허자격을 강화하고 간호업무에 관한 규정을 추가한 것이다. 내용을 보면 입학자격이 소학교 졸업 후 2년 이상의 중등 교육 이수로 상향 조정되고, 독학이나 취업경험만으로 자격을 받을 수 없도록 하였으며, 응급상황에서는 의사의 지시 없이 간호사가 처방하도록 하여 자율적 결정권을 부여하였다. 면허시험과목도 세분화되었고 실기시험은 삭제되었다.

1931년 간호부규칙과 산파규칙이 '조선간호부규칙', '조선산파규칙'으로 변경하여 조선인과 일본인 간호사와 조산사를 대상으로 한 규칙이 대만 및 중국 본토의 일본식민지에서 자격을 인정받은 경우도 포괄하도록 바뀌었다.

1942년에는 제2차 세계대전이 심화되어 간호사 자격 연령 제한을 17세로, 1944년에는 16세로 낮추었다.

산파 면허제도도 간호사 면허제도와 같은 해인 1914년 7월 4일에 반포, 시행된 산파 규칙에 의해 시작되었다. 산파 면허시험에 응시하기 위해서는 졸업증서, 수업증서, 수업이력서 등의 산파교육을 정식으로 받았다는 증명서를 제출해야 했고 면허시험은 이론과 실기로 구분되며 이론시험에 합격해야 실기시험에 응시할 수 있었다.

2) 간호교육

전국적으로 관공립과 시립 간호학교가 많이 생겨 간호인력을 배출하게 되었다. 조선총독부는 일제 강점 전에 서울에 있던 대한의원을 조선총독부의원, 각 도에는 자혜의원을 중심으로 간호사와 조산사를 배출하였다.

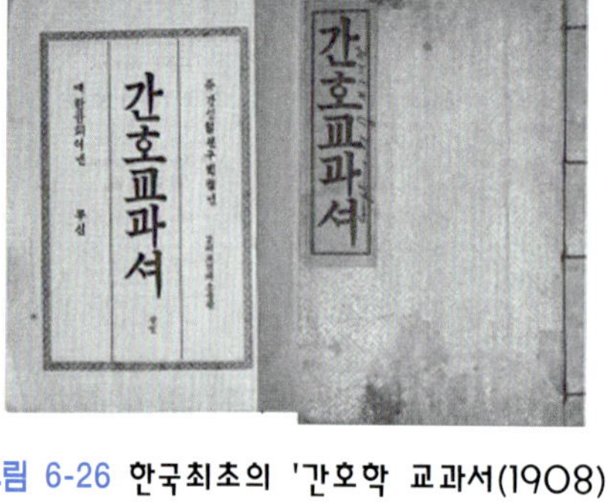

그림 6-26 한국최초의 '간호학 교과서(1908)'

입학조건은 17세 이상 25세 이하의 여자가 우선이었고 보통학교 4학년을 수료한 자는 조산부과에 3학년을 수료했으면 간호부과에 무시험으로 입학이 가능했다. 수업연한은 조산부과 2년, 간호부과 1년 반이었다.

1920년대 들어 간호사에 대한 수요가 늘어나 간호사 공급을 늘리기 위해 입학연령을 낮추어 조산부는 만 15세 이상, 간호부는 만 14세 이상으로 하였다. 입학연령은 일본의 제국주의 전쟁이 심화됨에 따라 입학연령이나 교육과정 및 연한이 변화를 많이 가져왔다.

또한, 선교계 간호학교는 일본의 사립학교 인가를 받아서 운영했으나 인가를 못 받은 학교가 더 많았다. 1930년대 말에는 서양인 선교사를 모두 귀국시키는 정책으로 선교계 간호학교는 크게 위축되었다.

3) 다양한 병원간호와 보건간호

병원은 일제강점기에 조선총독부가 직접 운영한 관립병원, 지방의 공립병원 그리고 사립병원으로 구분이 되어 전국적으로 병원의 수가 늘어났으며 이곳은 간호사의 중요한 실무의 장이 되었다. 이 당시 간호사들은 열악한 근무조건과 민족차별 등을 극복하기 위해 집단행동을 자주 일으켰고 1930년대 일제의 제국전쟁이 확대되면서 더욱 사회 모든 분야에 탄압이 극심하여 간호사들의 집단적 목소리는 잦아질 수밖에 없었다.

일제강점기에는 간호사가 환자와 직접 계약하여 환자 가정이나 병·의원에서 환자 간호를 전담하는 독간호(private nursing)가 활발하였다. 간호부와 환자 사이의 직접적 간호 계약은 법적으로도 인정을 받았다.

독간호사의 모임인 경성 간호부회에서는 환자와 간호사 사이를 중개했는데 1921년 당국에 간호요금 개정 허가를 신청하여 8월 15일부터 시행되었다. 또한 독간호사와 환자를 연결해 주는 간호사 중개소는 점차 늘어 1922년 서울 시내에 7개소, 용산에 2개소가 있었고 이곳에 등록된 간호사는 250명이었다. 특히 감염병의 경우 감염병원의 시설이 그다지 좋지 못하고 요금도 비싸서 환자와 가족이 입원을 꺼리고 중개소를 통해 독간호사를 연결 받는 경우가 많았다.

이 시기에 가장 두드러진 간호활동은 선교계를 중심으로 한 보건간호였다. 서울에서는 태화여자관을 중심으로 선교간호사 로센버거(E.T. Rosenberger)와 동대문부인병원 간호학교 졸업생인 한신광이 1924년 1월 보건사업을 시작하였다. 주로 가정을 방문하여 육아법을 교육하고 아이 목욕시키기 시범 등을 하여 모자보건사업 중심의 활동을 하였다. 또한 학교를 방문하여 보건교육, 건강 진단, 건강상담 등을 하였다. 학교간호의 경우 1924년 평양의 일본인 소학교에 전임간호사가 배치되기 시작되어 전국적으로 확대되었다.

4) 간호전문직 단체 활동

조선 최초의 간호사의 첫 모임은 1908년에 조직된 '재선졸업간호부회(Graduate Nurses' Association in Korea)'이었다. 한국인만이 간호사 모임은 1910년 6월 세브란스병원 간호부양성소의 김배세가 졸업하면서 김마르다, 김앨런, 김배세 등 3명의 졸업간호원과 보구여관 학생간호원 11명, 세브란스병원 학생간호원 9명으로 구성된 '세브란스병원 간호원회'이었다. 이는 한국인 최초의 간호사회이며 대한간호협회의 시작이 되었다.

1923년 4월 한국인 졸업간호사 17명과 서양인 졸업간호사 30명이 공동으로 '조선간호부회(Korean Nurses' Association)'를 조직하였다. 조선간호부회에는 선교계 간호학교를 졸업한 간호사라면 누구나 회원이 될 수 있었다. 조선간호부회는 선교간호사들의 의지와 도움으로 조직되기는 하였으나 본격적으로 조선인 간호사를 위한 간호단체로서 조선의 간호가 전문직으로 발전할 수 있는 발판을 마련하였다고 볼 수 있다.

1926년에는 하나의 국가에서 하나의 간호단체만 가입할 수 있다는 ICN(International Council of Nurses, ICN, 국제간호협의회) 가입조건을 충족하기 위하여 그때까지 공존하던 '재선서양인 간호부회'를 조선간호부회로 통합하면서 현재의 '대한간호협회'로 발전하게 된다.

조선간호부회는 1929년 '조선간호부회 회칙 및 세칙'을 제정하여 전문 단체로서의 면모를 갖추었다. 한편 1929년 조선간호부회는 ICN 가입을 신청하고, 회장인 셰핑(Shepping), 이효경, 이금전이 캐나다 몬트리올에서 개최된 ICN 총회에 참석하였으나 1928년 12월 조직된 일본간호부협회도 가입을 신청하여 조선간호부회의 가입은 좌절되었다. 조선간호부회는 1946년 조선간호협회로 명칭을 변경하였으며 1948년 8월에 대한민국 정부 수립에 따라 조선간호협회가 '대한간호협회'로 명칭을 변경하였다.

5 해방과 정부 수립기 간호

1) 간호행정조직의 변화

해방과 함께 우리나라는 남한에는 미군정이 북한에는 소련군에 의한 군정이 실시되어 남북 민족분단의 비극이 초래되었다. 1945년 해방 후 미군정은 보건후생부 밑에 간호사업국, 의무국, 예방 의약국, 약무국, 후생국, 위생국 등을 신설시켰다. 또한 간호사업국이 설치되었는데 이것은 간호사업을 위한 최초의 정부행정부서였다.

1948년 이 사업국은 대한민국 정부가 공식적으로 출발하면서 보건후생부 의정국 내에 있던 간호사업국이 간호 사업과로 격하되었고 인원도 대폭 줄어들었다. 또한 남북한의 대치상황에서 국방예산의 증액 등으로 예산절감을 이유로 보건후생부가 사회부로 들어가 보건국으로 개편되어 간호행정조직은 '계' 단위로 축소되었다. 이것은 미군정 때에 기초를 닦아 놓은 간호업무를 후퇴시켜 여러 가지 쌓여있던 간호 사업을 더 이상 발전시키기 어려워졌다. 이 일로 인해 대한간호협회, 산파회 등 당시 간호 관련 단체들은 축소된 보건후생부를 복귀하기 위해 단합하였고 그 결과 1949년 사회부 소속으로 있던 보건국은 보건부로 독립되어 의정국, 약정국, 방역국으로 체제가 바뀌었다.

간호사업국의 주요 활동을 요약하면 다음과 같다.

- 보건간호사 강습 실시 및 지방행정 간호직 설치 운영
- 간호사업자문위원회를 통한 각종 간호 사업 심의, 의결 기구 운영
- 간호교육제도 개선을 통한 입학 자격 및 교육 연한 통일

2) 검정고시제도의 변화

조산사의 자격시험을 학교에서 정규양성을 받지 않고 검정고시에 의해 면허를 주는 제도로 되어 있었기 때문에 간호업무의 중요성에 비추어 타당하지 않은 제도로 여기고 1949년에는 검정고시가 폐지되었다. 이 검정고시제도가 6.25 이후 일시 복구되었으나 1962년 의료법 개정으로 완전히 폐지되었다.

3) 간호교육제도 변화

1946년 보건후생부는 기존의 '간호부 양성소' 제도를 폐지하였고, 군정기의 학제에 의해 '고등간호학교'로 개편하였다. 고등간호학교의 입학 자격은 최소한 중학 4년을 졸업한 자이어야 하고, 교육연한은 3년으로 통일하였다.

전국의 간호교육기관 17개교 중 6개교는 문교부 소속으로 이관되었고 나머지는 보건후생부 소속으로 남아 간호교육의 감독기관의 이원화로 간호교육 발전에 저해 요인이 되었지만 1957년에 전국 간호교육기관이 문교부 소속으로 모두 이전되었다. 1948년에는 세브란스 병원에서 간호사 출신인 이영복이 교장으로 최초로 임명되었고 대구 동산병원, 전주 예수병원, 안식교 병원 등에서도 간호사 교장제가 실시되었다.

4) 대한간호협회와 ICN의 가입

1946년 11월 명동성당 강당에서 한국인 간호사만으로 모인 조선간호협회 제1회 정기총회가 개최되었다. 이날 초대 회장으로 홍옥순이 선출되었고 이 협회는 한국인 간호사만으로 구성된 최초의 단체였다.

그 후 1948년 조선간호협회는 '대한간호협회'로 명칭을 변경하고 한국의 유일한 전문직 간호사 단체로 1949년 스웨덴의 스톡홀름에서 열렸던 제9차 국제간호협의회(ICN) 총회에서 정회원으로 등록되었다.

대한간호협회의 ICN 가입은 간호분야에서는 해방 이후 계속된 국내의 간호사업이 국제적으로 공인받은 계기가 되었고, 보건의료 분야에서는 한국보건의료의 국제성이 부각되었다는 점에서 큰 의미를 갖는다.

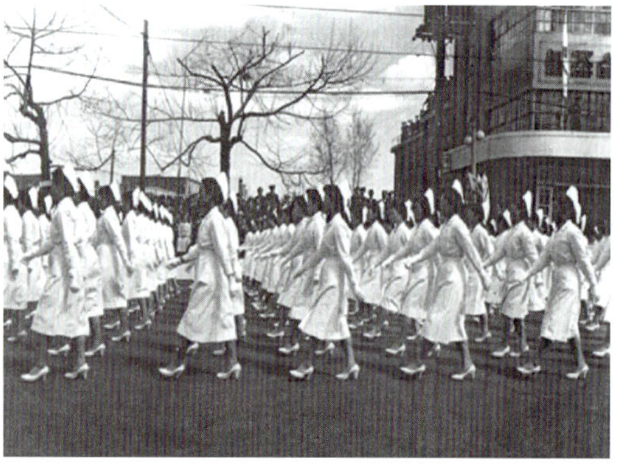

그림 6-27 국군의 날을 맞아 시가행진하는 간호장교(1959)

5) 국군 간호장교단의 창설과 활동

1948년 5월 1일 최초로 제1육군 병원이 설립되었으나 해방 후 군의관과 위생병으로 병원을 운영하기에는 많은 한계가 있어 전문간호인력의 필요성이 제기되었고 당시 여성이 군인이 된다는 것이 비호의적이던 사회인식에도 불구하고 150명의 지원자 중 31명이 간호장교 후보생으로 최종 선발되었다.

군병원의 증설과 함께 간호업무와 간호인력이 증가함에 따라 1949년 5월 1일 육군본부 의무감실 아래에 의무과, 행정과, 약사과를 두었고 의무과에서는 간호계를 두어 간호업무를 전담하도록 하였다. 간호병과도 1948년 창설 이후 빠른 시일 내에 군 간호사업을 정착시키기 위해 인력보충 및 시설과 장비, 기구 및 위생재료 등을 확보하고 양질의 간호제공을 위한 노력을 기울였다.

6 한국전쟁과 성장기 간호

한국전쟁은 1950년 6월 25일 새벽, 북한 공산군이 남북군사분계선이던 38선 전역에 걸쳐 불법 남침이 발발하였고 1953년 7월 27일 휴전 조인식까지 많은 피해를 야기했다.

간호계에서는 지도층이었던 세브란스의 김세재, 서울대학교의 장기광 등 약 300명의 인적 피해가 있었다.

1) 한국전쟁 시 간호

정부수립 후 재정비되었던 간호교육 및 간호사업은 전쟁으로 인해 많은 피해와 역경을 겪게 되었다. 1948년 8월 첫 장교임관식 이후 인력보충 및 시설과 장비, 기구 및 위생재료 등을 확보하고 양질의 간호를 위한 노력을 기울이던 국군 간호병과는 한국전쟁을 맞게 되었다. 전쟁 초기에는 5개의 육군병원과 1개의 정양병원 뿐이었으나 전쟁이 지속되면서 10개에 이르는 육군병원과 2개의 정양병원이 증설되었다.

하지만 1일 평균 2280명의 장병이 입원하여 전쟁기간 동안 민간간호사의 현지 임관과 간호학생들의 참여에도 불구하고 간호 인력 부족은 심화되었다. 이로 인해 수복 후 육군 제 의무단을 해체하고 서울에 다시 개교한 군의학교 내에 2년제 간호교육 과정을 신설하였다. 이 과정에서는 약 1년간 간호학과 군사학을 이수하고 소위로 임관된 후 육군병원에서 약 1년간 실무교육을 마치고 간호사 검정고시에 합격하면 육군병원에 배치하여 간호업무를 전담하게 했다.

또한 전국 간호사 및 조산사의 등록, 간호학교의 보조금 전달과 감독 등 행정 사무 일체를 맡았던 간호사업과는 피난하여 부산에서 업무를 보았는데 당시 2대 과장이었던 김온순 간호사가 어려운 시기의 간호행정을 이끌었다. 대부분의 의료기관과 간호학교는 피란을 하는 한편, 부상병 간호와 난민 구호에 힘을 기울였다.

당시 민간인의 군 간호지원과 간호장교, 간호학생들이 간호를 하는 과정에서 이들이 총살되거나 포로가 되어 북으로 끌려간 경우가 있었고, 특히 적십자 간호고등학교는 재학생이 국군장병 부상자 간호에 참여하던 중, 학교가 공산군에게 점령당하여 공산군 부상병 간호와 사상교육을 강요받고 납치를 당하기도 했다. 당시 납치된 적십자 간호학생 수와 행방불명자는 약 178명으로 추산된다.

2) 간호교육

3년간의 전쟁이 일어나는 동안에 대부분의 간호교육 기관들은 문을 닫았다. 그러나 피난지에서 계속 교육을 진행한 학교도 있었는데 서울의대 부속 간호학교(현 서울대학교 간호대학)는 부산 송도에서 피난 학교를 운영했고, 세브란스 간호학교(현 연세대학교 간호대학)도 거제도 장승포에서 피난민 간호를 하면서 계속 교육을 하였다. 적십자 간호학교는 제주도 서귀포에서 학교를 계속하면서 피난민 구호를 하였고 위생 간호학교(현 삼육보건대학 간호과)는 제주도 성산에서 초등학교 교실을 빌려 교육을 계속하였다.

3) 국민의료법 제정에 따른 간호계의 변화

1951년 9월 피난지인 부산의 국회에서 국민의료령을 통과시켰고 그 중 간호부분과 관련 있는 내용은 의료인에 대한 규정과 의료인 명칭의 개정으로 ‘간호부’, ‘산파’, ‘보건부’라는 명칭을 ‘간호원’, ‘조산원’, ‘보건원’으로 변경하였고 간호부라는 명칭을 개칭함으로써 간호사의 사회적 이미지를 새롭게 하였다. 하지만 1949년에 폐지되었던 검정고시제도가 부활되어 ICN 가입국으로서 정회원국에게 요구되는 간호사의 정규 교육과정과 국가면허를 갖추어야 한다는 조건에 부합되지 않았음은 물론 간호의 전문직화에도 부정적인 요소로 작용하여 질적 저하가 초래되었다. 그리고 간호사의 정원을 입원환자 5인에 1인씩 또는 진료별로 외래 환자 30인에 1인씩 두고 그 단수마다 1인을 증원하도록 하였으며 간호원, 조산원, 보건원에 대한 임무규정을 통해 간호사의 임무를 의사나 치과의사의 보조 임무로 국한시킨 것은 일제시대에 ‘응급처치를 요하는 사태일 때는 주치의사의 지시가 없어도 치료기계 및 의약품을 제공하거나 지시할 수 있었던' 규정과 비교할 때 간호사의 독자적인 역할을 전혀 인정하지 않도록 한 후퇴한 조치라고 볼 수 있다.

4) 한국전쟁 이후 간호교육 제도의 변화

1952년 교육법 시행령에 의해 통일되었던 고등간호학교가 1957년을 전후하여 간호고등기술학교로 개칭하고 여기에 간호과와 조산과를 둘 수 있도록 하였으며 입학자격은 중학교 졸업자로 하여 3년 과정의 고등학교 수준으로 하였다. 이후 1962년 1월 교육법 개정에 따라 간호학교로 개편하고 초급대학 또는 전문학교 수준으로 승격시켰다. 이것으로 인해 간호학교의 최저 입학수준을 고등학교 졸업자로서 통일하는 학제 상 발전을 보게 되었다.

1955년에는 처음으로 이화여자대학교에서 4년제 학사과정이 개설되어 1959년 15명의 첫 졸업생을 배출하였고 1959년에는 서울대학교 의과대학 간호학과가 설치되었다.

조산사 과정은 부산에 소재하고 있는 일신병원에서 1953년 최초로 조산교육과정을 실시하여 간호사 면허 소지자로 하여금 조산교육을 받도록 하였다. 교육기간을 처음에는 6개월에서 9개월로 변경하였고 1962년 의료법 개정에 따라 조산원 수습 지정 병원에 한해 1년의 교육과정 수료 후 면허를 취득하도록 하였다.

5) 의료법 개정과 간호사업의 변화

의료법은 1962년 3월 20일 대폭 수정을 하였는데 간호업무에 많은 변화를 가져왔다. 내용을 살펴보면 다음과 같다.

(1) 간호사 자격 상의 변동

종전에 면허 자격을 받던 것에서 변화되어 문교부 장관이 인가하고 보건사회부 장관이 지정한 간호학교 졸업자는 간호사의 국가고시 응시자격을 받게 되었다. 정규 교육과정이 끝난 졸업자들의 면허를 위한 국가고시제가 매년 보건복지부에서 실시하도록 개정하였다.

(2) 조산사의 면허

조산사 면허는 간호사 면허 소지자로 보건복지부 장관이 인정한 조산사 수습 과정을 1년간 이수한 자에게 주도록 하였다.

(3) 의료업자의 연차신고 제도화

의료업자의 연차 신고가 제도화됨에 따라 간호사는 매년 5월 중에 그 취업 동태를 보건사회부에 보고하게 되었다. 이것은 간호사의 각종 통계와 현황을 파악하는데 크게 이바지하였고 사무량의 증가 및 정확성을 위해 각 전문단체의 협조가 요구되었다.

(4) 검정고시제도의 폐지

과거의 간호학교 졸업자가 아닌 사람들, 즉 일정 기간 병원에서 견습을 하면 자격을 주던 간호사 자격 검정고시제도가 완전히 폐지되었다.

(5) 간호보조원 법 공포

1967년 간호사 수급 대치의 명분 아래 간호업무를 보조하는 것으로 업무를 규정하고 그 자격을 고등학교를 졸업하고 9개월간 간호보조학원 혹은 양성소에서 훈련을 받은 자로 하였다. 하지만 목적이 다른 학원 운영자들의 과대 선전과 지방장관에 속한 교육위원회를 통한 학원개발 등 모순된 제도 등으로 인해 4년 이내에 10,000여 명의 간호보조원이 배출되었다. 이것은 꾸준히 발전해가며 향상되어가는 간호사업의 사회적 인식에 좋지 않은 영향을 미쳤다.

(6) 간호고등기술학교 완전 폐지

1973년 의료법 개정에서 간호사의 면허시험의 응시자격 중 간호고등기술학교 졸업을 인정하지 않게 됨에 따라 간호고등기술학교가 완전 폐지되도록 영향을 주었다. 이후 1973년부터는 간호학교 입학자격을 고등학교 졸업자로 일원화함으로써 중학교만을 졸업하고 진학할 수 있는 간호고등기술학교의 설립인가가 폐지되었다. 또한, 재학생들의 졸업이 끝나는 1976년도에 이르러서는 간호고등기술학교가 완전 폐지되었고, 대부분 간호전문학교로 승격인가를 받았다.

(7) 분야별 간호사 자격 인정

오랫동안 논란이 되어 왔던 분야별 간호사의 자격인정은 보건간호사를 비롯하여 정신간호사, 마취간호사의 자격인정이 제도화되었다. 이 제도는 간호사의 역할 확대에 큰 의미를 부여한 것이다.

6) 간호교육제도의 변천과정

(1) 간호전문대학의 입학수준 승격

1976년 간호고등기술학교가 완전 폐지됨으로써 대부분 간호전문학교로 승격인가를 받았다. 이것은 학제 상의 진전으로 이 당시 전문학교는 2년제로 초급대학에 준하는 제도였으나 전문직 간호교육제도는 최소한 3년은 수업해야 한다는 간호교육 지도자들의 종합된 의견과 대중의 여론이 반영되어 1971년 3월 2일 대통령령 제5541호에 의해 교육법 제161조 2항에 의거하여 수업연한을 3년으로 하게 되었다. 그 후 법률 제3054호, 제128조 2항에 의거하여 1979년 1월 1일 전국 36개 간호전문학교가 간호전문대학으로 개편되었고 대학입학 예비고사 합격자만이 입학할 수 있게 되면서 수업연한을 3년으로 통일하였다. 이것은 간호전문대학 기본 입학수준을 타 4년제 대학 신입생과 동등한 수준으로 향상시키는 결과를 가져왔다.

(2) 대학교 간호학과 신설

대학교에서 간호교육이 처음 시작된 곳은 1955년 이화여자대학교로 그 후에는 연세대학교가 1957년, 서울대학교가 1959년, 가톨릭의과대학이 1964년, 경희대학교가 1968년의 순으로 신설되었다. 이어서 한양대, 충남대, 조선대학 등 의과대학에 간호학과가 개설되었고 경북의대와 부산의대에도 간호학교가 간호학과로 승격되었으며 전남의대, 삼육대학, 중앙의대에도 간호학과가 신설되었다.

(3) 간호대학의 승격

이화여자대학교와 연세대학교의 간호학과는 1968년 각 의과대학 간호학과에서 간호대학으로 승격되었다.

(4) 국군간호사관학교의 대학 승격

1980년 국군간호학교 설치령이 제정되어 국군간호사관학교로 명칭이 개편되고 수업연한을 4년으로 하는 대학으로 승격되었다.

(5) 대학원 간호학 석사학위과정 신설

대학원 간호학 석사학위과정은 1960년 6월 20일 국내 최초로 이화여자대학교 대학원에서 간호학 과정을 개설한 이래 1963년 연세대학교, 1964년 서울대학교에 석사과정이 개설되었고 그 후 가톨릭 의과대학, 고려대 의대, 경희대 의대 등의 간호학 대학원과 이 외에도 교육대학원, 행정대학원에서 많은 현직 간호사들이 석사학위과정을 이수하였다.

(6) 간호학 박사학위과정 신설

1977년 1월 15일에는 간호학의 발전과 교수 요원의 자질향상을 위해 박사학위과정이 교육부로부터 인가를 받아 1978년에 연세대학교에 개설되었고, 1979년에 이화여자대학교에도 개설되어 간호교육의 눈부신 수준 향상을 이룩했다.

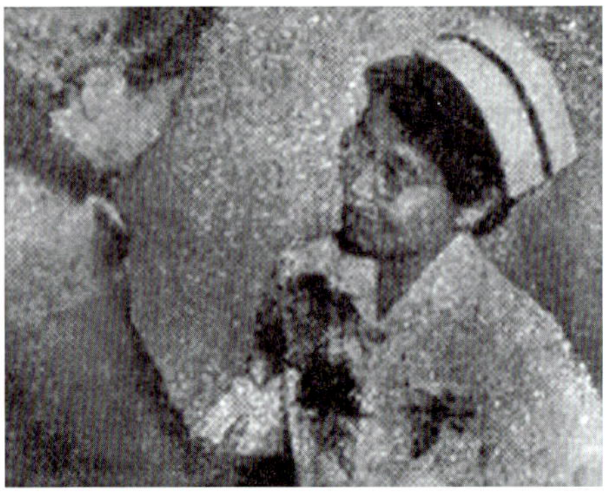

그림 6-28 나이팅게일 기장을 받는 이금전

참·고·하·세·요

*** 간호교육제도의 변천**

1) 간호부 산파 양성소(1909~1945)

- 1903년 감리교 선교사 에드먼드가 보구여관에 간호부 양성소를 설치하면서 한국간호교육의 시발점이 됨
- 1907년 3월 대한의원 관제를 반포하고 관립 대한의원 내에 교육부를 두고 교육부에 의사, 약제사, 간호사 및 조산사의 양성과 교과서 편찬업무를 관장하게 함으로서 한국 최초의 법적인 교육제도를 수립함
- 1920년부터 사립간호교육기관이 지정 인가 받기 시작하고 1944년 12월 1일 조선간호부 규칙개정에 따라 "이에 준하는 학교"에서도 간호부를 배출하도록 함. 고등학교에서 소정의 간호과정을 설치하고, 이수한 자에게는 1945년 3월 이후 졸업생들에게 간호부 자격을 줌. 이에 따라 전국 65개교 고등학교에 적용함

2) 고등기술학교(1946~1948)

- 수업연한 3년으로 입학자격이 중학교 졸업이상으로 됨. 1946년 7월 미군정청 보건후생부 통첩에 따라 중학교 3년 졸업이상을 입학자격으로 하는 3년제 교육제도로 통일함 이것은 최초의 학제통일로 그 후 고등학교로 개칭 인가되고 전국에 18개교 인가 받음

3) 간호고등기술학교(1949~1973)

- 수업연한 3년으로 중학교 3년 졸업이상이 입학자격, 1952년 6, 3, 3, 4제의 학위개편에 따라 간호고등기술학교로 인가됨
- 1962년에 이 교육제도는 폐지되고 1963년 일부 부활되었다가 1973년에 완전히 폐지됨

4) 종합고등학교 간호과(1963~1966)

- 수업연한 3년으로 중학교 3년 졸업 이상이 입학자격, 1963년 고등기술학교 제도의 부활로 일부 종합고등학교에 간호과 학생을 입학시켰으나, 대한간호협회의 지지를 받지 못하고, 보건복지부 장관의 지정을 받지 못해 간호사 면허를 받지 못함

5) 간호학교(1962~1972)

- 수업연한 3년으로 고등학교 3년 졸업 이상자로 입학자격이 변경됨. 1962년 1월 전국의 23개 간호고등기술학교를 문교부령 제676호에 의해 19개교를 고등학교 졸업이상으로 하는 3년제 간호학교로 개편함

6) 간호전문학교(1970~1978)

- 수업연한이 3년으로 입학자격은 고등학교 3년 졸업 이상자임. 1970년 1월 전문학교제도가 교육법에 정규학교로 신설되고 수업연한은 초급대학에 준하는 2년으로 1971년 수업을 3년으로 조정함
- 교육법 제128조 9항에 의해 대학 편입학은 검정고시를 통해 동계대학에 편입학할 수 있었고 1977년 전국 38개 간호학교 중 국군간호학교를 제외한 37개교가 개편을 완료함

7) 간호전문대학(1979~현재)

- 수업연한은 3년으로 고등학교 3년 졸업 이상자가 입학자격임. 1979년 간호전문학교가 간호전문대학으로 개편하고 1979년 1월 간호대학에 편입학 할 수 있는 제도를 마련함. 1980년 9월 4년제 대학편입 가능학과를 10개 학과에 편입 가능하게 확대함

8) 간호대학 간호학과(1955~현재)

- 수업연한 4년으로 고등학교 3년 졸업 이상자가 입학자격임. 1955년 2월 이화여자대학교 의과대학 간호학과로 인가를 받아 한국에서의 최초의 대학과정이 시작됨
- 1957년 3월 세브란스 간호학교가 연세대학교 의과대학 간호학과로 승격 인가되어 졸업생을 1958년 처음으로 연세대학교에서 학사간호사 16명을 배출함
- 1968년 이화여대, 연세대 간호학과가 간호대학으로 승격됨
- 1980년 12월 4일 국군간호사관학교가 3년제에서 4년제 대학과정으로 승격됨

9) 대학원 석사과정(1960~현재)

- 수업연한은 2년으로 학사학위 이상의 학위 소지자가 입학자격임. 1960년 6월 이화여자대학교에 최초의 대학원 간호학과가 인가됨

10) 대학원 박사과정(1973~현재)

- 수업연한이 3~7년으로 석사학위 이상의 학위소지자가 입학 자격임. 1973년 2월 연세대학에서 박사과정을 처음으로 개설함

출처 : 김문실 외(1998), 한국간호교육제도의 변천사에서 발췌하여 정리함

7) 성장기의 대한간호협회의 활동

대한간호협회는 1957년 사단법인체로 등록한 후 의료법 제58조에 의한 의료업자의 중앙회로서 간호사 면허 소지자는 회원이 될 자격이 있을 뿐만 아니라 회원이 될 의무까지도 규정짓게 되었으며 이러한 법적 뒷받침과 회원들의 단결은 한국의 정치적인 격동과 사회적인 혼란을 극복하고 꾸준히 발전할 수 있도록 하였다. 또한, 1960년부터 군진지부, 각 지역별 해외간호사회, 보건간호사회가 산하조직이 되고 특히 간호학회가 산하 조직으로 결성되어 조직과 운영이 확대되었다.

7 간호발전기(1980～현재)

1) 전문직 간호제도의 변화

(1) 보건진료원 제도

1980년 12월 정부는 농어촌 등 보건의료 취약주민에게 보건의료서비스를 효율적으로 제공하기 위해 농어촌 보건의료를 위한 특별 조치법을 제정, 공포하여 24주의 교육을 받은 간호사 및 조산사가 보건진료원으로서 지역주민에게 법이 정하는 범위 내의 의료행위를 할 수 있게 하였다. 보건진료원은 지방별정직 공무원(6～7급)으로 임용된다.

(2) 보수교육 조항 신설

1980년 12월에는 '의료인은 보수교육을 받아야 한다.'라는 조항이 신설되어 현재 각 의료인 전문단체인 중앙회는 매년 1회 이상 연간 8시간 이상 보수교육을 실시하도록 하고, 의료기관에 종사하는 의료인은 이를 의무적으로 이수하게 되어 있다.

(3) 간호사의 명칭 변경

1987년 11월 28일 법률 제3498호에 이어 간호원, 조산원의 명칭이 간호사, 조산사로 변경됨에 따라 간호사의 사기가 향상되었고 조산사 국가시험제도가 신설되면서 간호사, 조산사에 대한 사회적 인식이 제고되었다. 이것은 간호계에서는 간호전문직의 직업적 성장과 사회적 가치의 신장을 의미하며 여성계에서는 대부분이 여성으로 이루어진 간호직에 대한 호칭의 변경을 여성의 지위향상과 관련된 것으로 지지하였다.

(4) 보건교육 전담간호사 배치

1995년 보건소법을 지역보건법으로 전문개정하면서 정신보건, 노인보건, 장애인 재활업무, 만성질환자의 방문 간호, 보건정보 관리능력 등이 보건소 업무에 추가되었다. 또한 보건교육을 강화하여 보건소별로 보건교육 전담간호사를 배치하고 주민교육에 힘쓰게 하였다.

(5) 가정간호사 제도 신설

1990년 1월 9일 보건복지부령 제840호에 의거하여 업무분야별 간호사에 가정 간호사 제도가 신설되면서 간호전문분야가 확대되었다.

(6) 찾아가는 읍면동 간호사제도

2020년에 보건복지부에서는 찾아가는 보건복지서비스 사업의 일환으로 읍면동 찾아가는 보건복지팀에 간호사(간호직 공무원)를 배치하여 지역사회 주민의 건강 및 복지 수요를 발굴-확인하고 이에 맞는 건강관리 및 의료자원 연계 등의 서비스를 제공하는 사업을 진행하고 있다.

2) 대한간호협회 활동

1962년 간호원 국가고시를 시행하였으며 미국을 시작으로 간호사의 해외진출이 이루어지기 시작하여 1966년에는 최초로 간호사를 대규모로 독일로 파견되었다. 1972년에는 대한간호협회에서 '한국간호원 윤리강령'을 선포함으로써 간호전문직으로서의 체계를 더욱 공고히 하였다. 국군간호사관학교과 대한간호협회는 간호사 대상의 재난 간호 교육 프로그램 개발하여 2005년 시행된 '제1회 구급간호'교육을 실시하였으며 이 교육은 2008년 '재해간호교육과정', 2011년 '재난간호교육과정'으로 명칭이 변경되어 한국간호사의 재난 대비·대응 역량 강화에 기여하고 있다. 2015년에는 국내에 메르스 사태가 발생했을 때 간호사들은 일선에서는 감염의 위험을 무릅쓰고 생사를 넘나드는 환자를 간호하고 대외적으로는 서울 세계 간호사 대회(ICN Conference and CNR 2015 Seoul)를 성공적으로 개최함으로써 한국간호사의 강한 정신력과 국제 사회 영향력을 과시 하였다.

최근에는 한국의 간호역사를 발굴하여 '간호사의 뿌리 찾기' 사업을 진행하여 한국 간호역사 자료집, 한국근대간호역사 화보집 등을 발간하고 최초의 한글 간호교과서를 문화재로 등록하였다. 또한 한국의 간호교육에 있어서 중요한 의미를 지닌 '보구여관 터'에 간호 표석 1

호를 설치함으로써 간호사의 자긍심을 고취하고자 노력하고 있다. 또한 대한 간호협회의 오랜 숙원사업인 간호법 제정을 위해 다방면의 노력을 기울이고 있으며 그 성과로 2015년 간호 관련 의료법 일부개정안이 64년 만에 국회를 통과하는 쾌거를 이루었다.

3) 간호교육의 변화

대한간호협회를 중심으로 간호교육의 질을 향상시키기 위해 간호교육 일원화를 추진하여 2011년 간호교육을 4년제로 일원화하는 것을 주요 내용으로 하는 고등교육법 일부개정법률(안)이 국회를 통과되었고 한국간호교육평가원을 전문대학 수업연한 4년제 간호과 지정 심사기관으로 지정되어 2012년부터 현재까지 3년제 간호대학이 4년제로 일원화되었다. 또한 일원화를 통한 간호교육의 수준을 상향 조정하고 표준화함으로써 우수한 간호사를 양성하기 위한 간호교육인증평가를 2004년 3월 '간호학과 인증평가'로 처음 시작되었고, 2006년 교육부로부터 위탁받아 한국간호교육평가원이 매년 상하반기에 실시하고 있다.

4) 전문간호사 제도

전문간호사(Advanced practice nurse, APN) 제도는 13개 분야에 대한 전문적인 지식과 기술을 가지고 의료기관이나 지역사회에서 대상자에게 상급 수준의 전문간호를 자율적으로 제공하는 간호사를 양성하는 제도이다. 현재 의료법에서는 보건, 마취, 가정, 정신, 감염관리, 산업, 응급, 노인, 중환자, 호스피스, 종양, 임상, 아동의 13개 분야에 대해 전문간호사 제도를 인정하고 있다. 전문간호사는 보건복지부 장관이 지정하는 대학원 수준의 교육기관에서 2년 이상 교육을 받는데 최근 10년 이내에 해당분야에서 3년 이상 간호사로 근무한 경험이 있는 간호사가 교육을 신청할 수 있다. 해당 교육과정을 이수하면 자격시험에 응시할 수 있는데 시험은 1차 필기시험과 2차 실기시험으로 이루어진다.

5) 간호사의 사회참여

1980년대에는 한국간호사의 위상이 국내·외적으로 매우 높아졌는데 전 대한간호협회장인 김모임 박사의 역할이 매우 컸다. 1981년에는 김모임 박사가 간호사 출신으로서는 최초로 국회의원에 당선되었고 이는 간호사의 정계 진출에 영향을 미쳐 2000년대에도 계속되었는데 제16대 국회의원으로 최영희 전 간협회장, 김화중 전 간협회장이, 제 19대 국회의원으로 신경림

전 간협회장, 제 20대 국회의원으로 윤종필 전 국군간호사관학교장이 당선되었으며 2003년에는 김화중 전 회장이 보건복지부 장관으로 취임하였다. 국제적으로는 1989년에는 김모임 회장이 ICN 회장에 당선되어 한국간호사의 역량을 세계적으로 알리게 되었다.

2000년대에는 간호사의 정계진출이 본격화되면서 2003년 김화중 전 대한간호협회장이 보건복지부장관으로 취임하였고, 제16대 국회의원으로 김화중 전 간호협회장, 최영희 전 간호협회장, 제19대 국회의원으로 신경림 전 간호협회장이 당선되었다. 2017년에는 윤종필 전 국군간호사관학교장이 제20대 국회의원으로 당선되어 간호사의 사회적 위상을 높였다.

또한, 여성최초로 양승숙 전 국군간호사관학교장이 육군 장군으로 진급하였고, 이후 2년마다 간호병과에서 장군으로 진급하여 국군간호사관학교장을 역임하고 있다.

6) 최근 간호계 동향

(1) 노벨평화상 후보로 '마리안느와 마가렛' 추천 운동

마리안느 스퇴거(Marianne Stoger 87세, 한국이름 고지선)와 마가렛 피사렉(Margaritha Pissarek 86세, 백수선)은 오스트리아 인스부르크 간호학교를 졸업한 후 구호단체 다미안재단을 통해 마리안느는 1962년, 마가렛은 1966년 전남 고흥군 소록도에 간호사로 파견되었다. 그 후 공식적인 파견 기간이 끝난 뒤에도 소록도에 남아 월급을 받지 않는 자원봉사자 신분으로 40여 년간 한센인들의 상처와 아픔을 어루만지며 헌신적인 삶을 살았다. 이들은 70대 노인이 되자 제대로 일할 수 없어 오히려 부담을 줄까봐 조용히 떠난다는 편지 한 통을 남긴 채 2005년 11월 22일 오스트리아로 돌아갔다.

대한간호협회에서는 이들이 숭고한 봉사정신과 한국에 기여한 공로를 기리기 위해 노벨 평화상에 추천하는 100만인 서명운동을 하였다. 비록 노벨평화상 수상을 못하였지만 대한간호협회의 명예회원으로 협회시 수여하는 간호대상을 수상하였고, 국제적십자사에서 수여하는 나이팅게일기장상도 수여받았다.

(2) 코로나 19이후 바뀐 간호계 위상

① 보건복지부 내 간호정책과 신설 입법 예고

보건복지부에서는 2021년 4월 26일 간호정책과 신설 내용을 담은 '소속기관 직제 시행규칙' 개정안을 입법 예고했다. 신설되는 간호정책과에서는 간호인력 수급정책의 수립·조정,

간호인력 양성·관리, 근무환경·처우 개선, 법령의 제·개정에 관한 사항, 간호·간병통합서비스 운영, 간호사·조산사·간호조무사의 보수교육·면허신고 관련 업무를 담당하게 된다.

복지부 내 간호전담부서 부활은 지난 1975년 보건사회부 간호담당관이 폐지된 후 46년 만의 일로 정부가 국가 책임하에 간호 관련 정책을 체계적이고 합리적으로 관리한다는 의미가 있다.

② 국민건강증진을 위한 간호법 제정 운동

지난 4월 현행의료법의 전문화, 다양화된 간호업무와 역할을 담는데 한계가 있다고 판단한 여야 3당이 간호법안과 간호－조산법안을 국회에 상정되었다. 간호법 제정안의 주요 내용을 보면 간호사의 업무범위 명확화, 간호종합계획을 5년마다 수립하고, 3년마다 실태조사, 환자의 안전을 위한 적정한 간호사 확보와 배치, 간호사의 근로조건, 임금 등 처우 개선에 관한 기본 지침 제정과 재원 확보방안 마련, 간호사의 신체·정신적 고통 등 인권침해 행위가 발생하지 않도록 조사와 교육 의무 부과 등이 담겼다.

현재 의료법은 1951년에 제정되어 의료기관 중심의 의료에 기반한 법이었다. 하지만 현재는 인구 고령화와 만성질환의 증가 등으로 간호사의 활동 영역이 의료기관 외에도 요양시설, 학교, 지역사회 등으로 다양화되고 있다. 따라서 기존의 간호와 관련된 90여개의 법령을 포괄적이고 체계적이고 일관성 있는 정책을 위한 간호－조산법으로 제정할 필요가 있다.

대한간호협회는 간호－조산법이 실현될 수 있도록 간호법의 필요성, 올바른 이해, 타 직군의 오해를 풀기위한 Q&A 영상과 홍보를 통해 현재까지 꾸준히 활동하고 있다.

생·각·더·하·기

1. 초기기독교 시대의 박애정신과 이타주의가 간호에 어떠한 영향을 미쳤는지 생각해봅시다.

2. 중세가 의료발전에 기여한 훌륭한 업적으로 볼 수 있는 것에는 어떤 것이 있는지 생각해봅시다.

3. 크리미아 전쟁 시 열악한 상황에서의 나이팅게일의 활동이 그녀 개인을 세계의 간호사로, 간호직의 위상을 세계에 각인시킨 점을 생각할 때 현 시점에서 사람들의 무관심 분야이지만 당신에게 중요하다고 보이는 분야는 무엇이며? 왜 그렇게 생각하는지? 나누어봅시다.

4. 조선시대 사람들은 아프거나 다쳤을 때 어떻게 했을까요? 잘 사는 양반, 직접 농사를 짓는 평민, 천민이나 노비의 경우 어떠한 차이가 있었을지도 생각해봅시다.

5. 당신이 1907년 대한제국 군인인데, 일본에 의한 강제 해산에 반발하여 시가전을 벌이다가 부상당하여 선교계병원에 실려 가게 되었습니다. 그곳에서 어떤 처치와 간호를 받았을지 생각해봅시다.

6. 일제강점기 남성은 간호교육을 받아도 간호사 면허를 받을 수 없다는 점이 당시 간호직에, 그리고 이후 간호직에 어떤 영향을 미쳤을까요?

7. 정부수립기의 간호사업 행정조직의 축소와 복귀과정을 이해하면서 미래의 간호사업 발전을 위해 미래 간호의 주역으로서 학생이 갖추어야 할 점에 대해 토론해 봅시다.

8. 간호성장기의 간호교육제도의 변천과정에 대하여 생각해봅시다.

9. 발전기에 간호영역확대에 따른 전문간호사 제도에 대하여 생각해봅시다.

참고문헌

- 고명숙 외(2019). 간호학개론. 수문사.
- 신미자 외(2013). 간호의 역사. 대한간호협회.
- 이꽃메(2002). 한국근대간호사. 한울아카데미.
- 이병숙 외(2020). 간호학개론 이해와 전망. 정담미디어.
- 이태화 외(2013). 간호학 입문. HN사이언스.
- 정면숙 외(2020). 간호학개론. 현문사.
- 황상익 권복규 역(1994). 세계의학의 역사. 도서출판 한울.
- 황상익(2004). 인물로 보는 의학의 역사. 여문각.
- Donahue, M.P.(2011). Nursing: The finest art: An illustrated history. Maryland Heights, Mosby, Inc.
- Johnstone, M.j.(2016). Bioethics: A nursing perspective. 6th Edition, Chatswood, Elsevier Australia.
- Lewenson, S. B., Mcallister, A.& Smith, K.M ed.(2017). Nursing history for contemporary role development. New York, Springers Publishing Company.
- Nightingale, F.(1969). Notes on nursing. York, Dover Pub. Inc.
- Rosser, E.(2016). Nursing history: from conformity to challenging pratice. British Journal of Nursing. 25/922). 1270.

✽ 참고사이트

- 간호사신문 www.nursenews.co.kr/main/ArticleDetailView.asp?sSection=61&idx=26553&intPage=4
- 국제간호협의회(2017) www.icn.ch
- 국제적십사·적신월 운동(2017) www.redcross/int/EN/default.asp
- 대한간호협회 www.koreanurse.or.kr
- 보건간호사회 www.kphn.org/bbs/board.php?bo_table=news_4&wr_id=80
- 세계보건기구(2017) www.who.int/en
- 양화진외국인선교사묘원(2017) www.yanghwajin.net

✽ 그림 출처

- [그림 6-1] http://www.sjpost.co.kr/news/articleView.html?idxno=13675
- [그림 6-2] https://blog.naver.com/sangtakk/100070976239

참|고|문|헌

- [그림 6-6] https://rima123.tistory.com/301
- [그림 6-8] https://www.google.com/url?sa=i&url=https%3A%2F%2Fwww.amazon.com
- [그림 6-10] https://www.nursingtimes.net/news/centenary-of-the-register/life-and-legacy-of-first-state-registered-nurse-celebrated-10-03-2017/
- [그림 6-11] https://www.jstor.org/stable/3408816?seq=1#metadata_info_tab_contents
- [그림 6-15] https://en.wikipedia.org/wiki/Isabel_Hampton_Robb
- [그림 6-16] https://en.wikipedia.org/wiki/Annie_Warburton_Goodrich
- [그림 6-18] 드라마 '마의'
- [그림 6-19] 동은의학박물관
- [그림 6-21] 한국 근현대 의료문화사
- [그림 6-24] 대한간호협회
- [그림 6-25] 동은의학박물관
- [그림 6-26] 동은의학박물관
- [그림 6-28] 동아일보 1959년 5월 31일자

INTRODUCTION TO NURSING

INTRODUCTION TO NURSING

INDEX

가

나

다

라

마

바

사

아

INTRODUCTION TO NURSING

간호 새내기의 길잡이

간호학개론

초판발행 2020년 2월 14일
2판 발행 2022년 2월 14일
저 자 김인경 · 이경희 · 문숙자 · 황지원 · 이영신
김금순 · 김옥선 · 김중경 · 류 경 · 박수연 · 박인숙
오수미 · 임경숙 · 최봉숙 · 최순옥 · 한유정 · 한현희
허성수
발 행 인 최 명 희
발 행 처 **퍼시픽북**
서울시 중구 충무로 29 아시아미디어타워 503호
TEL. 02-2272-7766(代) / FAX. 02-2272-7166
www.papu.co.kr

ISBN 979-11-5814-358-9

정가 30,000원

INTRODUCTION TO NURSING

INTRODUCTION TO NURSING

INTRODUCTION TO NURSING